Swami Kriyananda

Der Aufstieg der Seele

vianova
Verlag Via Nova

Swami Kriyananda

DER AUFSTIEG DER SEELE

Meditationsübungen des Raja Yoga

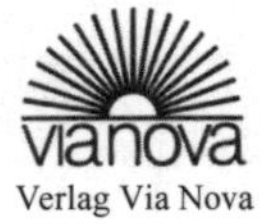

Verlag Via Nova

Übersetzung aus dem Englischen: Evelyn Horsch-Ihle
Originaltitel: Awaken to Superconsciousness by Swami Kriyananda
Crystal Clarity, Publishers, c/o Ananda Edizioni, Morano Madonnuccia, 7,
06023 Gualdo Tadino (PG) Italy; Phone: +39-075-9148375; www.anandaedizioni.it.

---

1. Auflage 2015
Verlag Via Nova, Alte Landstr. 12, 36100 Petersberg
Telefon: (06 61) 6 29 73
Fax: (06 61) 96 79 560
E-Mail: info@verlag-vianova.de
Internet: www.verlag-vianova.de
Umschlaggestaltung: Guter Punkt, München
Satz: Sebastian Carl, Amerang
Druck und Verarbeitung: Appel und Klinger, 96277 Schneckenlohe

ISBN 978-3-86616-298-3

Inhaltsverzeichnis

Einleitung

Vor über 60 Jahren habe ich mit dem Meditieren begonnen. Es war im Jahr 1948. Seit dieser Zeit habe ich, soweit ich weiß, nicht einen einzigen Tag ohne Meditation verbracht. Aber ich musste mich dazu nicht streng disziplinieren. Meditation ist einfach die sinnvollste Beschäftigung meines Lebens – und auch die sinnvollste Art von Aktivität, die ich mir vorstellen kann. Ich frage mich ernsthaft, wie Menschen ohne sie überhaupt leben können. Meditation verleiht allem, was wir tun, seinen Sinn. Wie die bekannteste indische heilige Schrift, die *Bhagavad Gita*, feststellt: „Wie kann ein friedloser Mensch glücklich sein?"

Innerer Friede ist wie Schmieröl: Er ermöglicht der Maschinerie unseres Lebens, ohne Reibung zu funktionieren. Ohne geistigen Frieden verklumpen unsere Emotionen bei den verschiedenen Anforderungen unseres Lebens und erzeugen inneren Stress. Irgendwann führen sie dann zu einer Art körperlichem oder nervösem Zusammenbruch.

Psychometrische Studien haben gezeigt, dass Meditation ein gesundes Ich erzeugt, dass sie die Weltsicht eines Menschen erweitert und Menschen dadurch in die Lage versetzt werden, besser mit einem stressigen Leben umzugehen. Menschen, die meditieren, sind zudem besser als andere in der Lage, Depressionen zu überwinden, neurotisches Verhalten hinter sich zu lassen und sich weniger gesellschaftlich unzulänglich zu fühlen.

Meditation entwickelt die Fähigkeit zur Konzentration, die so wesentlich für den Erfolg bei Alltagsverrichtungen ist. Ich habe oft bemerkt, dass ich durch die Konzentration, die durch Meditation entsteht, an einem einzigen Nachmittag das bewerkstelligen kann, zu dem andere Tage oder sogar Wochen brauchen. So habe ich vor einigen Jahren an drei Tagen Musikstücke zu 18 Shakespeare-Texten geschrieben, und kürzlich habe ich in einem einzigen Tag 21 der insgesamt 33 Melodien für mein Oratorium *Christusleben* komponiert, das mehrere hundert Male in Amerika und Europa aufgeführt worden ist. An einem einzigen Tag habe ich zudem kürzlich 31 Musikstücke für eine Audio-Aufnahme meines Mini-Buches „Secrets of Happiness" (Geheimnisse des Glücklichseins) verfasst und an einem weiteren Tag mein gesamtes Buch „Do it NOW!" geschrieben, in dem für jeden Tag ein anderer Spruch steht (ich brauchte hinterher einen ganzen Monat, um es in Form zu bringen, damit es veröffentlicht werden konnte).

Bevor ich mit dem Meditieren anfing, habe ich oft Tage damit verbracht, die leeren Seiten anzustarren, bevor ich ein einziges Wort zu Papier brachte. Und selbst dann zweifelte ich zutiefst daran, ob das, was ich da geschrieben hatte, wirklich das war, was ich sagen wollte.

Inspiration, die viele im höchsten Maße kreative Menschen für etwas halten, auf das sie keinen Einfluss haben, kann durch *Willenseinsatz h*erbeigerufen werden, wenn man seine Konzentration auf einen einzigen Punkt ausrichtet und den Gedankenfluss und die Visionen in der Meditation magnetisiert. Auch körperliche Erschöpfung kann weitgehend aufgehoben werden, wenn wir uns in Einklang mit der inneren Fülle bringen, die aus der Unendlichkeit zu uns fließt. Je tiefer dieses Einschwingen mit Hilfe der Meditation wird, desto größer wird die Fülle, die wir in jedem Aspekt unseres Lebens erfahren.

Es war der große Yogameister Paramhansa Yogananda, von dem ich die Kunst und Wissenschaft der Meditation lernte. Ich las seine „Autobiografie eines Yogi" im Jahr 1948 und war so angetan davon, dass ich den nächsten Bus von New York City nach Los Angeles bestieg, wo er sein Zentrum hatte. An dem Tag, als ich ihm begegnete, nahm er mich als Schüler an, und ich blieb die dreieinhalb Jahre, die er noch lebte, als Mönch bei ihm. Ich bin seither sein Schüler geblieben.

Der Pfad des Yoga, den er vermittelte, war nicht der Weg der Körperhaltungen, die man aus dem *Hatha Yoga* kennt, sondern der alte meditative Pfad des *Raja Yoga*. Und im *Raja Yoga* ist die fortgeschrittenste Technik, die er auch an verschiedenen Stellen seiner „Autobiografie" erwähnt, der *Kriya Yoga*. Das vorliegende Buch basiert auf den alten Traditionen des Raja Yoga und auf den Lehren von Yogananda. Es soll auch zur Vorbereitung einer Initiation in den

Kriya Yoga dienen. Mein eigener spiritueller Name, unter dem ich in spirituellen Kreisen bekannt bin, ist Kriyananda, was „göttliche Seligkeit durch Kriya Yoga“ bedeutet.

Die Lehren des Raja Yoga sind der beste Führer zur Meditation, die ich kenne. Sie sind vollkommen unsektiererisch und können mit gleicher Wirksamkeit von jedem praktiziert werden – ganz gleich, wie die religiöse Ausrichtung dieses Menschen ist oder ob er überhaupt eine solche Ausrichtung hat oder nicht. Das Ziel dieser Lehren besteht darin, die Verwirklichung im höchsten Bewusstsein zu erreichen: die Verwirklichung dessen, wer und was du in deiner höchsten, spirituellen Wirklichkeit bist. Es ist, wie wir noch sehen werden, ein sehr persönliches Ziel eines jeden Suchenden. Deshalb habe ich versucht, im Geist demütigen Respekts deinen tiefsten spirituellen Bedürfnissen gegenüber zu erläutern, was ich meine.

Dieses Buch ist für verschiedene Leserschichten gedacht.

Einmal ist es für den Anfänger in Meditation geschrieben, der ein leichtes, eingängiges, in sich geschlossenes System sucht, das nicht auf intellektuellem Studium oder planlosem Lesen basiert, sondern auf der praktischen Erfahrung eines großen Meisters, ergänzt von meinen eigenen persönlichen Erfahrungen und meiner Praxis.

Zweitens habe ich es für den erfahrenen Meditierenden geschrieben, um ihn in eine neue und tiefere Ebene in seiner Praxis zu begleiten und ihm einige hilfreiche Wegweiser wie auch Antworten auf Probleme zu geben, denen er sich vielleicht während seiner eigenen Praxis gegenübersieht.

Drittens habe ich dieses Buch für Menschen geschrieben, die auf anderen spirituellen Wegen sind, aber die Wichtigkeit einer direkten spirituellen Erfahrung noch nicht erkannt haben. Wie Paramhansa Yogananda sagte: „Meditation ist für die Religion, was das Labor für die Naturwissenschaften ist.“

Viertens ist dieses Buch für Menschen im allgemeinen, die – ohne es notwendigerweise zu wissen – nach einem tieferen Sinn im Leben suchen.

Und fünftens und letztens ist dieses Buch für all diejenigen, die – wenn sie auch noch nicht anfangen wollen zu meditieren – ein tieferes Verständnis für die Phänomene des Bewusstseins anstreben.

Ich habe versucht, dieses Buch gleichzeitig so tiefgründig und einfach, verständlich und unterhaltsam wie möglich zu schreiben.

Ich bin mir bewusst, dass einige Leser es vorziehen, das Wort Gott aus jedem Ansatz der Selbstentwicklung, also auch aus der Meditation, herauszuhalten. Ich werde in diesem Buch aufzeigen, dass man, wenn man sich nicht an irgendeiner höheren Wirklichkeit ausrichtet, dazu neigt, geistig in einem Labyrinth herumzuirren. Ob man diese höhere Wirklichkeit nun Gott, Kosmische Intelligenz oder Höheres Selbst nennt – sie liegt unendlich weit über unserem normalen Zustand des Wachbewusstseins.

Ich beziehe mich auf Gott, indem ich Er sage, weil im Englischen (wie auch in vielen anderen Sprachen) das maskuline Pronomen auch für das Unpersönliche eingesetzt wird. Wenn ich Gott als Es bezeichnen würde, könnte etwas Kostbares verloren gehen. Denn obwohl Gott kein Geschlecht besitzt, ist Gott dennoch keine Sache. Gott ist Bewusstsein, Gott kennt uns, Gott *liebt* uns. Aber man kann nicht immer „Gott dies…" und „Gott das…" sagen, ohne dass der Eindruck entsteht, dass man auf Stelzen durch ein Irisbeet trampeln würde. Jeder Versuch, sich mit Präzision auszudrücken, wenn man von Gott spricht, ist geradezu lächerlich: Denn wie kann der menschliche Geist auch nur annehmen, er könne die Unendlichkeit verstehen?

Meine Gewohnheit war es ebenso, Menschen als Einzelwesen mit dem persönlichen Fürwort „er" zu belegen – jedenfalls, wenn ich damit die zeitlose, geschlechtslose Seele meine, die in einem menschlichen Körper wohnt. Hier „es" zu sagen, wäre unpassend. Und der modernen Gewohnheit zu folgen und „er/sie" zu sagen, wäre ein stilistischer Stolperstein und würde – noch schlimmer – die Aufmerksamkeit des Lesers zwingen, sich auf eine niedrigere Ebene zu begeben, indem man oberflächliche und spirituell unwesentliche Unterschiede betont.

TEIL I

Erinnerungen an das Göttliche

1

Gottesbewusstsein – Die zentrale Wirklichkeit

Bewusstsein in seinem reinsten Zustand ist absolut: absoluter noch als die Lichtgeschwindigkeit, die sich verlangsamt, wenn sie in ein materielles Medium eintritt, wie es die Erdatmosphäre ist; absoluter auch als die Existenz der Materie, die nur eine Manifestation der Energie ist; absoluter auch als Energie, die wiederum eine Schwingung des Bewusstseins ist.

Wir haben gelernt zu glauben, dass Bewusstsein ein Produkt der Gehirntätigkeit sei. Für Descartes war diese Tätigkeit sogar der höchste Beweis der Existenz. „Ich denke", so schrieb er, „also bin ich." Aber er irrte sich. Es ist nämlich nicht das Denken, das Bewusstsein herstellt. Es ist vielmehr das Bewusstsein, dass das Denken herstellt. Denn es ist Bewusstsein nötig, um zu denken. Wir haben nicht weniger Bewusstsein, wenn wir nicht denken, noch sind wir bewusster, wenn unser Gehirn sehr aktiv ist. Viele Menschen haben Augenblicke intensiven Bewusstseins erlebt und in solchen Momenten wahrgenommen, dass ihr Denken mehr als nur einfach zum Stillstand gekommen war. Ich kann mir dieses Ausmaß von Bewusstsein in einem unruhigen Geist nicht vorstellen.

Es ist möglich, die Häufigkeit und die Intensität dieser Erfahrung zu erhöhen, was uns einen Einblick in ein Potenzial schenkt, das wir alle in uns tragen: einen Zustand erhöhter Achtsamkeit, den wir Gottesbewusstsein nennen wollen. Die Methode, mit der wir diesen Zustand erreichen können, ist das Thema dieses Buches. Wie wir sehen werden, kannst du lernen, wie du vollkommen frei vom Denken und gleichzeitig wacher werden kannst, als du jemals zuvor warst. Du wirst lernen, wie du im Bewusstsein deines Höheren Selbst vollkommene Liebe, unaussprechliche Freude und Ruhe sowie bewusstseinserweiternde Weisheit erreichen kannst.

Descartes Erklärung war die Folge eines typischen westlichen Irrtums: dass rationales Denken nämlich der beste, wenn nicht sogar der einzige Schlüssel zum Verstehen sei. Schon seit den Zeiten der alten Griechen ist dieser Irrtum fest in uns verwurzelt. Und weil das so ist, überrascht es nicht, dass Wissenschaftler heute die Computer und die Ähnlichkeiten zwischen ihnen und der Arbeit unseres Gehirns als Beweis dafür ansehen, dass auch das Bewusstsein das Produkt einer Aktivität im Gehirn ist, die einem Computer ähnelt. Sie definieren also das Denken lediglich als Muster von Elektronen, die sich durch den Stromkreis von Gehirnzellen bewegen. Materialisten – und ihre eigenen Elektronen bewegen sich dabei durch diesen speziellen Stromkreis – halten sich mit grimmigem Triumph an diesem Wort „lediglich" fest. Wie kann man, fragen sie – und sind dabei noch stolz auf ihre Objektivität –, daraufhin die Schlussfolgerung umgehen, dass niemand eigentlich wirklich bewusst ist? Wie ein KGB-Folterer angeblich zu einer jungen Frau sagte, die er misshandelte, um ihr Informationen abzupressen: „Sie haben doch nicht mehr Bewusstsein als diese feste Wand da hinter Ihnen."

Stellen Sie sich vor, ein Computer sollte irgendein Werk der Weltliteratur, wie die Bibel, reproduzieren, indem man ihm alle benutzten Wörter einspeist. Man könnte sich vorstellen, dass er nach einigen Milliarden oder Trilliarden Versuchen die Worte in die richtige Reihenfolge setzt. Aber das Ergebnis hätte nicht mehr literarischen Wert als ein zufälliges Wolkenmuster im Himmel, das vielleicht in einem Moment, in dem es vorbeifließt, plötzlich Berggipfeln ähnelt, Häusern oder sogar menschlichen Gesichtern, bevor es weiterfließt und sich in andere Gebilde verwandelt. Da es keinen bewussten Geist gibt, der die Auswahl der Worte durch den Computer steuert, würde der Prozess zufallsmäßig weiterverlaufen und im nächsten Moment seine kurze Ähnlichkeit mit dem Werk der Literatur wieder aufgeben.

Der einzige Weg, damit ein solcher Prozess sinnvoll werden kann, bestünde darin, dass jemand *bewusst* erkennt, was der Computer da gemacht hat, und den Prozess genau im richtigen Moment anhält.

Mit anderen Worten: Bewusstsein ist nicht das *Ergebnis* einer Gehirnaktivität. Es ist die grundlegende Wirklichkeit, ohne die Denken als bewusste Handlung niemals geschehen könnte.

Möglichkeiten und Wirklichkeit

Es gibt einen weiteren Zugang zu dieser Frage, ob Bewusstsein als Phänomen außerhalb des körperlichen Gehirns existiert. Wenn etwas potenziell wirklich ist, dann muss diese Möglichkeit auf ihre eigene Weise auch als wirklich angesehen werden. Nichts könnte als Wirklichkeit erscheinen, das nicht zuvor bereits als Potenzial existiert hat. Keine Melodie könnte komponiert werden, die nicht vorher schon da war und sozusagen nur darauf wartete, komponiert zu werden. Kein Berg könnte bestiegen werden, wenn das Potenzial dazu nicht bereits im menschlichen Körper vorhanden wäre. Und das Leben selbst könnte auf diesem Planeten nicht erschienen sein, wenn das Leben nicht als Potenzial vom Anbeginn dieses Planeten an auf ihm vorhanden gewesen wäre.

Die Naturwissenschaft spricht von zwei Arten von Energie: potenzieller und kinetischer Energie. Wenn es beispielsweise in einem Pendel auch schon vor seinem Schwung nach unten die potenzielle Energie dazu nicht geben würde, dann würde es keinen Schwung nach unten nehmen können, und es würde dann auch keine kinetische Energie geben. Eine Eidechse könnte andererseits auch niemals ein Schauspiel wie das von Shakespeare schreiben, und eine Kuh könnte nie die Julia spielen: Sie haben einfach nicht das Potenzial dazu.

Die Tatsache, dass das Bewusstsein überhaupt jemals auf der Bühne der Zeit aufgetreten ist, bedeutet, dass es einen Bühnenhintergrund gegeben haben muss, auf dem es schon vorhanden war, auf sein Stichwort wartend, vom Anbeginn der Zeit, als die galaktischen Gase noch verschmolzen und sich zu flüssigen Felsen auftürmten. Dasselbe kann man vom Leben sagen: Die Tatsache, dass das Leben erschien, bedeutet, dass es immer schon das Potenzial dazu in sich trug, was eine Art ist zu sagen, dass es in irgendeiner Form immer schon existiert hat.[1]

Biologen haben lang und breit nachzuweisen versucht, dass das Leben und das Bewusstsein sich zufällig entwickelt haben, in einem Prozess beliebiger, wahlloser, unabsichtlicher und sinnloser Selektion. Wie kann man diese geduldige Anstrengung nennen, wenn nicht eine äußerst beeindruckende Übung in Nutzlosigkeit? Schon die Tatsache, dass das Leben und das Bewusstsein überhaupt aufgetaucht sind, bedeutet doch, dass beide schon latent vor dem Big Bang vorhanden gewesen sein müssen – oder was auch immer den Vorhang zu diesem kosmischen Drama hat aufgehen lassen.

Der Materialismus behauptet, dass die Materie die ultimative Wirklichkeit darstellt. In der Frühzeit des 20. Jahrhunderts zerstörten die Physiker dieses Konzept, als sie entdeckten, dass Materie lediglich eine Manifestation von Energie ist. Aber die Materialisten erholten sich schnell von diesem scheinbar tödlichen Schlag auf ihre Philosophie. Sie nannten nun einfach die höchste Wirklichkeit „Energie". Alles, so meinten sie, könnte gut passen, solange es nicht ihre Behauptung zerstörte, dass das Bewusstsein das Ergebnis, nicht die Ursache der materiellen Erscheinungsform sei.

Die Physiker haben sich in der Zwischenzeit in großer Zahl mit den Metaphysikern zusammengetan und glauben mit ihnen daran, dass Bewusstsein nicht das Produkt von irgendetwas sei, sondern selbst den Höchsten Grund darstellt.

Bewusstsein arbeitet *mit Hilfe* des Gehirns, braucht aber eigentlich kein Gehirn, um zu existieren. In Wirklichkeit hat nämlich das Bewusstsein das Gehirn hervorgebracht, wie übrigens auch alles andere, was existiert – selbst die scheinbar gefühllosen Felsen.

J. C. Bose, der große indische Naturwissenschaftler, wies schon Anfang des 20. Jahrhunderts nach, dass es im Kern keinen Unterschied in der Reaktion von Nervengewebe und Metallen gibt, als er die Reaktionsformen lebender und „nicht-lebender" Materie auf eine große Bandbreite von Reizen untersuchte. Ähnliche Versuche wurden Jahrzehnte später von Karl Bonhoeffer, dem großen deutschen Physiker, unternommen, mit praktisch denselben Ergebnissen.

Diese Nachweise lassen nur zwei mögliche Alternativschlüsse zu: Entweder ist *nichts* bewusst (eine Absurdität, wenn man unser Interesse an diesem Thema bedenkt), oder aber: Allen Dingen wohnt eine Bewusstheit inne.

Bewusstheit braucht ein materielles Medium, wie beispielsweise ein Gehirn, um sich in die materielle Verwirklichung zu bringen, aber es braucht kein solches Medium, um zu existieren. Die äußere Manifestation des Bewusstseins war als Potenzial von Anbeginn der Schöpfung an vorhanden. Dass dies keine Schlussfolgerung ist, sondern eine echte Tatsache, kann von jedem erfahren werden, der sich im Gottesbewusstsein auskennt und der tiefe Zustände von Meditation erlebt hat.

Wie die *Bhagavad Gita*, der wohl bekannteste heilige Text Indiens, feststellt, existiert diese essenzielle Bewusstheit überall, bleibt aber auf ewig unbeeinflusst von irgendetwas.

Die Universalität der Bewusstheit ist hilfreich, wenn man eine naturwissenschaftliche Abweichung erklären möchte: Die Telepathie, die so oft demonstriert wurde, dass man ihr nicht mehr wirklich mit ernsthaftem Zweifel begegnen kann, verwirrt nach wie vor Heerscharen von Forschern, da bei ihr – anders als bei vielen anderen bekannten Phänomenen – die Gedankenkraft trotz zunehmender Entfernung konstant bleibt. Jede andere bekannte Kraft einschließlich des Lichts nimmt mit wachsender Entfernung ab, aber ein Gedanke kann auf der anderen Seite der Erde ebenso klar empfangen werden wie im nächsten Zimmer.

Das Gottesbewusstsein trennt das menschliche Bewusstsein vom Gehirn. Wir könnten sogar behaupten, dass das Gehirn lediglich eine Filterstelle für das Gottesbewusstsein darstellt. Es kann als Fenster zum Gottesbewusstsein dienen – ähnlich, wie Fenster dasjenige erkennen lassen, das jenseits von ihnen liegt. Aber das Gehirn kann das Gottesbewusstsein genauso wenig *herstellen*, wie ein Fenster die Landschaft, die man durch es sehen kann.

Das ist der Grund, weshalb Naturwissenschaftler in ihrem Bemühen, auch höhere Bewusstseinsstufen mit naturwissenschaftlichen Testmethoden zu erfassen, oft so frustriert sind. Der bewusste Verstand kann das Gottesbewusstsein nicht dazu zwingen, seinen Anordnungen Folge zu leisten, ebenso wenig, wie Alice im Wunderland ihren Krocketball, der in Wirklichkeit ein Igel war, zwingen konnte, an der Stelle liegenzubleiben, wo sie ihn hingelegt hatte. Der bewusste Verstand, einschließlich der Fähigkeit, logisch zu denken, ist dem Gottesbewusstsein untergeordnet und nicht übergeordnet.

Das Bewusstsein existierte schon, bevor die Materie erschien – und auch schon, bevor Zeit und Raum auf die Bühne des Lebens traten. In diesem Zusammenhang ist das Reine Bewusstsein nicht einmal wirklich *allgegenwärtig*: Es *ist* ganz einfach. Es waren die Schwingungen dieses Bewusstseins, die die Energie hervorgebracht haben, und dann, durch gröbere und noch gröbere Energieschwingungen, die Materie entstehen ließen. Ohne diese Bewusstseinsbewegungen würden Zeit und Raum nicht existieren. Die Begrenztheit des Raumes nämlich, die als Tatsache von den Physikern behauptet wird, ist für den Geist nur annehmbar, wenn man sich das Universum als unermesslich große Vorstellung denkt. Denn allein das Denken kann sich selbst so begrenzen, dass nichts, im wahrsten Sinne des Wortes, außerhalb von ihm selbst existiert.

Vor vielen Jahren lud ich eine große indische Heilige, Anandamayi Ma, ein, nach Amerika zu kommen. „Ich bin doch schon dort", war ihre schlichte Antwort. Für sie, in ihrem Zustand des Gottesbewusstseins, gab es keine materiellen Begrenzungen mehr. Sie war ebenso bewusst, in Amerika zu sein, wie in ihrem physischen Körper in Indien.

Mein Guru, Paramhamsa Yogananda, drückte es mir gegenüber auf andere Weise aus: „Es ist in diesem Zustand des Gottesbewusstseins regelrecht anstrengend für mich, mich zu erinnern, welchen Körper ich jetzt gerade bewegen soll. Ich bin doch in *allen* Körpern vorhanden und bewusst!" Eines Tages sagte er zu jemandem: „Du hast gerade einen sauren Geschmack im Mund, nicht wahr?" – „Woher weißt du das?", fragte der andere völlig überrascht. „Weil ich ebenso in deinem Körper bin wie in meinem", antwortete der Meister.

Indem das Bewusstsein sich in das materielle Universum hineinprojiziert, nimmt es nicht nur materielle Formen an, sondern auch die *Eigenschaften*, die in diesen Formen manifestiert sind. In Felsen wird es felsig. In Blumen und Bäumen nimmt es ein begrenztes Maß äußerer Bewegung an und bekommt durch diese Bewegung eine Art träumender Bewusstheit. In Tieren bringt es mehr Bewegung zum Ausdruck und ebenso ein größeres Maß an Bewusstheit. In höher entwickelten Tieren manifestiert es sich als ein bestimmtes Maß an Intelligenz, die aber vor allem instinktgesteuert ist.

Das menschliche Potenzial

Nur im Menschen zeigt das Bewusstsein sein Potenzial, seine materielle Identität vollständig überwinden zu können. Die Tatsache, dass Menschen scheinbar über die Eigenschaft verfügen, ihre Achtsamkeit grenzenlos erweitern zu können, impliziert, dass sie möglicherweise sogar über das Potenzial verfügen, diese Erweiterung bis ins Unendliche hinein fortzusetzen.

Das logische Denken suggeriert – und die Erfahrungen der großen Mystiker, der „Naturwissenschaftler" der spirituellen Welt, bestätigen dies – , dass Menschen mit ihrem höher vergeistigten Nervensystem das Potenzial besitzen, das Ego-Bewusstsein vollständig zu transzendieren und ein kosmisches Bewusstsein zu erlangen. Für die Belange dieses Buches habe ich diesen universellen Zustand „Gottesbewusstsein" genannt, obwohl es – wenn man präzise sein möchte – nur eine Stufe auf der Leiter zum kosmischen Bewusstsein darstellt.

Paramhansa Yogananda beschreibt in seiner *Autobiografie eines Yogi*[2] die göttliche Vision als „Zentrum überall, Umfang nirgendwo". Während das Bewusstsein sich von seinem Zentrum nach außen in die materielle Verwirklichung bewegt, nimmt es auch die Erscheinung der materiellen Begrenztheit an.

Auch im Menschen wird das Gottesbewusstsein so gefiltert, als würde es durch dickes Rauchglas geschickt. Für Menschen ist es nicht möglich, im Äußeren Vollkommenheit zu erreichen, da jeder äußere Fluss der Energie und Aufmerksamkeit nur den Filterprozess fortsetzen würde. Wir können Vollkommenheit nur erreichen, indem wir den Fluss unserer Energie und Bewusstheit von der objektiven Welt, die uns unsere Sinne zeigen, umkehren und nach innen auf unser göttliches Zentrum richten.

Das ist der Kern jeder spirituellen Unterweisung. Äußere Praktiken und Glaubenssysteme sind nur bis zu dem Maß hilfreich, in dem sie uns inspirieren, unser göttliches Zentrum im Inneren zu suchen. Das ist auch das, was Jesus mit seiner Bemerkung meinte: „Das Königreich Gottes ist in euch". (Lukas 17:21)

Das Geheimnis der Selbst-Transzendenz liegt in der täglichen, tiefen Meditation.

Meditationsübung

Untersuche sorgsam die Tiefen der intuitiven Wahrnehmung in deinem Inneren, im ruhigen Zentrum deines Herzens. Wenn irgendeine Unruhe, irgendein störendes Gefühl dort aufkommt, dann zieh dich noch weiter zurück – in das tiefste Zentrum des Gefühls, wie in das ruhige Auge eines Wirbelsturms. Wie jeder Abschnitt dieses Prozesses zu einer unendlich kleinen Form zusammenschrumpfen kann bis zu dem Punkt, wo er selbst unter dem stärksten Mikroskop nicht mehr sichtbar ist, ohne dass er jedoch je aufhört zu existieren, genauso gibt es keine Grenze, bis zu welchem Punkt du dich in das Zentrum deines Seins zurückziehen kannst.

Versuche, das tiefste Zentrum deiner intuitiven Wahrnehmung im Herzen zu finden. Wenn du die leichteste Störung erlebst, dann geh noch tiefer. Schließlich wirst du eine unermesslich große Halle der Ruhe betreten.

Dieses Zentrum ist das Zentrum von allem, von überall. Dies ist keine intellektuelle Analyse, sondern es ist die Art und Weise, wie du eine vollkommene Einsicht in Menschen und Zustände bekommst – in jede Schwierigkeit, der du dich in deinem Leben gegenübersehen kannst. Das ist der Weg intuitiven Verstehens. Deine Intuition muss gepflegt werden – nicht auf abstrakte Weise, sondern mit Freundlichkeit allem gegenüber, mit Akzeptanz all dessen, was geschieht, und mit vollkommener Liebe für alles Leben.

Dies ist auch der Weg, Schmerzen zu verbannen, und zwar sowohl die körperlichen wie auch die emotionalen. Konzentriere dich ganz ruhig auf dein innerstes Zentrum, dann projiziere das Zentrum in den Schmerz, visualisiere dich dort in seinem Zentrum und konzentriere dich dort. Wenn du tief genug in sein Zentrum vordringen kannst, dann wird der Schmerz aufhören. Du wirst dann die Fähigkeit bekommen, mit jedem Trauma umzugehen. Und wenn du alles aus seinem Zentrum heraus verstehen kannst, dann wirst du entdecken, dass du selbst größere Rückschläge in deinem Leben zu deinem Vorteil verändern kannst.

Wenn du dich dann irgendeinem Problem in deinem Leben gegenübersiehst oder wenn du schöpferische Prozesse unternimmst oder wenn du dich dabei unterstützen willst, dich auf zahllose Situationen einzustimmen: Dann suche dein Herzzentrum, und aus diesem Zentrum heraus visualisiere das Zentrum des jeweiligen Problems. Du wirst dann ganz plötzlich genau wissen, was du tun sollst.

Es ist schwerer, das Zentrum eines abstrakten Themas, wie beispielsweise eines Problems, zu visualisieren. Denke dann an deine Definitionen des Problems und dann, wie Schichten einer Zwiebel, schäle die Schichten ab und wirf sie weg. Wenn keine Schichten übrig bleiben, dann wirst du dich im Zentrum des Problems befinden. Um deine intuitive Achtsamkeit in diesem Zentrum klar werden zu lassen, halte deine Achtsamkeit fest, bis Gottesbewusstsein entsteht.

Wenn du dies übst, dann wirst du entdecken, dass alles, was du tust, zunehmend geeignet, einzigartig und richtig für diesen Moment ist, und immer anders als alles andere, was du je getan hast.

2

Deinen Bewusstseinszustand anheben

Man hört oft, wie jemand von „veränderten Bewusstseinszuständen" spricht. In diesem Ausdruck liegt die Vorstellung, dass höhere Bewusstseinszustände etwas Besonderes seien.

Die Wahrheit ist: Es gibt nur eine Art Bewusstseinszustand: das Gottesbewusstsein. Der bewusste und der unbewusste Geist sind unsere „veränderten Bewusstseinszustände", denn sie repräsentieren die abwärts fließende Energie des Gottesbewusstseins durch das Gehirn. Das Gottesbewusstsein ist zu allen Zeiten die einzige Wirklichkeit gewesen. Es ist unser wahrer und angeborener Seinszustand.

Das Geheimnis der Meditation besteht darum nicht darin, dass wir Zustände bestärken, die uns eigentlich fremd sind, sondern darin, dass wir uns zurückholen, was wir bereits sind. Meditation bedeutet, zu unserem inneren Zentrum zurückzukehren. Das kann bezeichnet werden als ein Prozess aufwärts steigender Entspannung in das Gottesbewusstsein. Aber die einzige „Anstrengung", die dazu nötig ist, besteht darin, der Tendenz zur Spannung und Unruhe zu widerstehen, die aus unserer Gewohnheit resultiert. Was wir dazu tun müssen, ist einfach: unsere Empfänglichkeit zu verstärken – zuerst geistig und emotional, dann auch intuitiv.

Die beste Haltung

Damit man sich ganz entspannen kann, könnte man meinen, dass man sich am besten flach auf den Rücken legt. Das mag für eine körperliche Entspannung vielleicht auch das Beste sein, aber nicht, wenn es um Gottesbewusstsein geht.

Dafür ist es nötig, sich in der Meditation möglichst aufrecht hinzusetzen und die Wirbelsäule aufrecht zu halten. Wenn du dich auf den Rücken legst, dann verstärkst du einen passiven Geisteszustand oder schläfst sogar ein.

Nachfolgend hier einige Affirmationen, die du unmittelbar vor deiner Meditation einsetzen kannst und die jede von einer erfrischenden Körperbewegung begleitet werden, um den Einfluss der Worte auf deinen Geist zu verstärken:

1) Bevor du meditierst, mache Gehbewegungen und affirmiere: „Ich bin wach und bereit! Ich bin wach und bereit!"

2) Strecke deine Arme energisch zur Seite und dann nach vorn aus, dann hoch über deinen Kopf und affirmiere: „Ich fühle mich positiv! Voll Energie! Enthusiastisch!"
   a) Beginne dabei mit denen Händen auf der Brust und lasse dann deine Arme zur Seite schwingen, affirmiere dabei: „Ich fühle mich positiv!"
   b) Bringe deine Hände zurück zur Brust, dabei schwinge deine Arme energisch nach vorn und affirmiere: „Voll Energie!"
   c) Lasse die Hände vor deiner Brust, dann schwinge sie hoch über deinen Kopf und affirmiere: „Enthusiastisch!"
   d) Zum Schluss entspanne die Arme seitlich neben deinem Körper. Wiederhole die Übung und die Affirmationen mehrmals, so oft du magst.

3) Reibe mit den Fingerknöcheln leicht über deine Unterarme und Oberarme, zuerst mit der rechten Faust, dann mit der linken. Sprich dazu die Affirmation: „Ich bin Meister… meines Körpers! Ich bin Meister… meines Selbst!". Wiederhole diese Übung mehrmals.

4) Reibe deine Arme, deine Beine, deine Hüften, deine Brust und andere Teile deines Körpers und affirmiere dabei: „Wacht auf! Seid glücklich, Zellen meines Körpers!"

5) Reibe deine Kopfhaut leicht mit deinen Fingerknöcheln und affirmiere dazu: „Freue dich, mein Gehirn! Sei weise und stark!"

6) Massiere deine Kopfhaut überall leicht mit den Fingerspitzen und affirmiere dazu: „Wacht auf, meine schlafenden Kinder! Wacht auf!"

Beim Meditieren geht es nicht darum, passiv auf etwas zu warten, was geschehen soll. Ganz gleich, welche höhere Bewusstheit, Eingebung oder Führung du bekommst, werde Teil dieser Erfahrung, indem du ihr mit einer ruhigen, engagierten Bewusstheit begegnest. Denn du wirst niemals gottesbewusst inspirierte Erfahrungen machen, wenn du ihnen nicht auf ihrer Ebene intensiven Bewusstseins begegnest.

Das Unterbewusste liegt, wie das Wort schon sagt, unterhalb der Ebene bewusster Wahrnehmung. Sein physischer Sitz im Körper ist das untere Gehirn und die Wirbelsäule. Je mehr unsere Energie und Wahrnehmung in der Wirbelsäule angehoben und nach vorn durch das Gehirn bis zum vorderen Gehirnlappen projiziert wird, desto höher wird die Ebene unserer Wahrnehmung sein. Konzentriere dich also auf den Frontallappen des Gehirns, an einem Punkt etwa in der Mitte der Augenbrauen.

Die Wirbelsäule ist der Tunnel, durch den das Bewusstsein zur Erleuchtung aufsteigt. Es beginnt mit der düstersten Bewusstheit am Ende der Wirbelsäule und endet am Sitz des Gottesbewusstseins zwischen den Augenbrauen. Bei Tieren und (weniger stark) in tierhaften Menschen sind Energie und Bewusstsein am untersten Ende der Wirbelsäule und im unteren Gehirn zentriert.

Es ist interessant zu bemerken, dass Hunde ihr Vergnügen dadurch zum Ausdruck bringen, dass sie mit dem Schwanz wedeln. Das liegt daran, dass das Vergnügen sie an ihrem normalen Bewusstseinszentrum in der unteren Wirbelsäule energetisiert. Der Schwanz selbst ist eine nach unten weitergehende Verlängerung der Wirbelsäule und zeigt durch seine Abwärtsrichtung die Grundrichtung ihrer Energie und ihres Bewusstseins an. Wenn ein Hund Angst hat oder entmutigt ist, dann zeigt er seinen Energieverlust durch eine Verstärkung der Abwärtsbewegung, indem er seinen Schwanz zwischen die Beine rollt und manchmal sogar seine Wirbelsäule nach unten biegt.

Menschen, die der Evolutionsprozess zu höheren Bewusstseinsebenen erhoben hat, zeigen ihr Vergnügen mehr in den oberen Körperbereichen, indem sie etwa lächeln und manchmal sogar (und in gewissem Sinn in einem amüsanten Kontrast zu unseren Hundefreunden), indem sie den Kopf schütteln. Andere Gesten zeigen einen aufwärts gerichteten Energiefluss an. Menschen sitzen aufrecht, sie drücken die Brust nach vorn, sie gehen leicht auf den Füßen und sie schauen nach oben.

Ich erinnere mich daran, dass ich einmal in einem Apothekenschaufenster einen Druck eines Gemäldes gesehen habe, auf dem ein junger Mann dargestellt war, der von der glorreichen Zukunft träumte, die als Apotheker vor ihm lag. Und er schaute dabei selbstverständlich nach oben. Es hätte eine ganz andere Wirkung erzielt, wenn er dabei mit einem nach unten gerichteten Blick porträtiert worden wäre. Denn Menschen schauen nach unten, wenn sie sich richtig schlecht fühlen, oder wenigstens, wenn sie sich in sich selbst zurückziehen. Wenn sie sich richtig schlecht fühlen, dann fallen sie fast vornüber, ihre Brust ist nach innen gezogen, und die Mundwinkel zeigen in einer Art Schmollmund abwärts.

Kleine Kinder, die weniger gehemmt sind, ihre Körper zeigen zu lassen, was sie fühlen, springen auf und ab, wenn sie glücklich sind, so als ob sie wünschten, dass sie fliegen könnten. Wenn sie aber unglücklich sind, dann stampfen sie ärgerlich mit den Füßen, lassen sich von der Schwerkraft sogar zu Boden ziehen, wo sie dann schreiend liegenbleiben, oder sie zeigen auf andere Weise die abwärts gerichtete Bewegung ihres Bewusstseins und ihrer Energie an.

Himmel und Hölle liegen in uns

Der Himmel wird in jeder beliebigen Religion so beschrieben, dass er irgendwo „über uns" liegt. Und die Hölle wird irgendwo „unter uns" verortet. Für beide Glaubensansätze gibt es keinen objektiven Beweis. Kein Teleskop hat jemals grüne Wiesen und Gruppen singender Engel entdecken können und auch kein Raumfahrzeug hat sie je entdeckt. Ebenso wenig haben Ölbohrungen je protestierende Horden von Kobolden oder Teufeln nach oben befördert.

Als Kind habe ich darüber philosophiert, dass der Himmel wohl auf dem Saturn liegen müsse, weil er Ringe besaß, von denen ich annahm, dass sie sein Heiligenschein seien. Meine Theorie brach jedoch zusammen, als ich erfuhr, dass sich der Saturn je nach meiner Position auf der Erde genauso oft über wie unter mir befand. Und mein Glaube an einen Himmel selbst erlitt einen schlimmen Rückschlag, als ich erfuhr, dass das, was für mich „oben" war, für die Menschen auf der anderen Seite der Erde „unten" war – dass also Oben und Unten, jedenfalls in einem kosmischen Sinn, gar nicht existieren. Man könnte sogar sagen, dass wir, ebenfalls in diesem Sinne, nicht einmal wirklich wissen, ob wir nun gerade kommen oder gehen.

Und dennoch *gibt es* eine absolute Richtung. Die Naturwissenschaft berichtet uns, dass sich das Universum *im Verhältnis zu sich selbst* ausdehnt. Und genauso dehnt sich auch unser Bewusstsein *im Verhältnis zu sich selbst* aus oder zieht sich wieder zusammen. Und wenn unser Bewusstsein und unser Mitgefühl sich ausdehnen, so erhebt sich unser Energiezentrum wie ein Heliumballon in die Höhe. Und mit jedem Zusammenziehen sinkt dieses Energiezentrum wie ein sich entleerender Ballon wieder nach unten.

Es ist eine universelle Erfahrung, dass reine Liebe und andere himmlische Gefühle von einem nach oben steigenden Energiefluss begleitet werden und dass jede Hölle, die wir auf der Erde erleben, von einem nach unten gerichteten Energiefluss begleitet wird. Wenn wir uns glücklich fühlen, dann steigt unser Bewusstsein nach oben. Und wenn wir unglücklich sind, dann sinkt es herunter. Auch die Sprache ist sich auf dem ganzen Erdball dieser Tatsache bewusst. Im Englischen sagen wir: „Ich fühle mich erhoben" oder „Ich fühle mich high". Und wenn wir uns schlecht fühlen, dann sagen wir: „Ich fühle mich low" oder „Ich fühle mich heruntergezogen". In anderen Sprachen gibt es ähnliche Ausdrücke. Im Italienischen sagen Menschen beispielsweise: „Mi sento giù oggi" – „Ich bin heute down".

Himmel und Hölle haben keinen genauen Ort im Außen. Sie sind Hinweise auf eine Energierichtung und Bewusstseinsausrichtung in uns selbst. Sie sind im Verhältnis zu den höheren oder niedrigeren Bewusstseinszentren in unserem Körper „über uns" oder „unter uns".

Die Hölle repräsentiert die unteren Bewusstseinsebenen in der Wirbelsäule – diejenigen Zustände relativer Unbewusstheit, von denen aus die Menschheit ihren langen evolutionären Anstieg begonnen hat. Der Himmel andersherum repräsentiert die höheren Bewusstseinsebenen, wobei der höchste Himmel die Ebene vollkommenen Bewusstseins repräsentiert, die wir Gottesbewusstsein nennen.

Das gesamte Leben wird von einer Art Seelenerinnerung die spiralförmige Wendeltreppe der Wirbelsäule hinaufgezwungen. Wirbellose Tiere, die nicht über eine solche Wendeltreppe verfügen, können nur am unteren Ende stehen und sozusagen nach oben schauen. Aber mit dem evolutionären Auftauchen der Wirbelsäule formt sich ein Tunnel, durch den die Energie und das Bewusstsein sich erheben können. Je höher wir in uns selbst aufsteigen, desto näher kommen wir dem Himmel in uns selbst.

Diese zunehmende Freiheit des Bewusstseins gibt uns die Wahlfreiheit, ob wir uns nun nach oben oder nach unten bewegen wollen. Wenn unsere alten materialistischen Gewohnheiten uns dazu bringen, dass wir die Abwärtsrichtung wählen, dann finden wir uns erneut in einem Leben relativer Unbewusstheit wieder. Durch den Gegensatz zwischen dieser verminderten Bewusstheit und unserem höheren Bewusstseinszustand, den wir kürzlich erlebt haben und an den wir uns erinnern, wird dieser verminderte Bewusstseinszustand zu unserer inneren Hölle, der Hölle von Depression, Einsamkeit und Verzweiflung.

Da doch jeder glücklich sein möchte, könnte man meinen, dass jeder die Aufwärtsbewegung wählen würde, in die höheren Zentren der Wirbelsäule. Unglücklicherweise ist die Sache nicht ganz so einfach, wie wenn man sich einfach für eine Richtung entscheidet und sich dann dementsprechend verhält. Gewohnheit ist ein mächtiger Einflussfaktor. Zudem gibt es dort, wo sich Energie zusammenballt, immer auch einen Brennpunkt für eine gewisse Menge Lust. Durch den Schmerz eines Mückenstichs wird die Energie zu diesem Punkt gezogen. Und es gibt dort nicht nur Schmerz, sondern auch eine gewisse Menge Lust, wenn man ihn aufkratzt.

Die lange Verbindung mit der Materie hat uns so konditioniert, dass wir unseren Körper für unsere wahre Identität halten. Der Körper jedoch ist lediglich ein Filter, durch den das höhere Selbst sich auf der materiellen Ebene zum Ausdruck bringt. Das gesamte Leben wird durch den stillen Ruf des Selbst in der aufwärts gerichteten Spirale der Evolution nach oben gezogen.

Insbesondere die Menschen sind sich bewusst – obwohl die meisten dies nur äußerst schwach wahrnehmen – wie dauerhaft dieser Ruf ist, uns in die höheren Bewusstseinsebenen hinaufzubewegen. Der Ruf wird jedoch gewöhnlich übertönt durch die scheinbar unmittelbaren und drückenden Anforderungen des äußeren Lebens. Man erinnere sich an das Gebet von Augustinus: „Herr, mach mich zu einem guten Menschen – aber bitte noch nicht jetzt!"

Wir leben in einem konstanten Konflikt zwischen unserer höheren und unserer niederen Natur. Irgendwo tragen wir tief in uns die alte, schwache Erinnerung unserer höheren Natur, aber die niedere stellt für uns die Sicherheit des Bekannten dar. Es ist dieses Ego-Gefühl der Bekanntheit und nicht das der Seelenerinnerung, das uns nach unten in die verminderte Bewusstheit zieht. Und diese Tatsache bildet sich in unserem Geist nicht als das Unglück ab, das es wirklich ist, denn wir imaginieren es als eine bequeme Alternative zu den vielen Herausforderungen des Lebens, denen wir uns offen stellen müssten. Würde es nicht leichter sein, so fragen wir uns, wenn wir es einfach zuließen, dass wir weniger bewusst wären?

In der höheren Bewusstheit gibt es den Ruf nach Seelenfreiheit und in der Unbewusstheit den nach trügerischer Freiheit: den Ruf nach dem Heiligen und den nach dem Gottlosen.

Ebenen der Verfeinerung: Der „Bauer"

Die Verfeinerung des menschlichen Ego verläuft genauso in Stufen wie der aufwärts gerichtete Anstieg der Evolution selbst. Menschen, deren Wirklichkeit vollständig mit ihrem physischen Körper identifiziert ist, haben noch einen langen Anstieg vor sich. Sie sind sich erst schwach bewusst, wie kostbar das Geschenk der menschlichen Intelligenz und seines Potenzials für kreative Handlungen ist, und leben in reiner Reaktion auf Sinnesreize, wie dies auch

Tiere tun. Solche Menschen sind ihrem Wesen nach problemorientiert, nicht lösungsorientiert. Wenn sie irgendeiner Herausforderung nicht auf der Ebene muskulärer oder emotionaler Kraft begegnen können, dann kann es gut sein, dass sie ein Opferbewusstsein entwickeln. Ihr Gefühl für richtig oder falsch wird durch Gewohnheitsmuster und durch die Meinung anderer bestimmt – niemals durch eine tiefe innere Überzeugung.

Menschen fallen in universelle Verfeinerungskategorien. Die Menschen, die ich gerade beschrieben habe, können als Bauern klassifiziert werden. Im gesellschaftlichen Standing können sie allerdings andere Positionen einnehmen. Sie können Aristokraten sein oder Millionäre. Viele echte Bauern fallen überhaupt nicht in diese Kategorie. Bauern als Typus sind also nicht notwendigerweise Bauern in ihrer gesellschaftlichen Position, sie sind vielmehr Menschen, die sich passiv den Umständen und dem Willen anderer unterordnen. Allgemein gesagt, lassen sie andere Menschen für sich denken. Erfolg und Misserfolg verstehen sie nur im Zusammenhang mit Genuss und Schmerz.

Der Typus des Bauern ist nicht in Stein gemeißelt. Er stellt vielmehr einen Grundtyp, eine Entwicklungsstufe dar, die mit der ersten Stufe einer langen, nach oben führenden Treppe verglichen werden könnte. Während es sich auf die Spitze der ersten Treppenflucht zubewegt, wird sich das Ego zunehmend bewusst, dass es durch Intelligenz mehr erreichen kann als nur durch Muskelkraft.

Der „Händler“

Der Anstieg zur zweiten Treppenflucht beinhaltet eine gleichmäßige Zunahme des Einsatzes der Intelligenz. Die Ebene der Verfeinerung auf dieser zweiten Treppenflucht bedeutet jedoch noch nicht, dass das intelligente Bewusstsein sich ausdehnt. Die Intelligenz wird vielmehr eingesetzt, um selbstsüchtige Ziele zu erreichen. Das Ziel besteht in persönlichem Weiterkommen, und das Gehirn wird intrigierend zu diesem Zweck eingesetzt. Richtig oder falsch werden durch die Frage „Und was springt für mich dabei heraus?“ festgelegt. Erfolg oder Misserfolg werden in Begriffen wie „gewinnen“ oder „nicht gewinnen“ und „Sieg über den Gegner“ definiert.

Menschen wie diese besitzen das, was man als Händler-Bewusstsein bezeichnen könnte, denn sie suchen unermüdlich danach, wie sie einen persönlichen Vorteil erzielen können. Im wirklichen Leben gibt es natürlich viele Händler, die diese Charakteristiken nicht aufweisen, ebenso wie viele in anderen Lebensbereichen, die sie im Überfluss besitzen. Das Händlerbewusstsein symbolisiert einfach ein Stadium im Prozess menschlicher Entwicklung, bei dem das Ego seine menschliche Intelligenz nicht für die Erreichung von Weisheit einsetzt, sondern auf clevere Weise, um sich selbst Vorteile zu verschaffen. Solche Menschen nehmen selbstverständlich an, dass alle anderen auch so gestrickt sind. Sie lachen bei dem Gedanken, dass irgendjemand etwas aus altruistischen Motiven heraus tun könnte. „Jeder", so sagen sie spöttisch, „hat seinen Preis".

Diese zweite Treppenflucht hat ebenso ihre Abstufungen, angefangen von dem skrupellosen Betrüger bis zu dem wohlhabenden Mann oder der reichen Frau, die für wohltätige Organisationen spenden, um in den Augen der Welt Bewunderung und Respekt hervorzurufen. Der Mensch, der anderen hilft, selbst wenn er dies aus selbstsüchtigen Motiven heraus tut, entdeckt jedoch im Akt des Gebens mehr Befriedigung als bei allen Versuchen, ausschließlich bedeutsam zu sein. Im ersten Zustand nämlich wird er beneidet, im zweiten wird er geliebt. Auf diese Weise erweitert sich sein Mitgefühl nach und nach, und dann ist irgendwann sein Selbstinteresse Teil des Interesses anderer.

Der „Krieger"

Das Ego kommt nun an der dritten Treppenflucht an, wo es beginnt, seine begrenzte Identifikation mit dem Ego nicht länger als natürlich, sondern als erdrückend wahrzunehmen. Nun träumt es davon, seine Identität zu erweitern, um in sein eigenes Glück das Glück einer zunehmenden Anzahl anderer aufzunehmen und um in seiner Bewusstseinssphäre immer weitere Horizonte zu erreichen.

Das sich selbst erweiternde Ego denkt in Begriffen von Dienen statt in solchen von Bedientwerden, von Selbst-Aufopferung zum Guten vieler anderer statt in solchen von Opferung anderer für den eigenen Nutzen. Es sieht jetzt richtig und falsch als abstrakte Prinzipien, und Erfolg oder Misserfolg als die Fähigkeit oder Unfähigkeit, diese Prinzipien im Leben auch umzusetzen.

Der Inbegriff dieser Haltung ist der Krieger oder der selbstlose politische Führer – mit anderen Worten, ein Mensch, der bereit ist, sein oder ihr eigenes Leben für das Gute des Ganzen hinzugeben. Idealerweise ist dieser Typus Mensch edel und hingabebereit.

Ganz offensichtlich beschreibt dieser Begriff nicht den einzigen, und nicht einmal den typischen Krieger oder politischen Führer, wie wir sie heute kennen. Viele Menschen, die solche Rollen einnehmen, sind selbstsüchtig und aggressiv. Es gibt aber andererseits zahllose Menschen in anderen Lebensbereichen, deren größte Freude darin besteht, anderen zu helfen.

Diese dritte Treppenflucht kann deshalb aus Gründen der Vereinfachung als die Kategorie des Kriegers bezeichnet werden. Sie beschreibt einen Typus Mensch, keine soziale Funktion. Keine dieser Kategorien sollte als Regel gesehen werden, mit der man Menschen eingrenzen kann. Sie weisen nur in eine allgemeine Richtung für unsere spirituelle Entwicklung.

Je näher das Ego dem oberen Ende der Treppenflucht kommt, desto klarer beginnt es zu realisieren, dass selbst noble Taten noch selbstbegrenzend sind, wenn sie von einem Ego-Bewusstsein ausgehen. „Wie viel Gutes“, fragt es, „kann ich wirklich ganz allein tun?“

Der „Priester“, der Gottsucher

Wenn die menschliche Evolution ihr viertes Entwicklungsstadium erreicht, nimmt das Ego das Verlangen wahr, nur noch vom Gottesbewusstsein gelenkt zu werden. Je höher es auf der vierten Treppenflucht aufsteigt, desto intensiver sehnt es sich danach, jene Bewusstseinsstadien zu erreichen, die das höchste Potenzial des Menschen sind. Auf diese Weise wächst das innere Verlangen, zunächst mit der unfassbaren Größe des Gottesbewusstseins zu kommunizieren und dann eins mit ihm zu werden.

Irgendwann blüht im Geist eine Wahrnehmung der Einheit des Lebens auf, und eine Sehnsucht entsteht, die gesamte Menschheit für das Verständnis zu wecken, dass es nur ein einziges Ziel im Leben gibt: die Einheit mit Gott.

Idealerweise wird dieses vierte Stadium vom Priester, vom spirituellen Lehrer verkörpert. Es schließt jedoch alle ein, die zutiefst danach streben, ihre Seelen mit Gott zu vereinen.

Die Wirbelsäule als Magnet

Der Pfad zur spirituellen Einheit ist die Wirbelsäule. Dieser Pfad kann mit einem Stabmagneten verglichen werden, dessen Moleküle sich nach Norden und Süden ausrichten. Je größer die Anzahl der Moleküle ist, die sich so ausgerichtet hat, desto stärker ist der Magnetismus in diesem Stahlstab. Beim Menschen bedeutet dies, dass die Anziehungskraft ihrer Energie umso stärker ist, je mehr sie in der Wirbelsäule nach oben zum Gehirn gelenkt wird. Wenn die Anziehungskraft stark ist, dann können diese Menschen alles Gute zu sich heranziehen, einschließlich der eher feinstofflichen Vorteile spiritueller Eingebungen und des spirituellen Verstehens.

In der Physik wird Anziehungskraft auch durch elektrischen Strom erzeugt. Je stärker der Strom, desto stärker ist das Magnetfeld. Der Fluss der Energie in der Wirbelsäule erzeugt auf ähnliche Weise ein Magnetfeld – animalisch oder spirituell, in Abhängigkeit von der Qualität der Bewusstheit, die hinter der Energie steht. Diese Kraft funktioniert auf sehr ähnliche Weise wie der Elektromagnetismus, ist aber auf ihre Weise sehr viel mächtiger. Ähnlich wie die Stärke des Elektromagnetismus von der Stärke des elektrischen Stroms abhängt, so hängt unsere persönliche Anziehungskraft von der Stärke unseres Willens ab.

Je stärker unsere Anziehungskraft ist, desto unfehlbarer ziehen wir das in unser Leben, was wir wirklich suchen. Ebenso, wie die kosmische Energie eine Schwingung des göttlichen Bewusstseins ist, so ist unsere körperliche Energie und die Energie, die wir in die Welt um uns herum hineinprojizieren, eine Projektion unseres menschlichen Willens. Je stärker dieser Wille ist, desto größer wird auch der Fluss der Energie sein. Konsequenterweise wird auch unser Magnetfeld umso größer werden.

Wenn ein Mensch sich spirituell entwickelt, wird es von ausschlaggebender Bedeutung für ihn sein, seine Gedanken auf Dinge auszurichten, die gut und erhebend sind. Denn durch negatives Denken wird er vielleicht genau die Dinge in sein Leben und das anderer ziehen, die er für sich und andere am meisten fürchtet.

Meditation ist für alle

Meditation ist der beste Weg, um den Prozess spiritueller Entwicklung zu beschleunigen, ganz unabhängig von dem Stadium, das ein Mensch auf der langen Treppenflucht zur Erleuchtung bereits erreicht hat. Selbst jene auf der „ersten Flucht" können von der Meditation profitieren, obwohl die wahrscheinlichste Zeit, um eine Meditationspraxis aufzunehmen, auf der dritten Ebene liegt, der der Ego-Ausdehnung. Die *Bhagavad Gita* sagt: „Durch beständiges Meditieren auf Mich (das Göttliche, Anm. d. Übersetzerin) kommen sogar die schlimmsten Sünder geschwind zu Mir."

Meditation ist, wie ich bereits erwähnt habe, ein Prozess immer tieferer Entspannung. Wir denken gewöhnlich, dass Entspannung bedeute, in Passivität und Schlaf zu sinken. Es gibt jedoch eine höhere Art der Entspannung, die eine Antwort auf den Ruf der Seele ist. Je bewusster wir auf diesen Ruf antworten, indem wir meditieren und die Hingabe unseres Herzens anbieten, desto mehr merken wir, wie wir uns entspannen, und zwar nicht nach unten in das Unterbewusste, sondern nach oben in das Gottesbewusstsein, wohin uns die Anziehung der „Schwerkraft" der göttlichen Gnade zieht.

Das Kastensystem in Indien hat sich früher einmal aus der Deutung dieses göttlichen Rufes entwickelt. Doch jahrhundertelang ist dieses System später von menschlichem Egoismus und seiner Unwissenheit missbraucht worden, und letztlich ist es ein gepanzertes System geworden, um diesen Missbrauch fortzusetzen. Ursprünglich jedoch war es die Absicht dieses Systems, Menschen dabei zu unterstützen, dass sie ihre Ausrichtung bei der Suche nach Erleuchtung finden könnten. Es sollte überhaupt nicht vererbbar sein. Der *sudra* (Bauer), der *vaisya* (Händler), der *kshatriya* (Krieger, politischer Führer) und der *brahmin* (Priester) waren einfach Ebenen spiritueller Entwicklung. Wie die indischen Weisheitsschriften sagen: „Ein *brahmin* ist nicht wirklich ein *brahmin*, ehe er nicht im Bewusstsein eines *brahmin* lebt".

Wiedergeburt als Notwendigkeit für menschliche Entwicklung

Wenn wir einmal eine echte Richtung in der menschlichen Entwicklung sehen, dann erkennen wir darin auch ein Grundprinzip für den Glauben an die Wiedergeburt, das bei jedem den Sinn für die Richtigkeit der Dinge anspricht. Solange Menschen sich die Wiedergeburt als ein Prinzip vorstellen, auf das man sich weder einen Reim machen noch das man rational nachvollziehen kann, so lange kann man die ganze Sache leicht als einen interessanten, aber irgendwie wenig anziehenden Aberglauben abtun. Nach der Art und Weise, wie die Wiedergeburt oft erklärt worden ist, scheint das Leben eine Art Lotteriespiel zu sein. Wenn die Zahlen gegen uns sind, dann können sie bewirken, dass wir als Spinnen oder auch Fliegen oder auch als gar nichts Bestimmtes wiedergeboren werden. Wer könnte ein solches System ernst nehmen? Aber wenn man davon ausgeht, dass es in der menschlichen Evolution eine Richtung gibt, und besonders, wenn man glaubt, dass die Evolution uns zu den Höhen des Bewusstseins bringen kann, dann scheint es offensichtlich, dass man mehr als ein Leben braucht, um diesen andauernden Prozess, den wir um uns herum die ganze Zeit und überall wahrnehmen, abzuschließen.

Ganz gleich, welche Ebene du bereits in deiner spirituellen Evolution erreicht hast – du kannst schnellere Fortschritte machen, wenn du in deiner Meditation deine Energien und dein Bewusstsein die Wirbelsäule emporlenkst und sie dann nach außen aus dem Ego heraus lenkst und das Glück aller in dein eigenes Glück einschließt.

Jesus Christus sagte das auch, als er – der Bibel zufolge – erklärte: „Du sollst Gott, deinen Herrn, mit deinem ganzen Herzen und mit deiner ganzen Seele und mit deiner ganzen Kraft (was auch Energie bedeutet) und mit deinem ganzen Geist lieben, und deinen Nächsten wie dich selbst". (Lukas 10:27)

Meditation ist die Schnellstraße zu diesem Zustand vollkommener Erleuchtung.

Meditationsübung

Sitze aufrecht, halte deine Wirbelsäule gerade und deinen Körper entspannt. Um dich vollständig zu entspannen, atme zunächst tief ein und spanne den gesamten Körper an. Dann atme mit Kraft aus und entspanne. Wiederhole diese Übung zwei- oder dreimal.

Halte nun den Körper sehr still und stelle dir deine Haut als die äußere Schicht unseres Planeten Erde vor. In dieser Schicht ist alles enthalten. Die Flüsse der Erde sind das Blut, das durch deine Venen kreist. Die Ozeane mit ihren mächtigen Wellenbewegungen sind deine Lungen. Die Wälder und Urwälder sind die Haare auf deinem Kopf und auf der gesamten Hautoberfläche deines Körpers. Die Ebenen sind die breiten Flächen deines Rückens und deines Bauches. Die demütige Empfänglichkeit der Täler kommt in deinen nach oben gerichteten Handflächen zum Ausdruck. Die Hügel und Berge sind deine Schultern und dein Schädel. Und der Wind, der über die Erde bläst, ist dein Atem. Die Liebe Gottes für diese ganze Welt strahlt aus deinem Herzen nach außen wie ein Licht.

Sende Liebe als Segen nach außen – zur gesamten Menschheit, zu allen Geschöpfen, zu allen Dingen, beweglich und unbeweglich, überall hin.

3

Die Wogen glätten

Meditation und Naturwissenschaft haben viel gemeinsam. Beide streben nach Objektivität und beide hängen – in einem viel größeren Maß, als die meisten Naturwissenschaftler dies denken – von der Intuition ab. Mehr noch – obwohl die Meditation einen über die Logik hinausführt, kann sie dies nicht tun, wenn sie die vernünftige Überprüfung durch den gesunden Menschenverstand ausblendet.

Der deutsche Philosoph Georg Wilhelm Friedrich Hegel (1770 – 1831) beschrieb das Credo der Vernunft mit folgenden Worten: „Alles, was wirklich ist, ist vernünftig, und alles, was vernünftig ist, ist wirklich." Die grundlegende Hoffnung des Rationalismus bestand darin, dass man die Dinge erkennt, wenn man die Vernunft erkennt, die in ihnen verborgen ist, und dass man mit diesem Verständnis in der Lage ist, alles zu kontrollieren. Die Erwartung des rationalen Denkens besteht darin, dass man letztlich alles erlernen kann, was es zu wissen gibt – eine unerträgliche Last für das endliche Gehirn! –, und dass man auf diese Weise alles genauestens vorhersagen kann.

Unglücklicherweise – jedenfalls für diese Erwartungshaltung – entdecken die Physiker mehr und mehr, dass es eine fundamentale Ungewissheit gibt, die es unmöglich macht, sich sogar einer so winzigen Sache wie des Messens absolut sicher zu sein. Die Naturwissenschaftler erwarten deshalb auch nicht mehr, dass sie in der Lage sein werden, die Zukunft vorauszusagen, ganz gleich, wie vollständig die ihnen zur Verfügung stehende Information auch ist. Und auch keine wie auch immer vorstellbare Formel könnte es möglich machen, dass irgendein Superwesen das Universum erneut erschafft: Der Rationalismus ist ganz einfach kein passendes Handwerkszeug, mit dem man zur letzten gültigen Erklärung von allem kommen könnte. Mit anderen Worten: Das Universum kann nicht durch die Gesetze der Logik allein erfasst werden.

Logik und Intuition

Wenn man das Thema mit menschlichen Begriffen angeht, dann ist die Unvollkommenheit der Logik eigentlich aus mehreren Gründen eine gute Sache. Einer dieser Gründe ist, dass Logik, wenn man sie nicht in aller Ruhe durchführt, zu Stolz führen kann. Ein anderer ist, dass ein Übermaß an Logik das erzeugt, was als Hamlet-Komplex bekannt geworden ist. Mit anderen Worten: „Getrübt vom fahlen Anstrich des Bedenkens" unterminiert es den Willen zum Handeln.

Obwohl sie immer noch auf der Notwendigkeit der Objektivität bestehen, können selbst große Naturwissenschaftler nicht anders als begeistert von ihrer Arbeit sein – mit anderen Worten, sie haben tiefe Gefühle darüber. Ohne diese Begeisterung wären sie nie großartige Wissenschaftler geworden. Große Naturwissenschaftler hängen auch mehr von der Intuition ab, als ihnen bewusst ist. Einstein entdeckte das Relativitätsgesetz in einer blitzartigen Erkenntnis intuitiver Eingebung; erst Jahre später war er in der Lage, seine Entdeckung anderen Naturwissenschaftlern gegenüber logisch darzulegen.

Dasselbe gilt für alle wissenschaftlichen Hypothesen: Erst kommt die Intuition, die sie empfängt. Und erst danach kommt der schmerzvolle Prozess des logischen Denkens, mit dem man andere von seiner Hypothese überzeugen kann.

Thomas A. Edison probierte 43 000 Glühfäden aus, bevor er den richtigen für die spätere Glühbirne entdeckte. Seine Assistenten bettelten nach 20 000 Fehlversuchen, dass er seine Versuche aufgeben sollte. Aber seine intuitive Gewissheit brachte ihn zu der Überzeugung, dass ein „richtiger" Glühfaden existierte, und er machte weiter, bis er ihn schließlich fand.

Die Logik selbst ist ein Prozess, bei dem die Intuition eine viel größere Rolle spielt, als die meisten Menschen wissen. An jedem Punkt des logischen Prozesses ist man mit zahlreichen alternativen Richtungen sowie mit zahllosen anderen konfrontiert, derer man sich nicht einmal bewusst ist. Ohne Intuition ist die Ungewissheit, welche Richtung man einschlagen soll, umso größer, je schärfer der Intellekt ist. Und auch wenn die eigene Schlussfolgerung sich anfühlt, als wäre sie das Endergebnis eines schrittweisen logischen Prozesses gewesen, gibt es dabei auch immer plötzliche Verständnissprünge – vor allem einen am Ende, der die gesamte logische Herleitung überflügelt. Ja, wirklich, ohne diese plötzlichen intuitiven Sprünge würde der Geist niemals mit seinen Schlussfolgerungen zufrieden sein – ganz gleich, wie logisch sie auch erscheinen mögen.

Meditation und Logik

Eine wirkungsvolle Meditation hängt andersherum genauso vom gesunden Menschenverstand ab. Wenn du dich zum Beispiel während der Meditation in einer Weise „inspiriert" fühlst, die sich dem gesunden Menschenverstand widersetzt oder die den höchsten Lehren aller Zeiten widerspricht, dann solltest du gewarnt sein, dass hier etwas falsch läuft. Meditative Eingebungen müssen – ebenso wie die Hypothesen in der Naturwissenschaft – im Licht der Objektivität getestet werden. Wenn sie dadurch nicht verifiziert werden können, sollte man sie wenigstens als zweifelhaft betrachten.

Objektivität ist bei jeder Wahrheitssuche das Kriterium, ob es sich dabei nun um Physik oder um Metaphysik handelt.

Wie ich in Kapitel 1 schon erklärt habe, wäre das Bewusstsein nicht manifest geworden, wenn es nicht schon vor der Erscheinung der Schöpfung selbst vorhanden gewesen wäre. Wenn Menschen an reines Bewusstsein denken, dann stellen sie sich im Allgemeinen irgendeinen abstrakten geistigen Zustand darunter vor – wie den „kosmischen Urgrund des Seins", der ein Lieblingsausdruck christlicher Theologen ist. Mit anderen Worten: Der Zustand, den sie kontemplieren, ist einer, dem jedes Gefühl vollständig abgeht. Aber in solchen Abstraktionen liegt nichts Inspirierendes. Wie können wir ohne Liebe diesen nebulösen Dunst mit Gott identifizieren? Und wie können wir uns Ihn überhaupt vorstellen?

Die Bedeutung des Fühlens

Wenn das Bewusstsein von Anfang an existiert hat, dann hat auch das Fühlen von Anfang an existiert. Und wenn es Fühlen gab, dann gab es auch Liebe, Freude und andere Gefühlsaspekte des Bewusstseins. Genauso wie die Logik eine Erscheinungsform des Weisheitsaspekts des Bewusstseins ist, so ist Emotion eine Manifestation des Gefühlsaspektes. Es ist schwer, sich Bewusstsein vorzustellen, das überhaupt kein wie auch immer geartetes Gefühl enthält.

Das intuitive Gefühl der *Richtigkeit*, das Wissenschaftler erleben, wenn sie die richtige Antwort auf ein Problem entdecken, ist das, was diese Antwort für sie sinnvoll macht und dadurch auch für andere. Gäbe es nicht die reine Schönheit logischer, aber unerwarteter Herleitungen in der Mathematik, ist zweifelhaft, ob irgendjemand sich inspiriert fühlen würde, Mathematiker zu werden. Gäbe es also den Gefühlsaspekt in der menschlichen Natur nicht, würde viel für die Behauptung der Materialisten sprechen, dass Menschen nichts weiter als hochentwickelte Roboter wären. Der KGB-Folterer, der in Kapitel 1 erwähnt wurde, war nur in der Lage, seinem Opfer zu sagen, dass sie „nicht mehr Bewusstsein habe als die Wand dort drüben", weil er jedes Gefühl in seinem Herzen abgetötet hatte.

Es gibt also keinen Grund, das Fühlen aus der Wahrheitssuche auszuschließen. Und es ist auch gar nicht möglich, dies zu tun, ebenso wenig, wie es möglich ist, das Bewusstsein selbst daraus auszuschließen. Zu versuchen, gefühllos bei seiner Suche zu sein, bedeutet nur, seine Wahrnehmung bis zu diesem Ausmaß abzustumpfen. Fühlen ist ebenso untrennbar mit der Wahrnehmung verbunden, wie Hitze mit Feuer verbunden ist. Sowohl Logik als auch Emotionen sind Filterstellen, durch die das Reine Bewusstsein das körperliche Gehirn und das Nervensystem betritt. Sie sind in sich keine reinen Bewusstseinszustände. Reine Liebe und Freude sind kosmische Wirklichkeiten, keine menschlichen. Sie existieren weit über den Emotionen – als Aspekte des Reinen Bewusstseins. Menschliche Liebe und menschliches Glück sind – ebenso wie jede andere menschliche Emotion – Filtrate des intuitiven Fühlens, ebenso wie die Logik ein Filtrat der intuitiven Weisheit ist.

Reine Liebe und Weisheit sind Aspekte des göttlichen Bewusstseins und können nur im Zustand des Gottesbewusstseins wahrgenommen werden. Ein ruhiges Gefühl ist Intuition. Wenn das ruhige Gefühl gestört wird, so wie nur das Ego mit seinen Vorlieben und Abneigungen es stören kann, dann wird daraus eine Emotion. Ein ruhiges Gefühl ist wie ein See, dessen Wasser sich nirgendwo kräuselt, und Emotionen sind wie das Kräuseln auf der Wasseroberfläche des Sees, durch das die Erscheinung jedes Objekts verändert wird, das sich in ihm spiegelt.

Um Reines Bewusstsein wahrzunehmen, ist es nicht genug, nur seinen Geist zur Ruhe zu bringen: Die Gefühle des Herzens müssen ebenso zur Ruhe kommen. Denn im Herzen ist das Fühlen zu Hause und deshalb müssen auch dort die Gefühle gereinigt werden.

Ehe nicht eine Klarheit des Fühlens erreicht ist, wird der Meditierende stets hin- und herschwanken, was seinen Zweck betrifft, und wird sich niemals so stählen, dass er den letzten Sprung ins Unendliche schafft. Ohne Hingabe in Form einer tiefsten Sehnsucht nach Wahrheit nämlich wirst du nie den Antrieb haben, auch nur zu *versuchen* zu meditieren. Weisheit ohne Hingabe ist wie Wissen, dass es direkt um die Ecke ein gutes Restaurant gibt, und sogar die Speisekarte auswendig zu können, aber nicht hungrig genug zu sein, um dorthin zu gehen und zu essen.

Die Eigenschaft des Fühlens macht es möglich, dass man sich zur spirituellen Suche verpflichtet. Es ist dieselbe Eigenschaft des Fühlens, die, wenn man sie als Emotionen nach außen lebt, für unsere Verstrickungen in materielle Selbsttäuschungen verantwortlich ist.

Das Prinzip der Dualität

Das Universum basiert auf dem Prinzip der Dualität. Alles, was existiert, wird von seinem polaren Gegensatz ausgeglichen. Die Hitze wird von der Kälte ausgeglichen, das Licht von der Dunkelheit, das Positive vom Negativen. Beim Menschen findet man diese Dualität in den sich ausgleichenden Gegensätzen des Männlichen und des Weiblichen, der Freude und des Schmerzes, der Liebe und des Hasses. Wo eine Eigenschaft zu finden ist, da wird auch der komplementäre Gegensatz zu finden sein. Sie kommen zusammen vor, weil jedes gebraucht wird, um das andere in absoluter Vollkommenheit auszugleichen.

Der Meeresspiegel als Ganzes wird nicht durch die Höhe seiner Wellen auf seiner Oberfläche verändert. Je höher eine Welle ist, desto tiefer ist ihr jeweiliges Wellental. Unsere essenzielle Bewusstheit bleibt auf ganz ähnliche Weise unbeeinträchtigt von unseren emotionalen Wellen und Wellentälern. Angenehmes und Schmerzhaftes, Erfolg und Misserfolg, Erfüllung und Enttäuschung: Sie alle sind nur Wellen auf der Oberfläche des ruhigen, intuitiven Fühlens.

Das Gesetz der Dualität ist ebenso in unserem individuellen Leben wie auch in der objektiven Natur wirksam. Nicht nur wird im allgemeinen Drehbuch des Lebens jede Freude durch einen Schmerz ausgeglichen, sondern dieser Ausgleich geschieht auch in unserem individuellen Leben. Da unsere Emotionen an den Pfahl des Ego-Bewusstseins gebunden sind, muss jede Freude, die wir emotional erleben, *in unseren Emotionen* von einer gleich starken und entgegengesetzten Kraft des Schmerzes ausgeglichen werden. Jeder persönliche Erfolg muss von einem gleichstarken persönlichen Misserfolg ausgeglichen werden, jede persönliche Erfüllung zieht eine balancierende, damit in Verbindung stehende persönliche Enttäuschung nach sich.

Der einzige Zustand, in dem Freude oder andere positive Gefühle nicht von ihrem Gegensatz ausgeglichen werden, ist der Zustand des Gottesbewusstseins. Dort beruhigen sich die Wellen der Emotion und werden zu einem ruhigen, intuitiven Gefühl. Freude, Liebe und Frieden verwirklichen sich dann dort, und zwar als etwas Absolutes, nicht als etwas Relatives. Denn sie sind Eigenschaften des Reinen Bewusstseins.

Je weiter das Pendel in eine Richtung schwingt, desto weiter muss es auch in die Gegenrichtung schwingen. So wie auf einen Alkoholrausch unweigerlich ein Kater folgt, so folgt auf einen emotionalen „Rausch“ jeglicher Art unausweichlich sein Gegenteil.

Die Menschen denken, dass sie ihr Glück oder ihren Erfolg dadurch vermehren können, dass sie ihr „Energie-Pendel" in die Richtung zu drücken versuchen, in die sie gehen wollen – in Richtung auf mehr Besitz, größeren Ruhm, intensiveren Genuss. Sie wundern sich dann, warum das Pendel scheinbar immer in die Gegenrichtung schwingen will. Welche Blindheit! Wie könnte es denn anders sein? Die große Ironie der menschlichen Existenz liegt darin, dass die Gesamtsumme all unserer Anstrengungen immer dieselbe sein muss: null!

Wie ironisch, dass alles, nach dem wir so ernsthaft streben, sich letztendlich zu nichts summiert. Das gesamte Lebensdrama mit all seinen positiven und negativen Aspekten, seinem Auf und Ab, seinen Momenten von Hoffnung und Verzweiflung, bringt uns wieder und wieder zurück zum Status Quo. Nichts wird in Wirklichkeit je erreicht – nichts im Außen jedenfalls. Unsere einzigen Erfolge liegen im Inneren, in der Verfeinerung unseres spirituellen Verständnisses.

Und dann kommt eine Zeit in diesem ständigen Zyklus von Hoffnung und Enttäuschung, in der wir uns von der immergleichen Monotonie all dessen abgestoßen fühlen, wo wir uns nicht länger angezogen fühlen von der Aufregung einer sinnlosen Jagd. Wir sehnen uns dann nach Ruhe. Aber nur dann, wenn diese Ruhe im Inneren gesucht wird, können wir einen Frieden finden, der wirklich bleibt. Jede Ruhe, die wir im Außen finden – im Rückzug etwa in einen ruhigen Cottage am Meer –, ist nur vorübergehend, ebenso wie es unsere emotionalen Freuden und unser Leid sind. Dieser „Frieden" endet, wenn wir dahin kommen, ihn als langweilig zu erleben. Wenn dies geschieht, dann brechen wir erneut auf zu unserer früheren Suche nach Erleben und Aufregung.

Und so geht es weiter – ohne jemals zu enden.

Die Seele, wenn sie schließlich erkennt, dass sie niemals Erfüllung finden wird, solange sie den Frieden im Außen sucht, wendet sich schließlich nach innen. Und dort findet sie schließlich in der Meditation ihre vollkommene Erfüllung.

Erfüllung kann niemals erreicht werden, wenn man die Hände nach ihr ausstreckt, sondern nur dann, wenn man die aktiven und reaktiven Gefühle im Herzen beruhigt. Das Ego, das außerhalb von sich selbst nach Erfüllung strebt, hält fälschlicherweise die Widerspiegelung für die Wirklichkeit. In Wahrheit *bist* du selbst die Freude, die du suchst. In der Ruhelosigkeit des Danach-Strebens verzerrst du die vollkommene Freude, zu der es kein Gegenteil gibt. Das Selbst, das Freude ist, kann nur dann entdeckt werden, wenn die Wellen des Verlangens, der Vorlieben und Abneigungen im Geist zur Ruhe kommen.

Meditation ist der Prozess der Neutralisierung dieser Gefühlswellen, indem man das Ego von seiner Verwicklung mit ihnen befreit. Um diese Befreiung zu erreichen, ist es genug, die Wellen einfach zu beobachten. Versetze sie nicht weiter durch die Stürme deiner persönlichen Sorgen in Unruhe. Nach und nach werden sich die Wellen legen, und das Wasser wird langsam auf seiner Oberfläche den reinen Mond des Gottesbewusstseins spiegeln.

Es gibt unterschiedliche Grade der Identifikation mit der Selbsttäuschung. Alle von ihnen beinhalten in unterschiedlicher Abstufung das Fühlen. Je stärker die Identifikation des Ego, desto stärker die Selbsttäuschung.

Die erste Stufe ist einfach Zerstreutheit, statt intensiv engagiert zu sein. Nichtsdestotrotz stellt dies ein ernsthaftes Hindernis beim Meditieren dar. Ich meine hier mehr Verstandeseindrücke als reaktive Emotionen im Herzen. Die Eindrücke, die von Sinnesreizen gebildet werden, bleiben im Verstand erhalten und beeinflussen die Richtung unserer Gedanken. Beispielsweise erinnere ich mich daran, wie ich einen Monat lang auf einem Bauernhof im nördlichen New York nach meinem Highschool-Abschluss Erdbeeren erntete. Die ersten Wochen lang sah ich auch nachts, wenn ich die Augen zum Einschlafen schloss, nichts als Erdbeeren.

Jeder hat schon einmal ähnliche Erfahrungen gemacht. Du schaust beispielsweise einen Film an, der eigentlich nicht viel für dich bedeutet, aber die Eindrücke, die sich deinem Geist eingeprägt haben, bleiben ärgerlicherweise lange erhalten, besonders, wenn du einschlafen oder meditieren willst. Diese Eindrücke sind vielleicht nicht tief, aber sie lenken ab. Und an dem angenehmen oder unangenehmen Gefühl, das du aus solchen Eindrücken in dir bildest, ist vor allem das Fühlen beteiligt.

Wenn du zu viele solcher Gefühle hast, dann summieren sie sich zu einer ernsthaften Störung deines inneren Friedens. Versuche, dich mit Eindrücken zu umgeben, die deinen Geist emporheben. Eine wichtige Folge davon wird sein, dass deine Meditation sich vertiefen wird.

Vorlieben und Abneigungen bilden tiefere Wurzeln im Bewusstsein. Während Eindrücke wie Wellen sind, die sich ohne besondere Bezugnahme zum Ego aufbauen und abbauen, haben Vorlieben und Abneigungen eine größere Ähnlichkeit mit Wirbeln: Sie ziehen Gefühlsenergien zu einem Brennpunkt in das Ego; sie definieren uns gegenüber uns selbst, statt einfach unseren Geist zu zerstreuen. Diese Wirbel sind die wahren Bindungen an unsere Täuschung. Sie vor allem müssen aufgelöst werden.

Die stärksten Wirbel sind diejenigen unseres Karmas – Handlungen und deren Folgen, die wir als Folge unserer Handlungen anziehen.[3]

Man kann diese zunehmend tieferen Bindungen an die Willenskraft und Energie vielleicht mit einem Bild veranschaulichen. Eindrücke repräsentieren die leichteste Bindung, oder vielleicht überhaupt keine Bindung. Sie können damit verglichen werden, dass man nebenan einen Geiger üben hört, aber dem, was man hört, keine besondere Aufmerksamkeit schenkt.

Das bedeutet, dass die Erinnerung an diese Übungsstunde keinen bindenden Effekt auf unseren Geist hat, selbst wenn sie sich in unsere Träume in der Nacht schleicht.

Vorlieben und Abneigungen aber haben diesen bindenden Effekt. Sie kommen auf, wenn wir an einem Punkt sind, wo wir jedesmal zusammenzucken, wenn wir den Geiger eine falsche Note spielen hören. In diesem Fall gibt es eine persönliche Verstrickung mit dem Gedanken: „Ich wünschte, er würde richtig spielen!“ Es gibt sogar eine Selbst-Definition darin, die da heißt: „Ich kann falsch gespielte Musik nicht ausstehen!“ Es gibt in dieser Abneigung ein Element des Gebundenseins, denn sie impliziert, dass man immer wieder um diesen Ego-Gedanken kreist. Etwas Karma ist auch dabei, denn Karma ist schlicht Bewegung, selbst wenn es Energiebewegung ist.

Von diesen dreien – Eindrücken, Vorlieben und Abneigungen und Karma – binden die Eindrücke am wenigsten, denn sie sind in erster Linie auf einer Stufe der Ideenbildung da; sie beinhalten noch keine Energie. Vorlieben und Abneigungen enthalten mehr Energie und verursachen so das mentale Kräuseln – sowohl klein als auch groß –, das um das Ego kreist und so Wirbel bildet. Und es gibt da auch Karma. Wenn unsere Abneigung so wütend und schäumend wird, dass wir zu unserem Nachbarn hinübergehen und seine Geige zerschlagen, dann hat unser Energiefluss die Stufe materieller Handlung angenommen und ist zu einem starken Karma geworden – einem, das man dann auf dieser materiellen Ebene auch lösen muss.

Das bedeutet, dass eine Meditation, die man zur Selbsterkenntnis praktiziert, immer darauf gerichtet sein muss, dass sie die Wirbel des Ego-Gefühls beruhigt und dadurch neutralisiert. Als Erstes müssen wir unsere Vorlieben und Abneigungen neutralisieren. Dann, nach und nach, müssen wir die spezifischen Karmas neutralisieren, die aus der Bindung an unsere Vorlieben und Abneigungen entstanden sind und zu Handlungen führten.

Auf diese Weise kommen wir zur klassischen Definition dessen, was Yoga (die göttliche Einheit) ist, wie sie in der großartigen indischen Abhandlung der *Yogasutras (*Aphorismen*) von Patanjali* aufgeführt wurde. Diese Definition besagt: „Yogas chitta vritti nirodha“ – „Yoga ist die Neutralisierung der Wirbel im Gefühlsaspekt unseres Bewusstseins“.

Unsere materielle Verstrickung ist nicht nur eine Folge unserer geistigen Definition der Welt als offensichtliche Wirklichkeit. (Und tatsächlich ist eine solche Definition irreführend). Es ist unser Verlangen nach und unsere Freude an oder unsere Verzweiflung über die Welt, die unsere Bindung an sie aufrechterhalten.

Unsere erste Aufgabe in der Meditation besteht daher darin, diese Vorlieben und Abneigungen zur Ruhe zu bringen.

In gewissem Ausmaß schaffen wir das, indem wir einfach unsere Vorlieben und Abneigungen auf unpersönliche Weise beobachten, während wir unser Ego von jeder persönlichen Verstrickung lösen. Die *Bhagavad Gita* sagt ganz klar, dass wir den Verwicklungen des Karmas nicht entkommen können, indem wir einfach nicht handeln. Wir müssen unser nach außen gerichtetes Karma ausagieren, aber mit einer Haltung inneren Nicht-Engagements.

Auf diese Weise bringt die Unpersönlichkeit, die sowohl bei einer intellektuell ehrlichen wie auch einer spirituellen Suche notwendig ist, keine Unterdrückung des Fühlens mit sich, sondern eine Verfeinerung des Fühlens in Richtung auf eine ruhige, intuitive Wahrnehmung. Und in diesem ruhigen, intuitiven Fühlen können sich die Naturwissenschaft und die Meditation treffen.

Wenn man den Geist oder die Schwankungen des Fühlens beobachtet, dann ist es wichtig, dies von einem geistig richtigen *Ort* aus zu tun. Die *Vipassana-Praxis* („Achtsamkeitspraxis") ist heutzutage sehr populär geworden, aber man hat entdeckt, dass sie in vielen Fällen den Stress erhöht, statt ihn zu vermindern. Wenn Menschen das „Beobachten" nicht von einem Ort der inneren Distanz aus, sondern von einem Zustand intensiver geistiger Verstrickung aus betreiben, dann gibt es Schwierigkeiten.

Vipassana eignet sich nur für diejenigen, die bereits ein bestimmtes Maß an innerem Frieden erreicht haben. Die Praxis ist jedoch ungeeignet für Menschen, die in der Eile und der Aufregung des hektischen Alltags gefangen sind.

Während du deinen geistigen Prozess beobachtest, dann tue dies von einer Position von oben, so, als ob du ihn aus einer höheren Achtsamkeitsebene wahrnehmen könntest. Praktiziere die „Achtsamkeit" so oft wie möglich aus einer Ebene des Gottesbewusstseins. Denn der einfach nur bewusste Geist kann das Selbst-Verstehen nicht so leicht praktizieren. Klare Einsicht kommt aus dem Gottesbewusstsein.

Die folgende Meditationsübung ist von dieser Art der Achtsamkeit her inspiriert worden. Sie vermittelt dir innere Ruhe.

Meditationsübung

Visualisiere die Gefühle deines Herzens wie einen See ohne Begrenzungen. Strebe danach, in diesem See den Vollmond, den du im darüberliegenden Himmel wahrnehmen kannst, widergespiegelt zu sehen. Kleine Wellen auf der Oberfläche des Sees sowie tiefere Wirbel, die den Bereich unter der Oberfläche aufwühlen, stören diese Widerspiegelung. Dieses Aufwühlen entsteht, weil es Störungen in den Gefühlen deines Herzens gibt, vergangene ebenso wie gegenwärtige.

Beruhige diese Bewegung – nicht, indem du sie unterdrückst, sondern indem du im Zentrum jeder Welle und im Auge jedes Wirbels jene ungestörte Widerspiegelung des Mondes über dir erkennst.

Du musst nicht daran arbeiten, göttliche Liebe zu entwickeln. Je ruhiger dein See des Fühlens ist, desto klarer und spontaner werden Liebe und Hingabe auftauchen und sich in deinem Herzen widerspiegeln.

Liebe ist die wahre Essenz der Wirklichkeit.

4

Meditation und die verschiedenen Yogawege

Während es viele Religionen gibt, gibt es nur einen einzigen spirituellen Weg. Was diesen Weg festlegt, ist die menschliche Natur, und – noch genauer – die Art und Weise, wie der menschliche Körper gemacht ist. Glaubenssysteme haben ebenso wenig damit zu tun, wie die menschliche Natur oder die Körperfunktionen beschaffen sind, wie sie damit zu tun haben, wie die Planetenbewegungen ausgelöst und gesteuert werden. Ein Mensch kann Christ sein, Jude oder irgendeiner anderen Religion folgen oder überhaupt keiner: Die grundlegenden Wirklichkeiten der menschlichen Natur und die seines Körpers bleiben immer dieselben.

Der spirituelle Weg dient in erster Linie einem einzigen Zweck: das menschliche Bewusstsein emporzuheben. Die Art und Weise dieses Emporhebens besteht darin, die Achtsamkeit des Menschen für seine ihm innewohnende Wirklichkeit zu vertiefen. Diese Wirklichkeit muss entdeckt werden: Sie kann nicht erfunden werden. Alle Religionen dieser Erde lehren Liebe, Dienen und ein harmonisches zwischenmenschliches Verhalten – nicht, weil die Begründer dieser Religionen zu schüchtern oder zu sentimental waren, um sich mit der grundlegenden raubtierhaften Natur menschlicher Wesen zu konfrontieren. Diese Aggressivität, die von vielen der heutigen sogenannten „Denker“ so lauthals proklamiert wird, verdient die klassische Antwort: „Sprich für dich selbst, John“.[4]

Nein, die Begründer der großen Religionen hatten die menschliche Natur bis in ihre Tiefen ausgelotet, indem sie sich zuerst mit sich selbst konfrontierten und nicht dadurch, dass sie Theorien anderer darüber lasen. Sie waren für ihre Weisheit weltweit berühmt, weil sie lehrten, was Menschen auf der tiefsten Ebene ihres Bewusstseins von sich selbst wussten.

Wahrheitslehren haben zu allen Zeiten Menschen dazu inspiriert, dass sie freundlicher wurden, liebevoller, demütiger und wahrhaftiger – und zwar nicht, weil Jesus, Moses oder irgendein anderer großer Lehrer darauf bestand, dass Gott uns nur so haben will, sondern weil genau dies in unserem Wesen grundlegend auf Widerhall stößt. Es ist eine universelle menschliche Erfahrung, dass Menschen mit diesen Eigenschaften das besitzen, wonach sich jeder sehnt: Glück und geistigen Frieden. Jene anderen jedoch, die nicht über diese Eigenschaften verfügen, sind auf ewig ruhelos und niemals wahrhaft glücklich.

Die Christen lieben Jesus Christus für die Vollkommenheit seiner Liebe. Und sie halten Liebe nicht deswegen so sehr in Ehren, weil Jesus sie liebte. Manche Prinzipien sind zeitlos und universell. Religiöse Dogmen, wenn sie gültig sind, sind es deshalb, weil sie jene zeitlosen Prinzipien klar und gut formulieren.

Ganz gleich, woran wir glauben, ein spirituelles Nach-oben-Streben wird auch durch die Art und Weise bestimmt, wie unsere Körper nun einmal gemacht sind. Die Wirbelsäule, das Gehirn und unser Nervensystem sind universelle Tatsachen, nicht nur beim Menschen, sondern bei allen Wirbeltieren. Sie spielen eine lebenswichtige Rolle bei der Fähigkeit, insbesondere der Menschen, Wirklichkeit wahrzunehmen.

Der Grund für Religionen ist universell derselbe: die Anhebung des menschlichen Bewusstseins. Anhebung ist nicht spezifisch christlich oder jüdisch oder irgendeine Erscheinungsform, ebenso wenig, wie die moderne Wissenschaft ein spezifisch westliches Phänomen ist. Wissenschaft ist Wissenschaft. Anhebung ist Anhebung.

Das Ziel der Meditation besteht darin, Gottesbewusstsein zu erreichen. Meditationsübungen, wie viele sie definieren, können bestimmte Formen von Anbetung beinhalten, bei denen das Gottesbewusstsein als indirektes Ziel vorkommt, während ihr unmittelbares Ziel darin besteht, bestimmte historische Ereignisse zu feiern oder über eine heilige Lehre nachzudenken. Meditation, wie ich sie hier in diesem Buch diskutiere, ist jene Art Konzentration, die direkt auf das Erreichen des Gottesbewusstseins ausgerichtet ist.

Die Kunst und Wissenschaft des Yoga

Von allen spirituellen Praktiken ist die älteste und vollständigste die Kunst und Wissenschaft des Yoga. Die Yogatradition enthält viele Systeme, die alle auf das Gottesbewusstsein als höchstes Ziel ausgerichtet sind.

Yoga bedeutet, einfach gesagt, „Vereinigung". Darin enthalten ist natürlich die Vorstellung einer Vereinigung mit dem Göttlichen. Äußere Wege zu diesem Ziel sind, wie Nebenflüsse, die Wege des Handelns (*Karma Yoga*), der Andacht (*Bhakti Yoga*) und der Unterscheidung (*Gyana Yoga* oder *Jnana*, wie man es auch manchmal schreibt). Der innere Pfad der Meditation (Raja Yoga) ist der Fluss, in den all diese Nebenflüsse münden.

Die Benutzung von Sanskrit-Begriffen hat sich im Westen weit verbreitet. Ich versuche jedoch, wenige solcher Begriffe zu benutzen, damit der durchschnittliche Leser im Westen mich besser verstehen kann. Um demselben Leser gegenüber jedoch fair zu sein, ist es notwendig, Sanskrit-Begriffe dann zu benutzen, wenn die Übersetzung die volle Bedeutung nicht wirklich zum Ausdruck bringen kann. *Karma Yoga* zum Beispiel nur wörtlich als „den Weg des Handelns" zu übersetzen, ist irreführend, denn es macht nicht deutlich, welche Art Handeln damit gemeint ist.

Karma Yoga bedeutet, sich von den eigenen karmischen Bindungen zu befreien, eine Bedeutung, die verlorengeht, wenn man für das Wort „Karma" einfach das Wort „Handeln" einsetzt. *Bhakti Yoga* impliziert eine Liebesintimität, die in dem, was viele Menschen unter dem „Weg der Andacht" verstehen, verlorengeht. Denn „Andacht" wird im Geist vieler Menschen mit formalen Ritualen und zeremoniellen Praktiken verbunden. Und *Gyana Yoga* bedeutet die Praxis der Unterscheidung, aber in einer Art und Weise, dass sie zur Entfaltung der Weisheit führt. Der Weg des *Gyana Yoga* impliziert darum intuitive Wahrnehmung, nicht einfach intellektuelle Analyse, wie man es bei der Übersetzung des „Pfades der Unterscheidung" annehmen könnte.

Und eigentlich sind die Pfade, die ich hier benannt habe, nicht einmal wirklich Pfade, obwohl Menschen sie normalerweise als solche bezeichnen. Ein Pfad ist eine spezifische Route – eine, die andere Routen ausschließt. Aber die „Pfade" des Yoga können eigentlich nicht einmal genau voneinander getrennt werden. Sie sind für drei grundlegende Typen von Menschen gedacht, aber kein Mensch gehört ausschließlich zu einem oder dem anderen Typus.

Karma Yoga ist für die aktiven Typen. *Karma Yoga* als Lehre jedoch enthält Leitlinien für alle Menschen. Denn niemand kann leben, ohne wenigstens irgendeine Handlung auszuführen. Die *Bhagavad Gita* erklärt, dass selbst Nichtstun eine Art Handlung ist. Denn der Geist wird dadurch ja nicht still, und auch die zahllosen unwillkürlichen Körperfunktionen werden dadurch nicht zum Stillstand gebracht.

Bhakti Yoga ist für diejenigen, die mehr mit Emotionen und Gefühlen leben. Die Lehren machen jedoch klar, dass jeder Mensch es braucht, seine Gefühle zu verfeinern und anzuheben, sodass sie aufwärts zu Gott fließen können.

Gyana Yoga ist für diejenigen, die vor allem über den Intellekt gehen, aber es lehrt auch jeden, wie man seine natürliche Intelligenz in jeder Situation auf die höchste Wahrheit ausrichtet.

Der Gemütszustand keines Menschen ist nur auf einen dieser Aspekte begrenzt. Niemand von uns ist mit anderen Worten nur aktiv oder nur gelenkt von seinen Gefühlen oder seinem Intellekt. Niemand kann vermeiden, zu bestimmten Zeiten in seinem Leben von jedem dieser drei Aspekte der menschlichen Natur abzuhängen.

Keiner der drei Yogas kann zudem auf vollkommene Weise nur für sich genommen praktiziert werden. Andacht braucht Unterscheidung, ansonsten wird sie rein emotional. Unterscheidung braucht Andacht, sonst sinkt sie zu reiner Untätigkeit herab. Handlung braucht sowohl Andacht als auch Unterscheidung, sonst kann sie den Geist in pure Unruhe stürzen. Und sowohl Andacht als auch Unterscheidung brauchen Handlung, damit sie zu einer Praxis werden, denn ansonsten ziehen sie davon in reine Sentimentalität oder endloses Theoretisieren.

Mit anderen Worten, alle drei Yogaformen sind ursprünglich dazu da, dass man sie als gegenseitige Ergänzungen sieht, als Mittel, ein vollständiges Menschenwesen zu entwickeln.

Karma Yoga

Der Begriff *Karma Yoga* bedeutet: „Sich auf eine solche Art zu verhalten, dass all unsere Energien auf Gott ausgerichtet werden.“ Die klassische Lehre über den *Karma Yoga* findet sich in der Bhagavad Gita: „*Nishkam karma*“ heißt es darin, was bedeutet: „Handlung ohne Verlangen nach den Früchten der Handlung“. Menschen, die sagen: „Ich praktiziere Karma Yoga“, um sich für die Tatsache zu entschuldigen, dass sie nicht meditieren, während sie in Wirklichkeit eifrig damit beschäftigt sind, ein riesiges Vermögen anzuhäufen, praktizieren tatsächlich *Karma*, aber nicht *Karma **Yoga***.

Karma Yoga beabsichtigt, die Bindungen der Ego-Verstrickung zu durchschneiden, indem man auf richtige Weise Impulse auslebt, die in der Vergangenheit auf falsche Weise ausgelebt wurden. Spirituell schädliche Impulse können auf diese Weise in konstruktive Ausrichtungen umgelenkt werden. Geiz beispielsweise kann dadurch überwunden werden, dass man Großzügigkeit übt. Der Impuls, anderen zu schaden, kann dadurch gereinigt werden, dass man ihnen selbstlos dient.

Versuche darum, wenn du *Karma Yoga* praktizieren willst, Gott und nicht dein kleines Ego als den Handelnden zu sehen. Es ist leichter, gutes Karma in spirituelle Achtsamkeit zu verwandeln als schlechtes – es ist leichter für einen großzügigen Menschen als für einen Geizhals, ein sich ausdehnendes Bewusstsein zu erzeugen –, aber je mehr man erkennt, dass Selbst-Erfüllung gleichzusetzen ist mit Selbst-Ausdehnung, desto klarer fühlt man sich motiviert, sein Selbstgefühl bis zur Unendlichkeit hin auszudehnen.

Vollkommenheit im Karma Yoga führt dazu, dass man alle Impulse, überhaupt aus einem Ego-Bewusstsein heraus zu handeln, umwandelt. Die Folge dieser Umwandlung ist das Gottesbewusstsein und vollkommene innere Stille.

Bhakti Yoga

Die Praxis des *Bhakti Yoga* zielt darauf ab, Emotionen zu wecken, aber auch darauf, sie zu beruhigen und zu fokussieren, nachdem man sie geweckt hat, nicht aber darauf, sie anzustacheln.

Wie herumtreibende Trümmer ins Kielwasser eines Schiffes gezogen werden, so wird das Verlangen nach weltlicher Befriedigung in das „Kielwasser" intensiven andächtigen Sehnens nach Gott gezogen.

Und ebenso wie unsere alltäglichen Verantwortlichkeiten im Angesicht irgendeiner Tragödie – etwa dem Tod eines Menschen, der uns lieb ist – zur Bedeutungslosigkeit verblassen, so verlieren unsere geringeren Anhaftungen ihre Macht über unseren Verstand, wenn wir durch den intensiven Schmerz der Trennung von Gott überwältigt werden.

Zu Gott zu chanten, uns an Ihn zu wenden mit immer größerer Leidenschaft, eine andächtige Sehnsucht in unserem Herzen immer stärker werden zu lassen – all das sind Beispiele für *Bhakti Yoga.*

Aber wenn die Gefühle des Herzens, wenn sie einmal geweckt sind, nicht zurückgezogen und aufwärts in ruhige Meditation gelenkt werden, dann nähren sie nur die Emotionen, die die Gefühle des Herzens aufheizen und sie nach außen und nicht nach oben zu unserer Quelle, nämlich zu Gott, treiben.

Heilige Menschen, die die Vollkommenheit im Bhakti Yoga erreicht haben, sind verzückt in eine Ekstase gesunken, bei der die einzig mögliche Ausdrucksform ihrer Liebe eine Ausdehnung ihrer inneren Stille ist.

Paramhansa Yogananda beschrieb dies einmal so: „Oh, wie das verrückt macht! Ich kann nicht mehr mit Worten beten, sondern nur noch mit meinem sehnsüchtigen Verlangen!"

Bhakti (Andacht) wird nicht durch lautes Chanten erfüllt, sondern indem man im Gottesbewusstsein auf die innere Stille stößt.

Gyana Yoga

Gyana Yoga schließlich fordert, dass die Fragen, die man sich stellt, ständig im Inneren weitergefragt werden: Was? Warum? Wer? Wo? Was ist das wahre Ziel meines Lebens? Warum ist es ein wahres Ziel? Wer bin ich, der dieses wahre Ziel sucht? Wo werde ich dieses Ziel finden?

Zunächst wird, wie in den anderen Nebenflüssen, den Seitenwegen des Yoga, die Unterscheidung nach außen gelenkt: Was bringt Menschen dazu, sich so zu verhalten, wie sie es tun? Besteht ihre Motivation wirklich in dem, was sie dafür halten? Was sind ihre tieferen Motive? Warum sind sie überhaupt dafür motiviert?“

Sorgsame Beobachtung zeigt einen gemeinsamen Zweck auf, der sich wie ein roter Faden durch alles zieht, was Menschen tun: der grobe Faden selbstsüchtiger Hintergründe.

Der unterscheidende Yogi fragt sich dann: „Ist dieses Motiv gut? Ist es schlecht? Was unterscheidet diese beiden, sodass eins gut und das andere schlecht ist?“ Nach und nach kommt er dazu, das Ego-Motiv zu bemerken, das eher das Selbst zusammenzieht als es ausdehnt und das Glücklichsein verhindert. Nur die Ausdehnung des Selbst schenkt einem die echte Erfüllung, die alle Menschen suchen.

Und noch einmal, der Gyana Yogi erkennt, indem er über das Leben meditiert, dass die objektive Welt sich nicht sehr von der Traumwelt unterscheidet, in die wir im Schlaf eintreten. „Ist das menschliche Leben dann“, so fragt er sich, „nicht nur eine andere Art Traum? Und was, wenn man es bis auf den Urgrund untersucht, ist eigentlich die Wirklichkeit?“

Er beobachtet das Leid, das Alter und den Tod, wie dies auch Buddha tat, und fragt sich: „Ist das alles, was das Leben ausmacht? Gibt es keinen Seinszustand, dem all dieses universelle Leiden für immer fehlt?“ Und seine Logik bringt ihn zu der Schlussfolgerung: „Es muss doch einen solchen Zustand geben! Denn wie komme ich sonst in meiner Seele zu der Schlussfolgerung, dass nichts anderes wirklich ist? Vollkommenheit muss ein Lebenspotenzial sein, denn wenn es das nicht gäbe, dann könnte auch das Verlangen danach in meinem Geist nicht aufgetaucht sein."

Und schließlich kommt die grundlegende Frage im Gyana Yogi auf: „Wer bin ich?" Diese Frage verlangt eine Ausrichtung, bei der man sich mehr und mehr nach innen wendet. Denn wer ist es, der diese Frage stellt? Der Intellekt kann darauf keine Antwort geben. Der Geist kommt daher zu einem Zustand innerer Stille.

Die Praxis des *Gynana Yogi* heißt: „Neti, neti – nicht dies, nicht das." Logik, wenn man sie ohne Unterlass praktiziert, deckt auf, dass es nichts wirklich Substanzielles gibt – kein Ding, keine Erfüllung, keine Trauer – nichts.

Was bleibt also dann übrig? Nichts! Die Praxis des *neti, neti* bringt den Geist zum „Nichts" vollkommener Stille: zum Gottesbewusstsein.

Raja Yoga

In den drei „Nebenflüssen" des Yoga, wie ich sie genannt habe, wird die Vollkommenheit in der Stille des Gottesbewusstseins erreicht. Deshalb wird der Weg der Meditation *Raja Yoga* genannt, der königliche Yoga. *Raja Yoga* ist der Fluss, in den die Nebenflüsse des *Karma Yoga*, des *Bhakti Yoga* und des *Gyana Yoga* fließen. Diese drei Nebenflüsse basieren auf den Grundeigenschaften der menschlichen Natur, während *Raja Yoga* die menschliche Natur in seiner Betonung der ewigen Qualitäten der Seele transzendiert.

Da die gottesbewusste Meditation der Kulminationspunkt aller anderen Yogas ist, sollte jeder, der die höchste spirituelle Verwirklichung erreichen will, eine tägliche Meditationspraxis in seine spirituelle Suche einschließen.

Meditationsübung

Meditiere auf dein Herz. Stelle es dir als einen Lotus vor, dessen Blütenblätter wie Energiestrahlen aufwärts zum Gehirn gerichtet sind. Visualisiere jedes Blütenblatt als spezifischen Aspekt deiner Gefühle: Liebe, Streben, Eifer, Verlangen, Zärtlichkeit, feurige Hinwendung, Hingabe an dein Selbst, Aufgeben der geringeren Lebensziele. Lenke all diese Aspekte nach oben, zum Gottesbewusstsein.

Visualisiere nun den Schlamm, aus dem der Lotus wächst. Nimm wahr, wie der Lotus sich hoch in die Luft hebt, um das Sonnenlicht zu absorbieren. Der Lotus schaut aufwärts, weg vom Schlamm, aus dem er gewachsen ist. Dennoch kann er diesen Ursprung nicht verleugnen, bis er stirbt. Denk auch du an deinen Ursprung, aus dem du kommst, von dem du genährt wirst – nicht, indem du dich in Verachtung von ihm wegdrehst, sondern indem du ihn in Dankbarkeit in seinem Streben nach einer höheren Wirklichkeit erkennst.

Weise nicht geistig zurück, was du in deiner Vergangenheit gewesen bist. Erkenne die Gegenwart Gottes auch darin, im Schlamm deiner menschlichen Ursprünge. Stell dir vor, wie Gott sich erhebt durch lange, beschwerliche Anstrengungen, um sich selbst im Großen Selbst wiederzugewinnen; Gott im Sonnenlicht: Gott als die ewig-scheinende, ewig-seelische Sonne.

5

Die Grundeinstellungen des Yoga

Spiritueller Fortschritt sollte natürlich sein, nicht forciert – wie ein natürlich wachsender Baum, nicht wie der fieberhafte Kampf eines unbedeutenden Schauspielers, der Ruhm gewinnen will.

Denke daran, wie viele Dinge du in der Hoffnung tust, dass du dich dann ausruhen darfst, wenn du sie getan hast. „Lass mich dieses superschnelle Sportauto noch kaufen“, denkst du, „oder diesen eleganten Kombi für die ganze Familie. *Dann* kann ich mich endlich entspannen und das Leben wirklich genießen.“

Oder du denkst vielleicht: „Wenn ich erst das neue Haus mit der schattigen Veranda und dem großen Schlafzimmer sowie dem sonnigen Esszimmer habe, sodass wir nicht mehr in der Küche auf Kellerhöhe essen müssen, wenn wir das Haus mit dem tiefer gelegten Wohnzimmer haben – ah, dann! Dann habe ich endlich Frieden und bin in der Lage, das Leben endlich zu genießen!“

Und dann legst du dir die Gewohnheit zu, nach mehr und mehr Dingen Ausschau zu halten, mehr und mehr Wege zu finden, wie du dich besser ausruhen und dein Leben genießen kannst, nachdem du sie gekauft oder nachdem du sie geschafft hast. Die Ironie dabei liegt darin, dass du allein durch dein Streben die Fähigkeit verlierst, dich überhaupt auszuruhen. Auf die Weise kommst du nie dazu, dein Leben zu genießen. Indem du mehr und mehr Stress im Streben erlebst, verlierst du die Fähigkeit, dich dann zu entspannen, wenn du endlich „angekommen“ bist.

Eine wichtige Regel ist folgende: Sei nicht ungeduldig. Diese Regel ist doppelt wichtig für die Meditation, denn während die allgemeine Einschränkung bei Ungeduld die Hoffnung schenkt, dass man in der Meditation inneren Frieden findet, wird diese Hoffnung null und nichtig, wenn man in der Meditation selbst Haltungen einnimmt, die wir im „Hamsterrad“ entwickelt haben. Um Gott zu finden, ist es besser, ein Langstreckenläufer zu sein als ein Sprinter. Die meditativen Bemühungen von heute müssen morgen erneuert werden, und dann erneut übermorgen, und den Tag danach, und so weiter, solange es dauert, das Bewusstsein des Ewigen Jetzt zu entwickeln.

Paramhansa Yogananda wurde einst gefragt: „Hat der spirituelle Weg je ein Ende?“ – „Kein Ende“, antwortete er, „du machst weiter, bis du die Endlosigkeit erreicht hast.“

Lass deinen Meditationsweg nicht so zielorientiert sein, dass du dich dabei geistig anspannst. Yogananda, der meine Tendenz zur Ungeduld bemerkte, sagte einmal zu mir: „Das Prinzip des *Karma Yoga* gilt auch für das Meditieren. Meditiere, um Gott zu gefallen. Meditiere nicht mit dem Verlangen nach den Früchten deiner Meditation. Am besten ist es, wenigstens am Anfang, den Aspekt der Entspannung zu betonen.“

Natürlich war das, was er meinte: „Strebe nicht nach Früchten, die dein Ego wachsen lassen.“ Denn es ist das Ego, nicht die Seele, die Ungeduld erfährt. Geduld ist der schnellste Weg zu Gott, weil sie das Seelenbewusstsein entwickelt.

Je mehr du Ruhe als Folge des Tuns suchst statt im Prozess des Tuns, desto unruhiger wirst du werden. Der Friede wartet nicht hinter dem nächsten Hügel auf dich, und ebenso wenig etwas, was du baust, wie ein Haus. Es muss ein Teil des kreativen Prozesses selbst sein.

Lerne also auszuruhen, auch mitten in deiner Aktivität, und du wirst in der Lage sein, dich besser zu entspannen, wenn du dich zum Meditieren hinsetzt. Wie Paramhansa Yogananda es ausdrückte: „Sei ruhig aktiv und aktiv ruhig“.

Die Notwendigkeit, das Unterbewusste zu klären

Das größte Hindernis beim spirituellen Fortschritt ist jenes riesengroße Terrain des Geistes, das zu einem großen Teil unser Verständnis des Lebens bestimmt, ohne dass wir uns dieser Festlegung bewusst sind. Ich meine hier das Unterbewusste.

Denn es sind nicht nur unsere bewussten Entscheidungen, die unsere Sicht auf unser Leben und das, was wir erreicht haben, bestimmen. Im Unterbewussten liegen große Flächen unkultivierten Landes, die gepflügt und bebaut werden müssten – oder, um es weniger bildhaft auszudrücken, die Reinigung und Verfeinerung brauchen, ganz zu schweigen von Gegenströmungen unerkannter Sehnsüchte und Anhaftungen, die all unsere wertvollen Unternehmungen behindern.

Das Unterbewusste kann nicht erpresst werden. Es muss überredet werden, und seine Energien müssen vorsichtig umgelenkt werden. Am Ende dieses Kapitels werde ich eine Methode vorschlagen, wie man dies schaffen kann.

Es ist eigentlich falsch, wenn man über das Unterbewusste spricht, es – wie viele es tun – als das „Unbewusste“ zu bezeichnen. Es ist nichts Unbewusstes daran. Nein, es gibt in nichts etwas Unbewusstes. Nicht einmal Felsen sind vollständig unbewusst. Es geht dabei nur um den Aspekt des Bewusstseins, dessen wir uns in unserem bewussten Verstand nicht auf dynamische Weise bewusst sind. In einem bestimmten Land würde dieser Aspekt den Teil der Gesellschaft repräsentieren, den Aristokraten snobistischerweise als das „große Ungewaschene“ abtun.[5]

Er repräsentiert die unverarbeiteten Überreste der Gedanken, Handlungen und Erinnerungen, die allzeit gegenwärtig, aber mehr oder weniger unbemerkt sind. Sie beeinflussen den bewussten Geist sehr intensiv, dieser jedoch erkennt oft nicht, wie stark seine Entscheidungen nicht von seinem freien Willen getroffen werden.

Gedanken und Handlungen, wenn man sie nur häufig genug wiederholt, bilden Gewohnheitsmuster im unterbewussten Teil unseres Geistes. Gewohnheiten können sowohl positiv als auch negativ sein. In positiver Weise befreien sie den bewussten Geist, sodass er sich auf andere Dinge konzentrieren kann.

Wenn wir beispielsweise die unterbewusste Gewohnheit angenommen haben, unsere Schuhbänder auf eine bestimmte Weise zu binden, dann können wir diese Handlung quasi automatisch vornehmen, während wir gleichzeitig mühelos Unterhaltungen führen und mit anderen unser Tagesprogramm planen. Wenn wir unsere Schuhbänder mit aller Sorgfalt und Behutsamkeit binden müssten, wie dies ein Kind tut, das diese Tätigkeit zum ersten Mal lernt, dann würde diese einfache Handlung all unsere Konzentration erfordern.

Gewohnheiten sind eine wichtige, arbeitssparende Einrichtung unseres Geistes. Ohne sie wären wir in unserer Freiheit, Dinge zu verrichten, ernsthaft eingeschränkt.

Gewohnheiten sind jedoch auch gedankenlose Diener, die oft nicht logisch denken können. Wenn wir eine falsche Handlung nur oft genug wiederholen, dann wird unser Unterbewusstes uns dahin bringen, dass wir sie weiter ausführen, selbst wenn wir unsere bewusste Achtsamkeit mit ihrer Macht, uns zu beeinflussen, einsetzen.

Es gibt verschiedene Wege, bei diesen Dienstboten – unseren unterbewussten Gedanken und Handlungen – die Oberhand zu behalten. Ein Weg besteht darin, ihnen nur gute Befehle zu erteilen, indem wir gute Handlungen vollziehen und nur emporhebende Gedanken denken. Ein anderer Weg besteht darin, die schlechten Impulse des Unterbewussten auszuhungern, indem wir uns weigern, es weiterhin mit schlechten Gedanken und Handlungen zu füttern. Und noch ein weiterer Weg besteht darin, die selbstzerstörerischen Impulse als Ganzes in eine entgegengesetzte Richtung zu lenken. Zum Beispiel, wenn wir einen Impuls, geizig zu sein, in uns spüren, dann können wir – wie wir das normalerweise auch automatisch tun würden – Dinge erwerben, sie aber dann an andere weggeben.

Wenn unsere falschen Gewohnheiten zu stark sind, als dass man ihnen widerstehen könnte, dann können wir ihnen wenigstens geistig widerstehen und ihnen dadurch Energie nehmen. Während wir sie auf diese Weise „aushungern", sollten wir gleichzeitig starke Energie in die Erzeugung oder Stärkung guter Angewohnheiten geben.

Die beste Art, das Unterbewusstsein zu verändern, besteht darin, es von oben zu tun – das bedeutet, aus der Ebene des Gottesbewusstseins. Denn der bewusste Geist ist ein unzuverlässiger Soldat in diesem Krieg der Seelen-Unabhängigkeit. Genau dann nämlich, wenn du ihn am meisten brauchst, ist er „abwesend ohne Erlaubnis" und lässt sich vielleicht in einer nahegelegenen Bar volllaufen. Bewusste Entscheidungen werden von Einflüssen beschmutzt, die der bewusste Verstand nicht einmal bemerkt.

Wir glauben, dass wir die Freiheit haben, das zu tun, wozu wir Lust haben, aber was bringt uns denn dahin, dazu Lust zu haben, wozu wir Lust haben? Es ist doch nicht so, dass allen Dingen dieselbe Anziehungskraft innewohnt. Vorlieben und Abneigungen sind subjektiv. Sie kommen aus dem Unterbewussten hoch ins Bewusste und halten uns in den Täuschungen der Welt gefangen – ob wir nun bewusst damit einverstanden sind oder nicht. Einen Fehler ausschließlich intellektuell zu erkennen oder eine Rationalisierung als unterbewusst verursacht zu erkennen, bedeutet noch lange nicht, dass wir dazu bereit sind, sie auch loslassen zu können.

Ausschlaggebend für eine wirkungsvolle Meditation ist ein in sich ruhendes Herz. Diese Ruhe lediglich zu bekräftigen, ist so, als ob man behaupten würde, ein Milcheimer sei voll, der mit Löchern durchsiebt ist. Wir müssen praktische Schritte unternehmen, um diese Ruhe zu erzeugen. Die Löcher im Eimer müssen zunächst gestopft werden. Wenn man das nicht tut, dann kannst du die Kuh immer weiter melken, aber all deine Anstrengungen werden im besten Fall nur einen zeitweiligen Nutzen bringen.

Die ersten beiden Stadien: Die zehn Gebote des Yoga

Die Yogalehren listen zehn Einstellungen auf, die Meditierende einnehmen sollten. Fünf von ihnen sind solche, die man vermeiden sollte, die anderen fünf solche, die empfohlen werden. Es sind die Gebote und Verbote des spirituellen Weges. Die Bedeutung dieser inneren Haltungen liegt darin, dass sie uns davor schützen, energetisch auszubluten. Sie schaffen dies, indem sie zunächst die Löcher im Eimer stopfen und dann indem sie uns helfen, ihn mit der „Milch" des inneren Friedens zu füllen.

Die Tatsache, dass diese Einstellungen sich zu zehn summieren, lädt dazu ein, einen Vergleich mit den Zehn Geboten von Moses aufzustellen. Dabei gibt es jedoch einen Unterschied. Denn die *Yamas* und *Niyamas* sind keine wirklichen Vorschriften, sondern eher Empfehlungen. Ihre Betonung liegt nicht so sehr darauf, was du erleiden wirst, wenn du sie brichst, sondern welchen Nutzen du davon hast, wenn du sie befolgst. Sie sind Hinweise für deine Entwicklung. Man kann sie natürlich immer weiter vervollkommnen, so lange, bis man die spirituelle Vollendung erreicht hat.

Das erste Yama: Ahimsa

Die „Verbote" werden zuerst aufgelistet. Die Löcher müssen ja gestopft werden, bevor man den Eimer füllen kann. Diese fünf Einstellungen werden unter der Überschrift *Yamas* (Kontrolle) zusammengefasst. Es könnte sich seltsam anfühlen, dass diese Prinzipien in „negativer" Weise formuliert werden. Der Grund dafür liegt darin, dass sie sich als Tugenden erweisen, wenn ihr Gegenteil, die negativen Eigenschaften, entfernt werden. Jede Regel des *Yama* dient auf ähnliche Weise dem Zweck, dass die darin verborgenen Tugenden zu blühen beginnen. Bildlich gesprochen, entfernt jedes *Yama* den Schmutz, der das wahre Gold unseres Wesens bedeckt. Was übrigbleibt, wenn einmal die negative Tendenz entfernt ist, ist eine Wirklichkeit der Seele.

Die erste Regel des *Yama* ist von Mahatma Gandhi bekannt gemacht worden. Sie heißt *Ahimsa* (Gewaltlosigkeit). Der Grund für diese negative Betonung (sie hätte ja genauso gut mit „Güte" übersetzt werden können) liegt darin, dass ein Mensch, wenn er es einmal schafft, aus seinem Herzen jeden Impuls zu verbannen, auf jemand anderen loszuschlagen oder ihn/sie auf irgendeine Weise zu verletzen (einschließlich des Impulses, einen persönlichen Nutzen auf ihre Kosten zu erzielen), in sich wie von selbst die Güte als eine natürliche Qualität des Herzens entwickelt.

Das Verlangen, ein anderes Lebewesen in irgendeiner Weise zu verletzen – oder auch nur unsere Umwelt zu verletzen, die ja, in unterschiedlicher Abstufung, auch lebendig und bewusst ist – entfremdet uns von unserer Seelenrealität und stärkt die Täuschungen des Ego. Und alles, was unser Bewusstsein von der immensen Vielfalt des Lebens trennt, kommt einer Verleugnung dieser Einheit gleich, die wir in der Meditation suchen sollten. Das Wichtige bei all den Haltungen des Yama und Niyama ist nicht so sehr, was wir im Außen tun, sondern welche inneren Herzenseinstellungen wir einnehmen. Es ist nicht möglich, in dieser Welt des Relativen zu leben, ohne irgendjemandem weh zu tun. Auch wenn wir ganz einfach nur leben, verletzen wir unausweichlich irgendetwas oder irgendjemanden. Bei jedem Einatmen beispielsweise werden unzählige Bazillen getötet. Jedes Auto, das losfährt, verursacht – wenn auch unbeabsichtigt – den Tod zahlloser Insekten. Wir gehen aus der Tür und können kaum vermeiden, auf einige Ameisen zu treten.

Die Natur selbst stellt den Fortbestand des Lebens dadurch sicher, dass andere Lebewesen getötet werden. Sogar die Gemüse, die wir essen, sind Lebensformen. Und es liegt in der Natur des Tigers zu töten: Kann seine Lebensform darum sündhaft genannt werden? Jemanden umzubringen ist für einen Menschen sündhaft, vor allem, weil es uns auf unserer Evolutionsstufe herabstuft, wenn wir andere Menschen töten. Mord ist das Gegenteil von Lebenserhaltung. Es ist eine Bestätigung des Todes.[6] Denn ansonsten, so muss man sagen, kommt der Tod – aus einer höheren Perspektive betrachtet – irgendwann zu uns allen. Er kann also nicht als solcher als etwas Böses betrachtet werden.

Es gibt Situationen, sagt die *Bhagavad Gita*, in denen man eine geringere Verletzung in Kauf nehmen muss, um größeren Schaden zu verhüten, und wo das Zurückweichen vor einer solchen Pflicht selbst auch ein Akt der Gewalt wäre. Deswegen ist es manchmal nötig zu kämpfen – beispielsweise in einem Verteidigungskrieg. Nach dem Gesetz des Karmas sollten die höher entwickelten Lebewesen vor den weniger entwickelten geschützt werden, selbst wenn dieser Schutz das Töten beinhaltet. Im Fall eines gerechten Krieges besteht der notwendige Schutz nicht darin, dass eine höhere vor einer niedrigeren Spezies geschützt wird, sondern darin, dass ein höherer *Zweck* vor einem niedrigeren Motiv geschützt wird – die Sicherheit Unschuldiger beispielsweise vor dem Willen eines Aggressors, der in Kauf nimmt, sie zu zerstören.

In jedem Fall besteht aber die essenzielle Regel des *Ahimsa* – und dem, was sie von den Unsicherheiten der Relativität unterscheidet – darin, dass der spirituell Suchende dabei zu jeder Zeit eine innere *Haltung der Gewaltlosigkeit* beibehält. Wenn man keinem Lebewesen wehtun will, dann wird selbst das Töten dieses Wesens begleitet von einem in uns aufwallenden Bewusstsein entspannter Akzeptanz dieses Wesens und allen Lebens, ganz gleich, wie wir selbst behandelt werden.

Auf diese Weise merken wir in der Güte unseres Bewusstseins, die zusammen mit dieser Akzeptanz in uns entsteht, dass andere auf uns zunehmend in derselben Weise reagieren. Wenn wir die Eigenschaft der Gewaltlosigkeit in uns vervollkommnen, dann endet in unserer Gegenwart jede Feindseligkeit.

Gewaltlosigkeit hat für die Zwecke der Meditation aber noch einen anderen Sinn. Der Wunsch zu verletzen erzeugt in uns eine innere Spannung, die im Gegensatz zu der Friedfertigkeit steht, die wir in der Meditation zu entwickeln versuchen.

Das zweite Yama: Aufrichtigkeit

Das zweite Prinzip der „Verbote“ heißt: „Vermeidung der Unaufrichtigkeit“. Und erneut kann man hier die Frage stellen: Warum wird dieser Lehrsatz auf negative Weise zum Ausdruck gebracht? Wäre es nicht einfacher zu sagen: „Sei aufrichtig“? Die Erklärung besteht darin, dass unsere natürliche Tendenz *darin besteht*, aufrichtig zu sein, wenn wir einmal das Verlangen überwunden haben, die Wahrheit zu verdrehen.

Es gibt zudem in dieser Qualität, in dieser Eigenschaft, einen subtilen und einen materiellen Anwendungsaspekt. Denn Tatsachen und Wahrheit sind nicht immer dasselbe. Eine Bemerkung kann faktisch wahr sein, ohne dass sie aber irgendeine Beziehung zu einer höheren Wahrheit hat. Ein Mensch in einem Krankenhaus kann beispielsweise ebenso krank aussehen, wie er sich fühlt, aber wenn du zu ihm sagst: „Du siehst ja schrecklich aus!“, dann könnte deine Bemerkung seinen Zustand wirklich verschlechtern. Wenn du andererseits aus tiefster Überzeugung sagst: „Du siehst wundervoll aus!“ und ihn dabei innerlich visualisierst, wie er ganz gesund aussieht, dann können deine Worte ihn stärken oder sogar heilen.

Nachfolgend ist hier eine Leitlinie, wie man Unaufrichtigkeit vermeidet: Merke dir, dass die Wahrheit immer und zu jeder Zeit förderlich ist, während eine faktisch richtige Bemerkung entweder förderlich oder schädlich sein kann. Wenn es eine Möglichkeit gibt, dass die Bemerkung schädlich sein könnte, dann kann sie im höchsten Sinn nicht als Wahrheit betrachtet werden. Wenn du nicht ehrlich sein kannst, ohne dabei das Risiko einzugehen, jemandem zu schaden, dann ist die beste Alternative, nichts zu sagen. (Das könnte der Grund sein, warum in Indien gewisse Asketen dauerhaftes Schweigen (*Mauna)* praktizieren!)

Vermeidung von Unaufrichtigkeit ist auch eine wichtige Praxis in der Meditation. Denn der Geist, der von Tendenzen beeinflusst wird, die aus dem Unterbewussten nach oben kommen, neigt schnell zu Selbsttäuschungen. Halluzinationen sind Hindernisse, die Menschen in der Meditation häufig erleben: Sie sind nicht immer sichtbar, sondern können andere, täuschende Formen annehmen

– beispielsweise eine „intuitive“ Führung. Aber weil sie aus dem Unterbewussten kommen, besteht ihre Wirkung darin, dass sie den Geist nach unten ziehen, weg vom Gottesbewusstsein.

Es liegt eine gewisse Anziehung in der auf passive Weise angenehmen Welt des Unterbewussten. Es ist leicht, sich darin zu verlieren, statt sich auf den Flügelschlägen der Willenskraft in die erhabenen Bereiche der Ekstase zu erheben. Die mystische Literatur aller Religionen enthält Warnungen gegen die Selbsttäuschungen des Unterbewussten.

Aber wie findet man heraus, ob man sich Täuschungen hingibt? Indem man die Erfahrung im „kalten Tageslicht“ überprüft. Einmal sind wahre gottesbewusste Erfahrungen von einer intensiven inneren Bewusstheit begleitet. Sie vermitteln auch förderliche und anhaltende Wirkungen. Auch eine Emotion kann intensiv sein, aber es ist wichtig, hinzuzufügen, dass die Intensität, die gottesbewusste Erfahrungen begleitet, immer auch voll Ruhe sein wird.

Dabei ist sie aber in keiner Weise langweilig oder vage. Wenn im Zustand des Gottesbewusstseins ein Licht gesehen wird, dann wird es ein klares Licht sein, kein dunstiges oder undeutliches. Und jede Inspiration, die man fühlt, stellt eine geistige Klarheit her, keine Verschwommenheit oder Verwirrung. In Bereichen, in denen zuvor keine Klarheit bestand, stellt die Erfahrung eine klare Einsicht und ein deutliches Verständnis her. Oft wird die Klarheit sich dann im Außen auch konkretisieren.

Vollkommenheit in der Vermeidung von Unaufrichtigkeit entwickelt die geistigen Kräfte in einem Ausmaß, dass das reine Wort sich zunehmend an die objektiven Ereignisse bindet. Man braucht nur etwas zu erklären, und es wird so.

An diesem Punkt wird es extrem wichtig, dass jede unserer Bemerkungen wenigstens unserer Absicht nach positiv und freundlich wird. (Es gibt jedoch keinen Weg, die Reaktionen anderer Menschen zu beeinflussen.) Denn negative oder unfreundliche Gedanken haben die Kraft, zu schaden und zu verletzen.

Das dritte Yama: Nicht geizig sein

Ein weiteres *Yama* heißt „Nicht geizig sein".[7] Geiz ist hier vielleicht nicht ganz das richtige Wort, denn es impliziert ein Verlangen nach weltlichem Gewinn (gewöhnlich Geld oder etwas von monetärem Wert). Das *Yama* des Nicht-geizig-Seins impliziert aber etwas viel Tieferes.

Was der spirituell Suchende aufgeben muss, ist das Verlangen nach irgendetwas, das er nicht wirklich verdient hat. Dies bedeutet, dass er, wenn er etwas verdient hat, keine Angst zu haben bräuchte, dass es nicht bereits durch seine Anziehungskraft zu ihm kommt. Selbst wenn er hart dafür arbeiten müsste, um es zu verdienen, könnte er ganz entspannt bleiben und das Ergebnis abwarten und dieses Ergebnis in Gänze in die Hände Gottes legen. „Was von selbst kommt, darf kommen", ist sein Motto. Das ist ein Rezept für geistigen Frieden – selbst wenn man sehr intensiv arbeitet.

Es ist selten, dass man Dinge ohne große Mühe bekommt. Die Haltung des Nicht-geizig-Seins bedeutet darum nicht, dass man das Streben aufgeben sollte, sondern dass man selbst im Prozess des Strebens die Anhaftung an die Ergebnisse aufgeben sollte.

Das Geheimnis inneren Friedens besteht darin, dass man frei von Verlangen ist. In der Meditation trägt das Verlangen nach irgendetwas Äußerem den Geist aus dem wahren Selbst im Inneren weg. Jegliches Verlangen, das den Geist nach außen zieht, arbeitet gegen den Meditationserfolg an.

Während du also meditierst, sage dir, dass du nichts brauchst: Du bist vollständig, so, wie du bist. Du bist innerlich in vollkommenem Frieden. Sage dir: „Ich besitze nichts: Ich bin frei! Ich besitze niemanden: Ich bin frei! In mir bin ich allzeit vollkommen, allzeit frei!"

Die Qualität und Eigenschaft des Nicht-geizig-Seins erzeugt, wenn sie zur Perfektion gebracht ist, einen feinstofflichen Magnetismus, der einen Menschen in die Lage versetzt, Dinge ganz mühelos zu sich zu ziehen. Er braucht sich nie

Sorgen zu machen, ob die Dinge, die er braucht – um was immer es sich handelt – ihm gegeben werden. Sie *werden* es, in jedem Fall.

Das vierte Yama: Nicht annehmen

Eine natürliche Konsequenz des *Yamas* des Nicht-geizig-Seins ist das „Nicht-Annehmen". Manche Lehrer haben diesen Begriff (*Aparigraha*) so interpretiert, dass es dabei um das Nichtannehmen von Geschenken geht, wobei die Vorstellung dahinter die ist, dass durch ein Annehmen eine karmische Schuld verursacht würde. Diese Erklärung jedoch ist nicht passend, wenn man die Kraft genauer untersucht, die sich einstellt, wenn man dieses Prinzip zur Perfektion bringt. Nichtannehmen, wenn es zur Perfektion gebracht wird, schenkt einem die Kraft, sich an seine vergangenen Inkarnationen zu erinnern.

Um sich an unsere vergangenen Leben zu erinnern, müssen wir unser Bewusstsein und unsere Energie von unserem Körper abziehen und in einen Zustand des Gottesbewusstseins eintreten. Nur wenn die Seele nicht mit ihrem gegenwärtigen Körper identifiziert ist, kann sie sich an ihre vorherigen Identitäten erinnern.

„Nicht-Annehmen" verbindet sich dann auf natürliche Weise mit dem „Nicht-geizig-Sein". Nicht-geizig-Sein bedeutet Nicht-Anhaftung an das, was nicht uns gehört, Nicht-Annehmen bedeutet Nicht-Anhaftung an das, was wir normalerweise für das halten würden, das uns gehört. Der Punkt ist, dass uns in Wahrheit nichts gehört. Alles – unser Körper, unsere Handlungen, selbst unsere Gedanken – gehören Gott.

Wenn du dich in der Meditation Gott so vollkommen übergibst, dass du die Wahrheit erkennst, dass alles Ihm gehört, dann wirst du schnelle Fortschritte machen.

Diese vierte Haltung, wie ich sie hier aufgelistet habe, wird von Patanjali, der Autorität in diesem Bereich, als fünfte genannt. Ich habe die Reihenfolge geändert, um den natürlichen Gegensatz zwischen dem Nicht-geizig-Sein und dem

Nicht-Annehmen deutlich zu machen. Es hat eine ziemliche Verwirrung um diese beiden Punkte gegeben, zum Teil genau aus dem Grund, dass sie in der traditionellen Auflistung getrennt sind. Augenscheinlich entschied sich Patanjali dafür, das Nichtannehmen aus einem bestimmten Grund später aufzuführen: Es führt auf natürliche Weise hin zur nächsten Gruppe der Haltungen, den *Niyamas.*

Das fünfte Yama: Brahmacharya

Das letzte *Yama*, obwohl es in Patanjalis Aphorismen an die vierte Stelle gesetzt ist, nennt sich *Brahmacharya* – Selbstkontrolle, oder, genau genommen, „mit Brahma (dem höchsten Geist) fließen". Gewöhnlich wird diese Lehre so verstanden, dass man sich sexuell abstinent verhalten soll. Sie hat jedoch auch eine weitere Anwendungsform. Denn *Brahmacharya* bedeutet die Kontrolle jeder natürlichen Appetenz, von denen die sexuelle sicherlich die stärkste, aber nicht die einzige ist.

Das Ideal hinter dieser Vorstellung will sagen, dass wir mit dem Göttlichen identifiziert leben sollten und uns als die Seele erkennen, die durch den Körper lebt und nicht länger als das Ego, das im körperlichen Bewusstsein sein Zentrum hat. Wir sollten auf eine Weise leben, dass wir unsere Wünsche meistern und uns nicht erlauben, von unseren Wünschen bestimmt zu werden.

Bei der Empfehlung hier geht es nicht um extreme Abstinenz, obwohl vollständige sexuelle Abstinenz zum mindesten eine Möglichkeit ist. Das Wichtige daran ist, Selbstkontrolle zu gewinnen, anfangs durch Mäßigung, und unsere Bemühungen erst nach und nach zu vollkommener Selbstkontrolle zu lenken.

Um Selbstkontrolle zu gewinnen, so wird der Suchende gelehrt, sollte er selbst mitten in einer Vergnügung dieses Gefühl der Freude nach oben in sein Gehirn lenken. Er sollte versuchen zu fühlen, dass dieser sinnliche Genuss seine innere Freude an ihrer Quelle im Selbst nährt.

Es gibt eine amüsante Geschichte über den Bühnenautor George Bernard Shaw, die unbewusst dieses Prinzip veranschaulicht. Er saß allein am Rande einer

Party, als die Gastgeberin zu ihm kam und ihn fragte: „Amüsieren Sie sich gut?“ Und er antwortete: „Ja, und das ist auch alles, an dem ich hier Freude habe!“ (Ein Wortspiel mit dem englischen Verb „to enjoy oneself“, was sowohl „sich amüsieren“ als auch „Freude an sich selbst haben“ bedeuten kann – Anmerkung der Übersetzerin)

In ähnlichem Geist sollten wir versuchen, hinter jeder Erfahrung im Außen die Freude unseres eigenen Seins zu entdecken.

Suche besonders in der Meditation den Fluss reiner Freude in der Wirbelsäule. Das ist der wahre Fluss der Taufe, der im Außen in so vielen Religionen als Fluss dargestellt wird, aber in Wirklichkeit als ein mächtiger Fluss tief in der Wirbelsäule erfahren werden kann. Und nur hier allein wird das Bewusstsein des Suchenden gereinigt.

Viele Heilige unterschiedlicher Religionen haben das menschliche Bedürfnis betont, innere Wahrheiten durch äußere Symbole zu ersetzen. Eine Heilige in Indien bemerkte lächelnd: „Oh, es gibt keinen Zweifel daran, dass deine Sünden dich verlassen, wenn du im heiligen Fluss Ganges badest. Aber sie sitzen dann in den Bäumen am Flussufer und im selben Augenblick, wenn du aus dem Wasser kommst, springen sie dich wieder an und du hast sie wieder!“ Bade darum lieber im Frieden der Meditation, und insbesondere im Fluss der Wirbelsäule. Dort wirst du die wahre, spirituelle Taufe erleben.

Die Macht, die durch vollkommene Kontrolle all unserer naturbedingten Wünsche entsteht, ist das Erreichen unbegrenzter Energie. Denn unsere Energie und, ja, all das, was wir als Kreativität und Enthusiasmus erfahren können, fließt stärker, je mehr wir die Quellen des Lebens in uns selbst anzapfen können.

Die Niyamas

Die Niyamas, die „Gebote“ auf dem Weg der Meditation, sind ebenfalls fünf, wie ich schon weiter oben bemerkt habe. Sie heißen Sauberkeit, Genügsamkeit, Entsagung, Introspektion (Selbststudium, Selbstwahrnehmung) und Hingabe an den Höchsten Herrn.

Und erneut: Diese Qualitäten müssen in ihrer feinstofflichen Bedeutung verstanden werden. „Sauberkeit“ beispielsweise meint die Reinheit des Herzens, weit mehr als die Reinheit des Körpers, auch wenn diese natürlich auch darin eingeschlossen ist. „Genügsamkeit“ ist nicht spießige Selbstgefälligkeit, sondern eine Haltung, die man mutig angesichts der größten Wechselfälle des Lebens aufrechterhalten sollte. „Entsagung“ bedeutet nicht die Durchführung äußerer Bußübungen, sondern eine Haltung der Nichtverstrickung in Äußerlichkeiten. Und „Introspektion“ (das Selbststudium, die Selbstwahrnehmung) ist ganz offensichtlich etwas, das nach innen gelenkt wird, aber es bedeutet wesentlich mehr als eine reine Selbstanalyse. Denn die Selbstanalyse hält den Geist an das Ego gebunden, während eigentlich in erster Linie damit gemeint ist, den Geist anzuhalten und sich von den stillen Einflüsterungen der Intuition lenken zu lassen. „Hingabe an den Höchsten Herrn“ schließlich ist eine Bezugnahme auf eine Hingabe, die nach innen gerichtet und nicht nach außen bei religiösen Zeremonien und Ritualen zerstreut wird.

Interessanterweise gibt es eine komplementäre Beziehung zwischen den fünf *Niyamas* und ihren gegenteiligen *Yamas*. Genügsamkeit beispielsweise wird ergänzt durch Nicht-geizig-Sein. Introspektion (Selbststudium) hat eine ganz natürliche Beziehung zu Nicht-Annahme. Entsagung ist mit *Brahmacharya* verbunden, Sauberkeit mit Gewaltlosigkeit und Hingabe an den Höchsten Herrn mit der Vermeidung von Unaufrichtigkeit.

Der positive Aspekt des Nicht-geizig-Seins und die Art und Weise, sich in dieser Qualität zu vervollkommnen, besteht darin, in einer Haltung der Genügsamkeit zu leben – ganz gleich, wie die jeweiligen Umstände sein mögen. Nichtannehmen, was bedeutet, den Gedanken nicht anzunehmen, dass wir irgendetwas besitzen, trägt den positiven Aspekt der Kontemplation des Seins in sich, nicht den des Nicht-Seins – dessen, was wir sind, nicht dessen, was wir nicht sind. *Swadhyaya* ist das Sanskrit-Wort für dieses *Niyama*. Da *Dhyaya* „Studium" bedeutet, übersetzen dies yogische Autoritäten oft mit „Studium der Schriften". Die Silbe *Swa* jedoch bezieht sich auf das Selbst. Selbst-Studium ist deshalb eine Übersetzung, die dem Wort näherkommt. Und da all die *Yamas/Niyamas* sich mehr auf geistige Qualitäten beziehen als auf äußere Praktiken, hat auch Swadhyaya eine tiefere Bedeutung als die rein intellektuelle Selbstanalyse. Sie ist eigentlich eine Bezugnahme auf eine immer tiefere Selbstwahrnehmung – ein Prozess, der die rein geistige Introspektion transzendiert und von uns fordert, dass wir uns und alles um uns herum im Verhältnis zu dem höheren, göttlichen Selbst sehen. „Sei immer", so sagt uns dieses *Niyama*, „im Bewusstsein des inneren Selbst."

Wenn dieses Bewusstsein aufdämmert, beginnen wir wahrzunehmen, dass das Göttliche unser wahres Selbst ist.

Entsagung, Reinlichkeit, Hingabe

Entsagung ist die natürliche Konsequenz von *Brahmacharya* (Selbstkontrolle), denn sie bedeutet eine Haltung, in der man die Energie zu sich zurücknimmt, die vorher nach außen gerichtet wurde, und sie mit stets zunehmender Inbrunst in die spirituelle Suche zurückkanalisiert.

„Reinlichkeit" paart sich auf ganz natürliche Weise mit *Ahimsa* (der Gewaltlosigkeit). Denn nur, wenn wir das Verlangen, anderen auf irgendeine Weise Gewalt anzutun, zurückweisen, dann entwickeln wir jene süße Unschuld, die das sicherste Zeichen eines Herzens ist, das im Inneren rein und im Frieden ist. Aus der Reinlichkeit entsteht ein Desinteresse am eigenen Körper und ein Verlust des Bedürfnisses, mit anderen in Kontakt zu sein. Das Bedürfnis nach menschlichem Kontakt entsteht aus einem Bewusstsein des Getrenntseins von anderen. Die geistige Annahme des Getrenntseins ist auf ihre Weise ein Akt der Gewalt, denn er verletzt die Erkenntnis der Einheit, die allem Leben zugrundliegt. Mit der Vervollkommnung in der Gewaltlosigkeit gewinnen wir diese absolute innere Reinheit, die von dem Niyama der Reinlichkeit empfohlen wird.

„Hingabe an den Höchsten Herrn" schließlich bildet ein Paar mit der „Vermeidung von Unaufrichtigkeit". Denn vollkommene Aufrichtigkeit fordert von uns weit mehr als die Aufrichtigkeit von George Washingtons berühmter Beichte: „Vater, ich war es, der den Kirschbaum gefällt hat." Vollkommene Aufrichtigkeit bedeutet, sich bedingungslos mit der Tatsache zu konfrontieren, dass es in der ganzen Existenz nur eine einzige Wirklichkeit gibt: Gott. Außerhalb von Ihm (oder Ihr) haben wir keine Existenz. Die Versuchung aufzugeben, diesen Augenblick hinauszuschieben, in dem wir uns mit der letzten Wahrheit über uns selbst konfrontieren müssen, erlaubt uns dann diese grundlegende und äußerste Ehrlichkeit uns selbst gegenüber mit nur einer einzigen Schlussfolgerung, die im letzten Niyama benannt wird: „Hingabe an den Höchsten Herrn".

Schlussfolgerung

Die Yamas und die Niyamas sind ausschlaggebend für jeden, der sanft auf dem Meer des Gottesbewusstseins segeln will. Denn es gibt keinen anderen Weg zu Gott als diese grundlegenden Wahrheiten unseres eigenen Wesens anzuerkennen.

Obwohl diese Eigenschaften, die hier beschrieben worden sind, von dem Weisen Patanjali als die beiden ersten Stadien des spirituellen Weges zusammengestellt wurden, muss man sie nicht *zuerst* vervollkommnen, bevor man zu den nächsten, höheren Stadien fortschreiten kann. Vollkommenheit in jedem Aspekt des Weges erfordert Vollkommenheit in allen. Was hier gemeint ist, ist die Vollkommenheit – nicht der Taten, was eine schier unmögliche Aufgabe in diesem relativen Universum wäre, sondern die der Bewusstwerdung. Eine solche Vollkommenheit kann nur in einer suprabewussten Einheit mit dem Göttlichen erreicht werden.

Ruhe deshalb in deinem Herzen, auch wenn du weiter daran arbeitest, dich in den rechten spirituellen Haltungen zu vervollkommnen. Nur in dieser inneren Herzensruhe wirst du auch während deiner Aktivitäten im Außen diese allerhöchste Ruhe finden, die jenseits aller Aktivität zu finden ist.

Meditationsübung

Weisheit ergibt sich aus dem Gottesbewusstsein. Aus diesem Zustand heraus werden unsere Persönlichkeiten wahrhaftig transformiert, unsere Fehler ausgelöscht und unsere Tugenden zur Vollkommenheit gebracht.

Bringe deshalb in der Meditation deinen Geist zur Ruhe. Zentriere deinen Blick und deine Aufmerksamkeit auf den Frontallappen deines Gehirns, auf den Punkt zwischen deinen Augenbrauen – den Sitz des Gottesbewusstseins in deinem Körper.

Halte deinen Geist aus diesem hohen Zentrum heraus fokussiert auf den Gedanken, dass deine Willenskraft dynamisch, frei und für immer voll Freude ist. Lass deinen Geist nun in den unteren Teil deines Gehirns sinken – den Sitz des Unterbewusstseins. Um ihn durch das innere Licht reinigen zu lassen, biete all deine umherschweifenden unterbewussten Sehnsüchte und Frustrationen diesem Licht an. Sage dir selbst immer wieder mit tiefer, ruhiger Konzentration: „Ich bin voll Freude! Ich bin frei! Ich bin für immer frei!“

TEIL II

Der Prozess

6

Meditation heißt Lauschen

Die richtigen Haltungen stellen nur den Anfang der spirituellen Reise dar, obwohl es lebenslanger Anstrengungen bedarf, sich wirklich in ihnen zu vervollkommnen, und obwohl sie die ganze spirituelle Reise begleiten. Nicht nur ist die richtige Haltung notwendig, damit man Vollkommenheit in der Meditation erreicht: Sie kann auch nur in der Meditation zur Vollkommenheit gebracht werden.

Was darum ist Meditation? Hier eine gute Definition: *Meditation heißt Lauschen.* Lauschen nicht nur mit den Ohren, sondern mit der Seele – nicht nur auf Geräusche, sondern auf die stumme Sprache der Inspiration. Jedes der *Yamas* und *Niyamas* kann als eine Praxis beschrieben werden, die Kunst des Lauschens zu vervollkommnen.

Nimm dazu das erste *Yama.* Gewaltlosigkeit bedeutet, auf die innere Stille zu lauschen – so sensibel zu lauschen, dass du auf klare Weise die Gewalt wahrnimmst, die du deinem inneren Frieden abtust, wann immer du jemandem schadest, selbst wenn du es nur in Gedanken tust.

„Vermeidung von Unaufrichtigkeit" bedeutet „Lauschen" auf alles, was ist – in diesem Fall zu lernen, alles anzunehmen und sich mit allem gutzufühlen, was nicht vermieden werden kann. Es bedeutet, nicht zu urteilen. Es bedeutet, danach zu streben, hinter der inneren Stille die Bestätigung der Seele zu hören, dass alles, so wie es ist, gut und genau richtig ist.

„Nicht-geizig-Sein" bedeutet, sich in der Wahrnehmung unserer Seelenfreiheit aufzuhalten, der Gefährtin des meditativen Friedens. Es bedeutet, auf die Stille hinter dem Gewusel der weltlichen Sehnsüchte des Geistes zu lauschen.

„Nicht-Annehmen“ heißt, auf die göttlichen Klänge im Inneren zu lauschen. (Diese werden später noch ausführlicher beschrieben.) Es bedeutet, vollständig zu erkennen, dass diese Klänge deine einzige Wirklichkeit darstellen. Alles als das Deinige zu sehen, auch deine Talente und Persönlichkeitszüge, kann die tiefere Selbsterkenntnis nur behindern.

Brahmacharya, die Kontrolle deiner körperlichen Wünsche, bedeutet, auf deine echteren Seelenwünsche zu lauschen.

„Reinlichkeit“ bedeutet, auf die allesreinigende „Sphärenmusik“ zu lauschen, die in tiefer Meditation gehört wird, im Gegensatz zu den weltlichen Einflüssen, die den inneren Frieden nur beschmutzen.

„Genügsamkeit“ bedeutet Lauschen in einem anderen Sinn: nicht auf die Sirenenklänge des Verlangens, sondern auf die hymnengleichen Harmonien der Seele, die über alle vorstellbare weltliche Erfüllung hinaus Freude bereiten.

„Entsagung“ bedeutet, auf die Stimme der inneren Weisheit zu lauschen, auch wenn sie anfangs sehr streng klingt – auf Worte oder Inspirationen aus dem eigenen Inneren, die uns sanft, aber fest dahin ziehen, uns von der Aktivität zurückzuziehen, die allem außer dem Selbst innewohnt. Und die Kräfte, die das Ergebnis einer Vollkommenheit in Tapasya (Entsagung) darstellen, werden in der tiefen Meditation als reine Versuchungen des Geistes wahrgenommen, deren wirkliches Ziel darin besteht, uns erneut in die Täuschungen zu verstricken.

„Selbststudium“ (Swadhyaya) bedeutet, bildlich gesprochen, auf die Melodien reiner Motivation zu lauschen und zu lernen, zwischen ihnen und den rauen Klängen der Ego-Motivation zu unterscheiden.

„Hingabe an den Höchsten Herrn“ schließlich bedeutet, aufmerksam auf das innere „Wort“ zu lauschen, von dem die Bibel uns sagt, dass es „am Anfang“ war und „bei Gott“ und „Gott war“. Das „Wort“ ist nicht, wie viele Christen glauben, die Bibel selbst, noch irgendeine andere Heilige Schrift. Es ist das AUM – der göttliche Klang, aus dem das Universum geschaffen wurde.

An diesem Punkt ist es zu früh, die Tiefen solcher esoterischen Erfahrungen wie die inneren Klänge zu diskutieren. Das Wichtige hier ist, schon durch den reinen Hinweis auf ihre Existenz zu verstehen, dass Meditation nicht so sehr ein Prozess des geistigen Stillwerdens ist, sondern einer, bei dem man Wirklichkeiten wahrnimmt, die jenseits des Geistes liegen. Es gibt eine innere Welt, die nur wahrgenommen werden kann, wenn die Aufmerksamkeit von der materiellen Verstrickung abgezogen und zu der göttlichen Quelle im Inneren umgelenkt wird.

Um es zu wiederholen, „lauschen" in dem Sinne, wie ich das Wort hier benutze, beinhaltet viel mehr, als nur mit den Ohren zu hören. Es bedeutet unter anderem die Stille der Erwartung, und eine vollständige geistige Absorbierung aller auftauchenden Inspirationen. Es bedeutet *empfangen*, im Gegensatz zu der Erzeugung aufbauender Gedanken im Geist. Es schließt diese alle ein, bereichert sie aber in jedem einzelnen Fall um eine tiefere Dimension.

Denn es gibt im wörtlichen Sinne eine innere Musik, die, wenn man sie hört, den Geist von allen weltlichen Sorgen wegzieht und die Täuschung zerstört, dass es außerhalb des Selbst noch irgendeine wie auch immer geartete Existenz gibt.

Deshalb stellt das „Lauschen", wie man es bei den Haltungen des *Yama* und des *Niyama* anwenden kann, ebenso wie bei der Yogawissenschaft im Allgemeinen, das falsche Verständnis richtig, das Menschen häufig haben, die sich vorstellen, dass Yoga einem beibringt, wie man sich um sein Selbst bemüht, aber das Bedürfnis nach göttlicher Gnade übergeht. Wie Paramhansa Yogananda es in seiner *Autobiografie eines Yogi* sagte: „Eine Wahrheit kann nicht erschaffen, sondern nur wahrgenommen werden."

Göttliche Gnade ist immer unpersönlich. Sie ist nicht, wie der menschliche Wille, abhängig von persönlichen Vorlieben oder Abhängigkeiten. Sie hat keine Lieblinge. Wie das Sonnenlicht scheint sie auf neutrale Weise überall hin. Nur Hindernisse halten das Sonnenlicht davon ab, überall gleichmäßig hinzukommen: Wolken, Gebäude, die Vorhänge vor einem Fenster. Was die Gnade davon abhält, zu uns zu kommen, sind die Hindernisse in unserem Bewusstsein.

Vielleicht sind wir nicht in der Lage, viel an diesen Hindernissen für die Erfahrung der Gnade zu tun, die ebenso wie Wolken oder Gebäude von der Natur oder von anderen Menschen dorthin gestellt wurden – wie eine Krankheit oder negative Gedankenformen – aber wir *können* die Vorhänge zurückziehen, die die Fenster unseres Geistes bedecken. Diese Hindernisse sind unsere geistige Ruhelosigkeit und weltlichen Sehnsüchte.[8]

Und hierin besteht der Nutzen einer Yogapraxis: Sie zieht unsere geistigen Vorhänge zurück, sie hilft uns, bewusster den göttlichen Ruf in unserem Inneren zu hören. Sie ist – um ein anderes Bild zu benutzen – wie wenn man den Kelch der Gedanken und Gefühle nach oben kippt, sodass der Wein der Gnade ihn füllen kann. Wenn der Kelch jedoch ganz umgedreht wird, dann wird die Gnade (die anders als das Sonnenlicht) gottesbewusst ist, abgehalten, in ihn zu strömen. Denn warum sollte sie unnützerweise auf den Boden tropfen?

Das dritte Stadium: Asana – Die rechte Position

Das dritte Stadium der Meditation, nach den *Yamas* und den *Niyamas*, bereitet den Geist darauf vor, meditativ zu lauschen. Selbst für normale Konzentration ist Stille notwendig. Wenn ein Mensch ein Gewehr abschießt, muss er dazu seine Hände und seinen Körper ganz still halten. Wenn ein Schuss besonders schwer ist, muss er dazu sogar die Luft anhalten.

Ein Fotograf, der ein Foto bei langer Belichtung „schießen“ will, muss sich – seine Hände, seinen Körper und seinen Atem – vollkommen still halten. Und auf ähnliche Weise halten wir unseren Körper ganz still, wenn wir aufmerksam zuhören, besonders, wenn der Mensch, dem wir zuhören, sehr leise oder in einiger Entfernung zu uns spricht. Dann atmen wir auch so wenig wie möglich und so ruhig wie möglich.

In der Meditation ist die erste Aufgabe, den Körper bewegungslos zu halten – und selbst den Atem so sehr wie möglich zur Ruhe zu bringen. Wie schafft man aber diese Stille des Atems? Ich werde diesen Punkt später diskutieren.

Die Frage, der wir uns jetzt zuwenden müssen, ist der erste Punkt: Wie kann man seinen Körper zur Ruhe bringen?

Halte deinen Körper entspannt. Wenn du mit Kraft versuchst, deinen Körper zur Ruhe zu bringen, dann musst du deinen Geist darauf konzentrieren statt dein Gottesbewusstsein. Was wir also tun müssen, ist, das Körperbewusstsein zu transzendieren, sodass unser Lauschen zu einem Prozess völligen Absorbiertseins wird.

Die nächste Anforderung für die richtige Haltung – und tatsächlich die einzige weitere Anforderung – besteht darin, die Wirbelsäule gerade und aufrecht zu halten. Diese Position kann zunächst wirken, als sei sie alles andere als entspannt, aber die Entspannung, die man in der Meditation braucht, ist eine aufwärtsgerichtete Entspannung, in Richtung auf das Gottesbewusstsein, und nicht abwärts, in das Unterbewusstsein.

Für jemanden, der sich körperlich entspannen will, ist es ganz natürlich, sich flach hinzulegen und sich der Schwerkraft hinzugeben. Es gibt jedoch eine andere Art von „Schwerkraft", wie ich schon erklärt habe. Das ist die duale Schwerkraft unseres inneren Wesens, der Konflikt zwischen unserem Verlangen nach Ausdehnung des Selbst und unserem Verlangen nach Zusammenziehen des Selbst; nach dem Gottesbewusstsein und dem Unterbewusstsein, zwischen dem Ruf der Vollkommenheit und dem Verlangen, solche „hochtrabenden" Vorhaben bleibenzulassen und in den scheinbaren Komfort unserer tierischen Ursprünge zurückzukehren, der aus unseren tief eingegrabenen Gewohnheiten resultiert. Diese subtilen Anziehungskräfte ziehen uns in entgegengesetzte Richtungen: In die obere Wirbelsäule und ins Gehirn oder in die unteren Bereiche der Wirbelsäule und des Körpers. Der im Verhältnis zu unserer normalen aufgerichteten Haltung abwärts gerichtete Zug ist der in Richtung auf unser Unterbewusstsein. Der aufwärts gerichtete Zug ist der zu unserem Gottesbewusstsein.

Das Unterbewusstsein kann trainiert werden, damit es mit unseren nach oben gerichteten Bestrebungen zusammenarbeitet. Bei den meisten Menschen jedoch, die auf ihren Körper fixiert sind, verlängert das Unterbewusste lediglich ihre Anhaftung an die materiellen Sehnsüchte. Sein nach unten gerichteter Zug produziert wie die Hingabe an die Schwerkraft eine Entspannung ganz anderer Art: die Entspannung, die wir erleben, wenn wir uns unserer tierischen Natur hingeben. Solch eine „Entspannung“ ist nur vorübergehend und enttäuscht letztlich alle Erwartungen, die wir jemals daran geknüpft haben.

Die Menschen rechtfertigen oftmals ihre Hingabe an die körperlichen Sehnsüchte damit, dass sie stolz darauf sind, sich von gesellschaftlichen Erwartungen „befreit“ zu haben. Letztlich jedoch zahlen sie unglücklicherweise einen hohen Preis für ihre scheinbare Freiheit. Da sie mehr den Diktaten des Unterbewussten entsprechend leben, spüren sie, dass sie in ihren Ansichten zunehmend enger werden, zunehmend um ihr Ego kreisen, in selbstsüchtigen Haltungen und in einer Unfähigkeit, zu irgendetwas in Beziehung zu treten, das nicht wenigstens irgendwie zu ihrem Selbstwert beiträgt.

Unseren niederen Impulsen nachzugeben sollte dann jedoch nicht als ein Aufgeben unserer inneren Konflikte gesehen werden, sondern als vollständige (wenn auch nur zeitweilige) Niederlage. Um es möglichst positiv auszudrücken, es ist wie ein „Rückzug auf die Grundlinie“, wie Propaganda-Bulletins vom Schlachtfeld es manchmal ausdrückten. Dieses Täuschungsmanöver, wie wir es nennen könnten, in Richtung Fehlschlag kann sich anfühlen wie zeitweilige Freiheit – ähnlich der, die ein Fischer einem gefangenen Fisch gibt, wenn er angebissen hat. Er lässt die Leine ein wenig los, weil er weiß, dass sie reißen würde, wenn er zu heftig daran ziehen würde. Nachdem er so mit dem Fisch gespielt hat, zieht er ihn schließlich heran. So ist es. Erlaube darum niemals, dass der Gedanke deinen Geist kreuzt: „Ich bin geschlagen.“ Wenn du das tust, dann wird es das Ende sein, wenigstens für diese Inkarnation.

Der Zug nach oben ist der Schwerkraft der Erde nur minimal entgegengesetzt – ein Gegensatz, der in gewissem Maß ausgeglichen werden kann, wenn man täglich ein paar Minuten auf seinem Kopf steht! Dieser Zug wird jedoch auf kraftvolle Weise von dem abwärts gerichteten Zug des Unterbewussten behindert. Um es noch einmal zu sagen: Menschen, die fälschlicherweise Freiheit von diesem inneren Kampf suchen, indem sie sich dem abwärts gerichteten Zug hingeben und so glauben, sie demonstrierten auf diese Weise ihre raue

Ehrlichkeit sich selbst gegenüber, verleugnen in Wirklichkeit nur ihre wahren Interessen, die im Höheren Selbst liegen. Solch ein Verleugnen ist ein weiteres Beispiel für meine Bemerkung im letzten Kapitel, dass Tatsachen und Wahrheiten nicht immer dasselbe sind. Selbst ein ehrliches Zulassen unserer niederen Natur ist keine wahre Aufrichtigkeit, denn sie richtet sich gegen die tieferen Wahrheiten unseres Seins.

Diese nach unten gerichteten Impulse zuzulassen, bestärkt lediglich die Täuschung, dass unser wahrer Platz bei unseren Ahnen zu finden ist – den Affen. Und sich aufzugeben und vollständig unserer niederen Natur zu folgen, würde bedeuten, nicht nur unseren animalischen Impulsen zu folgen, sondern immer weiter abzusteigen, bis wir die relative Unbewusstheit von Felsen erreicht haben – ein Ziel, das manche Menschen in ihrem Bemühen, ihr Bewusstsein abzutöten, indem sie sich in einen Alkoholstupor trinken oder sich durch Drogen gefühllos machen, anzustreben scheinen.

Der aufwärts gerichtete Zug der höheren Natur ist für die meisten Menschen schwächer als der abwärts gerichtete Zug, obwohl der Ruf der Seele zu jeder Zeit vorhanden ist und letztlich nicht bestritten werden kann. Wie Paramhansa Yogananda es in seiner *Autobiografie eines Yogi* ausdrückte: „Die trivialen Sorgen des täglichen Leben sind nicht genug für den Menschen; Weisheit ist auch ein angeborener Hunger."

Um zu meditieren, ist es sehr wichtig, aufrecht und mit gerader Wirbelsäule zu sitzen. Eine aufrechte Wirbelsäule hilft uns, unser Bewusstsein zu erheben, indem sie der Energie erlaubt, frei bis zum Gehirn zu fließen. Eine aufrechte Wirbelsäule stellt zudem eine positive Haltung her, ohne die man im meditativen Frieden leicht in das Unterbewusste absinkt.

Ich habe einmal eine Werbung für eine Meditationsstunde gesehen. Der „Meditierende" saß bequem zurückgelehnt in einem Fernsehsessel. Seine Augen waren geschlossen, die Füße gemütlich auf dem hochgefahrenen Sessel abgelegt. Die Unterrichtsstunde, die so beworben wurde, kann nur eine Anleitung für geistiges Umherschweifen gewesen sein!

Die alten Yogalehren sagen uns, dass wir Lässigkeit vermeiden sollen. Sie bestehen darum auf einer Haltung, die zu einer geistigen Kraft führt und die gleichzeitig die Energie unterstützt, *aufwärts*zufließen.

Es gibt eine ganze Reihe von Positionen, die traditionell für Meditationen empfohlen werden. Keine von ihnen ähnelt auch nur im Geringsten der Abbildung in jener Werbung, denn sie alle unterstützen eine Haltung der Wachsamkeit, des „Wirklich-zur-Sache-Kommens" bei der Suche nach Erleuchtung. Du wirst sie in vielen Büchern über Yoga beschrieben finden, darunter auch einem von mir, das im Jahr 1967 veröffentlicht wurde und noch immer vorhanden ist: *Yoga Postures for Higher Awareness.*[9]

Die besten Meditationshaltungen sind *Siddhasana* (die vollkommene Haltung) und *Padmasana* (die Lotushaltung). *Siddhasana* ist für den *Hatha Yogi* besser geeignet, der Yogapositionen praktiziert. *Padmasana* sagt man nach, dass sie für den Praktizierenden von Raja Yoga besser geeignet sei, der Yogameditationen übt.

Der Unterschied in der Wirkung zwischen den beiden Positionen ist nur klein, aber der feinstoffliche Effekt von *Siddhasana* tendiert dazu, ein aufwärtsgerichteter Energie*schub* von unten zu sein, während *Padmasana* die Energie in einer inneren Haltung der Selbsthingabe aufwärts*zieht.*

Noch ein Wort zum *Hatha Yoga*. Dieses System, das tausende Jahre alt ist, hatte seine Grundlagen in Patanjalis drittem Yogaglied (*Anga*), das *Asana* hieß. *Hatha Yoga* ist kein eigener Yogaweg, sondern die körperliche Ergänzung des *Raja Yoga*, des Yoga der Meditation. Meister des *Raja Yoga* haben den Yogahaltungen jedoch nur eine zweitrangige Bedeutung gegeben, denn *Asana* als drittes Glied des *Raja Yoga* bedeutet schlicht, mit aufrechter Wirbelsäule still zu sitzen. *Raja Yogis* sprechen jedoch in den höchsten Tönen von *Hatha Yoga* als einem System, das dem Körper und auch dem Geist in seiner wechselseitigen Beziehung mit dem Körper immensen Nutzen bringt.

Ob du nun Hatha-Yoga-Haltungen praktizierst oder nicht, ist eine persönliche Entscheidung und hängt zu einem großen Teil davon ab, wie viel Zeit du für deine spirituellen Übungen hast. Erinnere dich nur daran, dass es vor allem anderen die Meditation ist, die die Bedürfnisse deiner Seele erfüllt.

Die klassischen Yogapositionen für die Meditation sind aus verschiedenen Gründen sehr vorteilhaft. Erstens halten sie den Körper in einer festen Haltung. Zweitens üben sie Druck auf bestimmte Nerven aus und unterstützen darum den Meditierenden darin, körperliche Ruhe zu finden. Drittens unterstützen sie die Energie, sich nach oben zum Gehirn zu erheben, und verhindern, dass sich zu viel Blut in den Beinen ansammelt. Und schließlich unterstützen sie den Meditierenden dabei, nicht umzukippen, wenn er in Ekstase gerät, und sich vielleicht zu verletzen, wenn der Geist und die Energie sich vom Körperbewusstsein zurückziehen.

Für Menschen aus dem Westen empfahl Paramhansa Yogananda eine andere Haltung. Sie enthält manche der Vorteile der oben genannten Positionen nicht, aber sie erlaubt dafür den Meditierenden, und zwar besonders den aus dem Westen, eine Haltung, in der sie sich leichter entspannen können, ohne dass darum ihre Aufmerksamkeit zu dem Schmerz in ihren Knien gezogen wird:

1) Setze dich auf einen Stuhl mit einer geraden Rückenlehne und ohne Armlehnen (du magst vielleicht einen mit einem Polster auf der Sitzfläche lieber). Er sollte eine Höhe haben, bei der du deine Füße flach auf den Boden stellen kannst.

2) Auf diesen Stuhl lege eine Wolldecke, und zwar so, dass sie auch noch den Boden vor dem Stuhl bedeckt und auch die Rückenlehne ganz umschließt. Der Sinn dieser Decke besteht darin, deinen Körper von gewissen abwärtsziehenden Erdströmen zu isolieren, die es außer dem Zug der Schwerkraft noch gibt. Wenn du eine noch bessere Isolierung haben willst, dann bedecke diese Wolldecke noch mit einem Seidentuch.

3) Setze dich auf den Stuhl, aber so, dass du dich nicht anlehnst. Halte deine Wirbelsäule aufrecht, deine Ellenbogen und deine Schulter nach hinten gezogen (deine Schulterblätter sollten sich leicht aufeinanderzubewegen) und dein Kinn leicht eingezogen, parallel zum Boden.

4) Lege deine Hände mit den Handflächen nach oben auf deine Oberschenkel, sodass deine Handgelenke auf deinen Bauchansatz treffen.

Um den Körper zu entspannen, erinnere dich daran, dass es viele Spannungsverknotungen darin gibt, derer du dich vielleicht nicht einmal bewusst bist. Der beste Weg, diese vorhandenen Spannungen zu lösen, besteht darin, zunächst die Spannung freiwillig zu erhöhen:

1) Atme ein. Spanne den ganzen Körper an, bis er leicht vibriert. Dann atme mit Kraft aus und entspanne. Praktiziere diese Übung zwei- bis dreimal. Dann konzentriere dich tief auf das Gefühl von Frieden und Freiheit, das durch deinen Körper strömt.

2) Dann, um dich noch tiefer zu entspannen, atme langsam ein und zähle dabei innerlich bis zwölf, dann halte den Atem an, zähle dabei wieder bis zwölf. Atme erneut aus, zähle dabei wieder bis zwölf. Praktiziere diese Übung sechs- bis zwölfmal.

Diese Praxis kann uns dabei helfen, geistige und emotionale Schmerzen loszulassen. Der Stress, der solche Schmerzen gewöhnlich begleitet, produziert eine Körperspannung. Indem wir den Körper, wie dargestellt, entspannen und dann die Gedanken ausdehnen, sodass sich nach der körperlichen Entspannung auch die Spannungen im Geist und in den Emotionen lösen, können wir durch das Lösen der Spannung geistige und emotionale Ruhe erreichen.

Immer, wenn du dich ängstlich oder furchtsam fühlst oder wenn du angespannt bist, weil dich jemand schlecht behandelt hat, oder wenn du aus irgendeinem Grund ärgerlich bist, atme ein und spanne den Körper an. Bringe deine Emotionen zu einem Konzentrationspunkt im Körper, zusammen mit dem Anspannen. Halte diese Spannung kurze Zeit, lass’ deine Emotionen zusammen mit dem ganzen Körper vibrieren. Dann atme mit voller Kraft aus und, indem du den Atem so lange aushältst, wie du es bequem kannst, bleibe bei dem Gefühl inneren Friedens. Bleibe einige Zeit ganz ohne Gedanken.

Wenn dein Atem wiederkehrt oder wenn die Gedanken sich wieder in deinem Geist bemerkbar machen, fülle dein Gehirn mit Erinnerungen an glückliche Augenblicke, die eine Art „Gegengift" für deine Emotionen sind. Konzentriere dich einige Minuten lang auf das Gefühl von Glücklichsein.

Während dieses ganzen Prozesses schau nach oben und gib dich geistig wie ein Drachen dem Wind der inneren Freiheit hin. Lass deinen Drachen von dem Wind in die Sphären des Gottesbewusstseins tragen.

Meditationsübung

Nachdem du die Entspannungsübung, die ich oben beschrieben habe, gemacht hast (den Körper anspannen und entspannen, dann einige tiefe, langsame Atemzüge nehmen, wobei du in einem bestimmten Rhythmus zählst), visualisiere dich umgeben von einem unendlichen Raum. Unendliche Leere breitet sich vor dir aus – unter dir – hinter dir – über dir.

Nach einiger Zeit konzentriere dich auf deinen Körper. Entspanne dich in diesen unendlichen Raum, lasse wie dünne Rauchfäden eventuell noch vorhandene Muskelspannungen los.

Lass jede Körperwahrnehmung los. Sie wird Teil der unendlichen Leere, die dich umgibt.

Bringe nun dieses Gefühl des Raumes in deinen Körper, lass es nach oben bewusstwerden – von den Füßen über die Waden, die Oberschenkel, die Hüften und Sitzfläche, deinen Bauch, die Hände, Unterarme, Oberarme, den Rücken, die Brust, den Nacken und die Kehle, deine Zunge und deine Lippen, die Gesichtsmuskeln, die Augen, das Gehirn, bis zum obersten Punkt deines Kopfes.

Dieser Körper gehört dir nicht mehr. Du bist die Essenz, deren Ausdrucksform er ist – die feinstoffliche Bewusstheit absoluten Friedens, die alles durchzieht und die gleichzeitig von allem unberührt und unbeeinträchtigt bleibt.

7

Meditation wird dein Zentrum

Meditation bringt dir bei, dich auf das Leben und deine Umgebung von deinem wahren Selbst aus zu beziehen, so, wie du wirklich bist, und nicht so, wie andere dich sehen.

Der Durchschnittsmensch ist wie ein aus seiner Mitte geratenes Schwungrad. Ich meine damit kein Schwungrad mit einer exzentrischen Persönlichkeit, sondern einfach ein Schwungrad, das nicht ordentlich zentriert ist. Je schneller das Rad sich dreht, desto heftiger vibriert es. Und bei einer gewissen Geschwindigkeit kann seine Schwungkraft dazu führen, dass es auseinanderfliegt.

Die meisten Menschen sind oft in Gefahr, „auseinanderzufliegen", wenigstens geistig. Da sie in ihrem Randbereich leben, nicht in ihrer Mitte, schwingen sie heftiger, wenn sie durchs Leben wirbeln. Man kann wirklich sagen, dass es wenige Menschen gibt, die von sich selbst sagen würden, dass sie ein Zentrum *haben*. Sie leben immer am Rande und sind äußerst nervös.

Eins der Probleme, wenn du an deiner Peripherie lebst, besteht darin, dass dich das zwingt, dich auf andere Menschen so zu beziehen, dass du sie auch in ihrer Peripherie ansprichst. Und sie, andersherum, werden auch mit dir von dieser Nervosität aus umgehen. Dein Verständnis von ihnen – und ihres von dir – wird immer ein Blick von außen sein, und darum oberflächlich bleiben. Anders als mit dem weiter oben beschriebenen Konzept „Zentrum überall, Umfang nirgendwo" nehmen die meisten Menschen das Leben nach dem Motto wahr: „Umfang überall, Zentrum nirgendwo".

Der große Balletttänzer Nijinski war noch nie Ski gefahren, als er einmal eine Schweizer Skipiste besuchte. Ein Skilehrer versuchte ihm etwas von seinen eigenen Fähigkeiten auf den Skiern vorzuführen. Er rauschte abwärts und vollführte dabei schwierige Sprünge und Kehrtwendungen, so wie dies nur Experten können. Nijinski beobachtete ihn sehr sorgfältig und stimmte sich ein, so, als ob er selbst Ski fahren würde. Dann kopierte er exakt alle Bewegungen, die der Skilehrer gemacht hatte. Völlig überrascht konnte der Mann einfach nicht glauben, dass Nijinski noch nie auf Skiern gestanden hatte – und dass er sogar noch nie jemanden auf Skiern gesehen hatte!

Das Geheimnis zum Verständnis dieser Geschichte liegt darin, dass es darum geht, geistig im Inneren dessen zu sein, was du zu verstehen versuchst – sozusagen vom Zentrum aus nach außen zu blicken, statt nach innen vom Rand aus. Das Geheimnis, andere Menschen zu verstehen, liegt darin, sich mit ihnen von ihrem Zentrum aus zu identifizieren. Um dieses Zentrum von jemandem oder von irgendetwas zu finden, ist es wesentlich, dass du dich zunächst in dein eigenes Zentrum zurückziehst und deine Gefühle von dort empathisch nach außen projizierst.

Meditation ist der Prozess, dein eigenes Zentrum zu finden. Es gibt Techniken, dies zu tun, aber ihr Erfolg hängt auch in einem großen Ausmaß davon ab, dass du die richtige Einstellung findest. Im nächsten Kapitel werde ich diese Techniken beschreiben.

Selbstannahme

Die erste Haltung, die grundlegend für deine Zentrierung ist, heißt Selbstannahme. Du bist der, der du bist. Mache das Beste daraus und beneide niemanden um das, was er oder sie ist. Ziehe keine Vergleiche zwischen dir und anderen: Ermutige dich selbst stattdessen in deinen Bemühungen, dein eigenes höchstes Potenzial zu erreichen.

Deine Selbstannahme wird zunehmen, wenn du versuchst, dem Höchsten, das in dir ist, entsprechend zu leben. Ehe du nicht im Gottesbewusstsein bist, kannst du nur die Tatsache anerkennen, dass es einen inneren Konflikt zwischen dem Ruf deiner Seele nach deinem Höchsten und dem Sirenengesang deiner Versuchung gibt, in die Tiefen abzutauchen. Du kannst deine Seelensehnsucht nicht mit einem Lachen abtun, auch wenn du es vielleicht versuchst.

Seelenbewusstsein ist nicht etwas, das man uns von außen auferlegen kann. Es kommt auf spontane Weise aus unserem Inneren. Sehr oft in der Geschichte hat dieses Seelenbewusstsein Menschen dazu gebracht, sich gegen die Gesellschaft zu wenden – es brachte Jesus ans Kreuz und Sokrates zum giftigen Schierlingsbecher.

Hamlets Mutter sagte: „Die Dame, wie mich dünkt, gelobt zu viel." Man könnte auch berechtigterweise sagen: „Der Mensch da, dünkt mich, lacht zu viel." Sei vorsichtig, wenn du dich zu sehr über irgendetwas oder irgendjemanden amüsierst. Was du in anderen kritisierst, ist ein Hinweis auf etwas, was du selbst auch in dir trägst. Stelle darum sicher, dass du dich nicht nur vor einem Fehler in dir selbst versteckst.

Wahres Bewusstsein ist angeboren. Es ist die stille Stimme der Seele. Um Selbstannahme zu erreichen, musst du in deinem wahren Bewusstsein klar sein. Solche Klarheit kommt nur dann, wenn wir akzeptieren, dass unser höheres Selbst unsere ewige Wirklichkeit ist.

Unnütz zu sagen, dass man dieses Maß an Selbstannahme nicht in einem einzigen Sprung erreicht. Solange du ernsthaft deinen niederen Impulsen widerstehst und danach strebst, deine eigenen inneren Höhen zu erreichen, wird dein Bewusstsein ziemlich klar sein und du wirst merken, dass du in der Lage bist, dasjenige Maß emotionaler und seelischer Entspannung zu erreichen, ohne das es nicht möglich ist, in seinem Zentrum Ruhe zu finden.

Selbstannahme ermöglicht einem, andere auch in ihrer höheren Natur zu erkennen und dieses Potenzial als eigene Wirklichkeit anzunehmen. Nur von innen heraus wird es dir jemals möglich sein, andere wirklich zu verstehen. Wenn du dich aus deinem Zentrum auf das Ihre beziehst, dann wirst du merken, dass auch sie aus diesem Zentrum heraus auf dich reagieren. Seelen sprechen zu Seelen und sie erkennen sich in einer Unendlichkeit von Manifestationen. Das war es, was Jesus mit den Worten: „Liebe deinen Nächsten wie dich selbst!" meinte.

Mein Guru, Paramhansa Yogananda, lebte immer in diesem Zentrum. Wo auch immer er hinging, zog er sogar vollkommen Fremde an. Freunde von mir hielten eines Tages an einer Tankstelle. Der Tankwart, ein älterer Mann, erkannte ein Foto von Yogananda auf dem Armaturenbrett des Autos, als er die Scheiben putzte. Zutiefst berührt, erzählte er, wie „der Mann da" – von dem er offensichtlich wenig oder gar nichts wusste – einmal an einer Tankstelle in Highland Park angehalten hatte, wo er früher einmal arbeitete. Dieser Kontakt, zufällig wie er war, hatte einen tiefgreifenden Einfluss auf sein Leben.

Wenn es darum geht, Dinge und nicht Menschen in ihrem Zentrum zu erkennen, wie dies Nijinski während seiner Beobachtung des Skilehrers tat, dann wirst du merken, wie sich die Türen von unzähligen Rätseln für dich öffnen. Jede Unternehmung, auf die du deinen Geist richtest, wird sich nämlich erfolgreich für dich entwickeln.

Ich habe dieses Prinzip sehr oft ausprobiert, und auf ganz verschiedene Weise. Es ist keine Abstraktion, und es ist auch keine Frage des individuellen Talents. Es ist einfach eine praktische Anwendung der Wahrheit „Zentrum überall, Umfang nirgendwo."

Freundlichkeit

Akzeptanz führt zu der zweiten Haltung, die notwendig ist, um dein eigenes Zentrum zu finden: Freundlichkeit. Um diese Klarheit des Bewusstseins zu erreichen, die der Gefährte der Selbstannahme ist, solltest du Freundlichkeit auch dir selbst gegenüber praktizieren. Du wirst deine Fehler nie überwinden, wenn du deine Mängel hasst, und auch nicht, wenn du dich selbst hasst, weil du ihnen nachgibst. Natürlich solltest du der Freundlichkeit nicht erlauben, sie zu *entschuldigen.* Wahre Freundlichkeit dir selbst gegenüber bedeutet, dass du stattdessen daran arbeiten solltest, dich selbst in deinen Tugenden zu stärken. Suche immer nach deinen höchsten Potenzialen. Wenn das bedeutet, dir selbst gegenüber auch streng zu sein, dann sei es. Aber sei nie bewertend.

Freundlichkeit ist auch notwendig, um andere Menschen zu verstehen. Ohne Freundlichkeit kannst du sie nie wirklich annehmen. Mit freundlicher Akzeptanz jedoch wirst du merken, dass du sie intuitiv in ihrem Zentrum wahrnimmst.

Freundliche Akzeptanz kann schwer zu verwirklichen sein, wenn es um unbelebte Dinge geht. Wenn du ein solches Verständnis bekommen möchtest, dann könnte eine entspannte Akzeptanz leichter zu verwirklichen sein als Freundlichkeit. Und dennoch, da allen Dingen eine Bewusstheit innewohnt, ist Freundlichkeit auch Dingen gegenüber nicht wirklich abwegig.

Einstimmung

Als junger Mann beauftragte Paranhansa Yogananda einmal einen sehr bekannten Künstler in Bengalen, ein Porträt seines Guru, Lahiri Mahasaya, zu malen. Der Künstler tat dies auf eine sehr professionelle Weise, aber sein Gemälde ließ die intuitive Wahrnehmung seines Themas vermissen. Yogananda fragte ihn dann: „Wie lange haben Sie gebraucht, um Ihre Kunst zu meistern?"

„Zwanzig Jahre", war die Antwort.

„Sie meinen, Sie haben zwanzig Jahre gebraucht, um Ihr Selbst davon zu überzeugen, dass Sie malen können?", fragte der Yogi. Die Frage schockierte den Künstler zutiefst.

„Ich möchte einmal sehen, ob Sie nicht doppelt so lange brauchen, um das Malen zu lernen!", rief er empört aus.

„Geben Sie mir eine Woche", antwortete Yogananda.

Der Künstler, der sehr verärgert über das war, was er für eine Beleidigung hielt, verließ den Raum.

Yogananda hatte keine praktische Erfahrung mit dem Malen. Seine ersten Versuche waren erfolglos. Aber er blieb hartnäckig dabei und nach und nach tauchte er immer tiefer in ein Verständnis ein, das ein guter Künstler braucht. Am Ende dieser Woche hatte er das Gemälde fertiggestellt. Und der Künstler, als er kam, um es zu betrachten, musste zugeben, dass es viel besser war als sein eigenes.

Je mehr du dich aus deinem Zentrum in das Zentrum einstimmst, das allem innewohnt, umso mehr wirst du entdecken, dass es eine Anteil nehmende, wechselseitige Beziehung im Universum gibt, die es möglich macht, dass du ein vollkommenes Verständnis für alles entwickelst. Mach dich nicht von einer intellektuellen Analyse abhängig, die die Dinge trennt und sie in Teilbereiche unterteilt, sondern *versuche das Herz von allem zu fühlen*, was du zu verstehen versuchst.

Freunde von mir kletterten einmal im Almora Distrikt im Himalaya. Auf einem Hochplateau trafen sie einen Eremiten, der nur selten anderen Menschen begegnete. Als dieser Mann, der überhaupt nicht gebildet war, erkannte, dass meine Freunde nicht in der Lage waren, mit ihm in seinem Eingeborenendialekt zu sprechen, sprach er sie in fließendem Englisch an.

Anandamayi Ma, eine Heilige, mit der ich in Indien einige Zeit verbrachte, konnte nicht schreiben oder lesen. Aber wenn Gelehrte sie baten, ihnen eine schwere oder rätselhafte Textstelle aus einer Heiligen Schrift zu erklären, dann konnte sie dies zu ihrer vollständigen Befriedigung tun. Alles, was sie erbat, war, dass man ihr diese Stelle vorher vorlas. Sie sagte mir einmal: „Ich könnte auch englisch sprechen, wenn ich mich darauf konzentrieren würde." Sie sprach dann einige wenige Worte in Englisch und lachte herzlich darüber.

Paramhansa Yogananda konnte sehr leicht mit Menschen sprechen, die ein sehr spezialisiertes Fachwissen haben, wie zum Beispiel mit Ärzten, wobei er ihre eigene Terminologie benutzte, so, als hätte er selbst Medizin studiert. Ein weiteres Beispiel: Eine Dame aus Mexiko, die kein Englisch konnte, hatte ein privates Gespräch mit Yogananda, das mehr als eine Stunde dauerte, wobei er kein Spanisch sprach. „Ich weiß nicht, wie das passierte", sagte sie mir Jahre später. „Aber wir haben uns wunderbar verstanden."

Ein Prozess des Ver-lernens

Dein Zentrum zu finden, ist also nicht so sehr ein Prozess, dich selbst von der objektiven Wirklichkeit zu trennen, sondern er besteht darin, das universelle Zentrum zu berühren, dessen Manifestation die gesamte Wirklichkeit ist. Dies zu tun, schenkt dir ein weit größeres als nur das normale Verständnis. Und dieses Verständnis unterscheidet sich radikal von dem gewöhnlichen Verständnis, das sich durch oberflächliche Tatsachen und Beobachtungen angesammelt hat.

Eine Weisheit, die man daraus gewinnt, dass man sich in sein eigenes Zentrum einstimmt, ist überhaupt nicht dasselbe, wie wenn man zur Schule geht, wo das Ziel das Lernen ist. Meditation ist der *Prozess des Ver-lernens.*

Ich meine damit nicht, dass wir versuchen sollten, das ganze Wissen zu vergessen, das wir in der Schule gelernt haben. Dieses Wissen hat seinen Platz und seinen eigenen Anwendungsbereich. Meditation andererseits ist auch kein Weg zu intellektuellem Unvermögen: Ganz im Gegenteil, sie schärft ganz entscheidend den Intellekt. Aber was wir verlernen müssen, ist die Begrenzung durch die Täuschungen, die das Ego in uns verursacht.

„Ich bin ein Mann", „Ich bin eine Frau", „Ich bin Amerikanerin, Franzose, Italiener", „Ich mag moderne Kunst", „Ich klettere gerne auf Berge", „Ich hasse Barockmusik". Rudolph Fleish schrieb über eine Frau, die er einst getroffen hatte und die darauf bestand: „Ich kann diese Zahnärzte aus Brooklyn nicht ausstehen!" Solche selbstbegrenzenden Vorstellungen schließen uns in einen Kokon spiritueller Ignoranz ein – uns, die wir unserer tieferen Wirklichkeit ewiger Geist sind! Der Prozess des Ver-lernens bringt uns zu einer immer tieferen Ebene der Selbsterkenntnis.

Neti, neti – „nicht dies, nicht das". Ver-lernen ist ein Prozess, bei dem wir jede falsche Ansicht mit der Wurzel aus unserem Geist ausreißen. Er bedeutet, zu dem zurückzukehren, was und wo wir wirklich sind: nicht „da draußen", nicht versteckt in diesem kleinen Körper, männlich oder weiblich, schwarz oder weiß, mexikanisch oder amerikanisch – sondern hier, in unserem ewigen Zentrum, ganz gleich, wo der Körper gerade ist.

Eine Engländerin besuchte einst den Weisen Ramana Maharshi in Indien: „Ich bin den ganzen Weg von London hergekommen", sagte sie, „nur um Sie zu finden". – „Sie haben sich überhaupt nicht bewegt", war seine Antwort, „Ihre Sicht der Welt hat sich einfach geändert."

Soweit es unsere Wahrnehmungen betrifft, befinden wir uns immer im Zentrum des Universums. Es gibt nichts, was diese Wahrnehmungen umgibt, es sei denn, wir selbst ziehen diesen Kreis um sie. Unser Unterbewusstsein ist überall. Ob bewusst oder unbewusst (und mehr noch, wenn wir es bewusst tun), erstreckt sich unser Einfluss bis nach außen in unsere Umgebung. Und unsere Umgebung wiederum übt einen ebenso großen Einfluss auf uns aus. Meditation versetzt uns nicht nur die Lage, uns auf sensiblere Weise mit unserer Umgebung in Verbindung zu setzen, sondern auch, uns mit ihr zu harmonisieren und sie sich mit uns.

Mit den magnetischen Einflüssen zusammenarbeiten

Wissenschaftler haben entdeckt, dass wir in einem elektromagnetischen Universum leben. Das ist ein Ansatz, der sich sehr von dem unterscheidet, dem man vor einem knappen Jahrhundert anhing und nach dem das Universum als etwas ausschließlich Materielles betrachtet wurde.

Magnetismus entsteht durch den Fluss vieler verschiedener Arten von Energie, nicht nur durch Elektrizität. Es gibt feinere Energien und feinstofflichere Formen von Magnetismus als die, die mit irgendeinem physikalischen Instrument messbar sind. Paramhansa Yogananda beschrieb Elektrizität als „den animalischen Strom der Energiewelt." Energie ist an physikalischen Orten vorhanden. Orte entwickeln entsprechend der Gedanken und feinstofflichen Energien von Menschen, die sie besucht haben, einen Magnetismus. Besucher können dann diese Schwingungen fühlen.

Es ist relativ einfach, beispielsweise die erhebende Atmosphäre eines Tempels oder einer Kirche zu spüren, wo Menschen in Andacht gebetet haben. Solche Schwingungen sind sogar noch stärker an Orten, an denen große Heilige meditiert haben. Andererseits kann man auch dissonante Schwingungen wahrnehmen, etwa in niedrigen Spelunken, wie sie von Seeleuten beim Landgang frequentiert werden.

Du wirst es einfacher finden, an Orten zu meditieren, die von spirituell erhebenden Schwingungen durchflutet sind. Du kannst einen solchen Ort in deiner eigenen Wohnung herstellen, indem du ein Zimmer ausschließlich für Meditationen reservierst, oder auch nur einen Teil deines Schlafzimmers. Wenn du diesen Bereich ausschließlich für Meditationen reservierst, wirst du nach einigen Monaten merken, dass er Schwingungen entwickelt, die dich schnell in eine meditative Stimmung erheben.

Weniger offenkundig durchdringen spirituelle Schwingungen auch Dinge, die nicht materiell sind, wie Gebete, die gesprochen worden sind, und Chants, die von großen Heiligen oder hingebungsvollen Anhängern viele Jahre lang gesungen worden sind. Wenn du zu Beginn deiner Meditation solche Gebete oder Chants wiederholst, dann wirst du entdecken, dass sie die Macht haben, dich in einen Zustand innerer Verbundenheit zu bringen. „Chanten", pflegte Yogananda zu sagen, „ist die halbe Miete."

Ich werde mich mit dem Thema Chanten in einem späteren Kapitel noch intensiver beschäftigen. Im Augenblick wollen wir unsere Diskussion auf die Bedeutung des Chantens begrenzen und uns in die Schwingungen einstimmen, die Teil der Atmosphäre dieses Planeten sind, auf dem wir leben.

Die Yogis in Indien bestätigen eine Tradition, die man in vielen Kulturen und Traditionen rund um den Erdball findet. Die Navajo zum Beispiel bauen ihre Hogans und die Sioux ihre Tipis mit einem Eingang, der nach Osten zeigt. Aus dieser Himmelsrichtung, so meinen sie, „kommen alle guten Dinge". Die alte Bezeichnung im Hebräischen für den Osten ist *kedem*, die dieselbe Wurzel hat wie das Wort „vorher". Die Vorstellung dabei ist die, dass man in Richtung auf den Osten beten sollte. Auch die Yogis empfehlen, dass man sich zur Meditation in Richtung Osten setzen sollte.

Denn die Erde erzeugt ein kraftvolles Magnetfeld. Die Richtung, in die man sich bei der Meditation wendet, hat eine Wirkung auf das, was wir den Elektromagnetismus unseres Körpers nennen könnten. Die spirituell nützlichsten Strahlen kommen aus dem Osten. Aus dem Norden kommen Strahlen, die ein Bewusstsein innerer Freiheit begünstigen. Traditionell ist der Norden die beste Richtung, um den Körper bewusst im Tod zu verlassen.

Ich möchte damit nicht sagen, dass du nicht wirksam meditieren kannst, wenn du dich dabei in irgendeine Richtung wendest, die für dich angenehm ist. Die traditionell empfohlenen Richtungen sind lediglich Hilfestellungen. Ein starker Wille kann sich über jeden äußeren Einfluss erheben. Der Wille wird jedoch von begünstigenden Einflüssen unterstützt – warum also sollte man sich das nicht zunutze machen?

Auch der Fluss der Zivilisation bewegt sich von Ost nach West. Der größere Freiheitsgeist lebt im nördlichen Teil eines jeden Landes und der Geist der Treue gegenüber der Tradition findet sich meist im südlichen Teil. Es gibt unzählige Verbindungen zwischen dem Magnetismus der Erde und unserem eigenen.

Um uns mit der Erdenergie in Übereinstimmung zu bringen, ist es auch gut, zu besonderen Zeiten zu meditieren. Der Magnetismus der Erde verändert sich zu bestimmten Zeiten wahrnehmbar im Verhältnis zu unserer Position auf dem Planeten. Diese Zeiten sind dann, wenn die Sonne den Horizont beim Sonnenaufgang und beim Sonnenuntergang überquert und wenn sie am Mittag und um Mitternacht am höchsten und am niedrigsten steht.

Lasst mich das ein wenig mehr ausführen. Das Gottesbewusstsein hat seine körperliche Entsprechung im vorderen Gehirnlappen. Der bewusste Zustand arbeitet vom mittleren Gehirnteil aus und das Unterbewusstsein aus dem unteren Gehirnteil. Das bedeutet, es gibt eine Art linearer Progression des Bewusstseins, vom Unterbewussten zum Gottesbewusstsein.

In anderer Hinsicht jedoch existiert das Gottesbewusstsein *zwischen* den Zuständen des Bewussten und des Unterbewussten – nicht in seiner körperlichen Entsprechung im Gehirn, sondern in der feinstofflichen Art, in der es arbeitet. Da sowohl das Gottesbewusstsein wie auch das Unterbewusste geistigen Frieden herbeiführen können – und im Fall des Gottesbewusstseins natürlich noch intensiver – bedeutet das, dass es eine wechselseitige Beziehung zwischen beiden gibt. Gottesbewusste Inspirationen kommen oft während des Schlafs durch das Unterbewusste, sie sind oft viel schwerer während unseres bewussten Zustandes zu empfangen, der meist mit Aktivität gekoppelt ist.

Wahrheit ist zudem letztlich, wie auch Raum, kugelförmig, nicht linear. Darum ähneln sich Gegensätze oft auch so. In diesem Sinn gibt es auch eine Verbindung, eine Art Ähnlichkeit, zwischen dem Gottesbewusstsein und dem Unterbewussten.

Das Gottesbewusstsein ist so beschrieben worden, dass es an einer feinen Trennungslinie zwischen dem bewussten und dem unterbewussten Geist zu Hause ist. Aus diesem Grund haben Yogis empfohlen, auf den Horizont zu meditieren, wo es eine gerade Linie bildet, was man besonders gut sehen kann, wenn man aufs Meer hinausschaut. Wenn du geistig diese Linie durchdringen kannst, wirst du ins Gottesbewusstsein eintreten.

Wir könnten es auch auf folgende Weise ausdrücken: Körperlich leben wir in einem dreidimensionalen Universum. Wenn wir diese drei Dimensionen auf eine reduzieren können – den geraden Horizontverlauf oder die gerade Linie, die von unseren Augenbrauen gebildet wird – und dann intensiv auf diese Linie schauen, dann ist es leichter, durch diese Linie hindurch und hinter diese dreidimensionale Welt zu schauen und so die göttliche Welt zu betreten, die keine Dimensionen besitzt.

Genauso ist es viel einfacher für uns, diese dreidimensionale Welt zu durchdringen und in das Gottesbewusstsein zu gelangen, wenn wir exakt den Ruhepunkt zwischen zwei Atemzügen erwischen oder den Ruhepunkt in der Natur, wenn die Sonne relativ zur Erde oder zu unserer Position zur Erde ihre Richtung ändert.

Die besten Zeiten für eine solche Meditation ist sechs Uhr morgens (zum Sonnenaufgang), am Mittag (wenn die Sonne am höchsten steht), um sechs Uhr nachmittags (zum Sonnenuntergang) und um Mitternacht (wenn die Sonne am tiefsten steht). Die besten Zeiten im Jahr, um zu meditieren, sind demzufolge, von dieser Perspektive aus betrachtet, die Tag-und Nachtgleichen am 21. März und am 21. September sowie die Sonnenwendzeiten am 21. Juni und am 21. Dezember.

Du solltest aber auch immer im Blick behalten, was für dich möglich ist. Das moderne Leben passt sich oft nicht so leicht den größeren Rhythmen der Natur an.

Die beste Zeit zu meditieren, selbst wenn es nur sehr kurz ist, ist die Zeit nach dem ersten Erwachen am Morgen – auch wenn du da nur ein ganz kurzes Gebet sprichst. Der unterbewusste Geist ist in dieser kurzen Zeitspanne, wenn wir den Strahl des Bewusstseins zum Wachbewusstsein erheben, offener für Suggestionen. Dasselbe gilt andersherum für den Zeitpunkt, wenn wir einschlafen, da dann der Geist nach unten in das Unterbewusstsein schlüpft.

Wenn wir aufwachen, steht das Unterbewusstsein bereit, um seine Aufgabe zu erfüllen, den bewussten Geist und seine Entscheidungen zu beeinflussen. Deshalb beschreiben wir jemanden, der grantig scheint, als jemanden, der „mit dem falschen Fuß aufgestanden ist“. Im Augenblick des Erwachens kann eine starke Willensbekräftigung die Richtung des unterbewussten Einflusses auf den Geist vollkommen umkehren.

Und wenn wir nachts genau vor dem Einschlafen sind, dann können wir die Gedanken und Entscheidungen des bewussten Geistes mit in das Unterbewusste hineinfließen lassen. Sie liegen dann im Unterbewussten obenauf, wenn wir am nächsten Morgen erwachen. Wenn also ein Mensch mit dem Gedanken einschläft: „Oh, ich bin total erschöpft!“, dann kann es gut sein, dass er sich eben erschöpft fühlt, wenn er am nächsten Morgen aufwacht. Aber er wird wach und handlungsbereit sein, wenn er sich kurz vor dem Einschlafen am Abend zuvor die Worte sagt: „Ich werde meinen Körper pflegen, indem ich ihm die Ruhe gebe, die er braucht, aber morgen früh werde ich ganz wach und bereit für den Tag sein!“

Meditiere, bevor du ins Bett gehst. Dann, während du einschläfst, nimm den Frieden der Meditation mit dir.

Was du auch noch tun kannst, ist, zu versuchen, exakt in dem Moment, wenn du am Einschlafen bist, den Moment *zwischen* Wachsein und Schlafen zu ergreifen und sanft in das Semi-Gottesbewusstsein hinüberzugleiten.

Es ist am besten, mit leerem Magen zu meditieren oder wenigstens eine Stunde oder zwei nach einer schweren Mahlzeit. Es ist leichter, die Energie nach oben zu bringen, wenn sie nicht aufgrund der Verdauungstätigkeit so beschäftigt ist.

Und schließlich: Meditiere, wenn es geht, immer zur selben Zeit am Tag. Dein Unterbewusstsein wird besser mit deinen Bemühungen zusammenarbeiten, Ruhe in der Meditation zu erlangen, wenn es einmal die Gewohnheit angenommen hat, Ablenkungen in dieser Zeit beiseitezuschieben.

Meditationsübung

Entwickle die Fähigkeit, willentlich von einem Zustand des Bewusstseins zu einem anderen überzuwechseln. Eine hilfreiche Praxis in dieser Hinsicht besteht darin, deinen Bewusstseinszustand mit der Position deiner Augen in Übereinstimmung zu bringen.

Du wirst merken, dass dein Geist dazu tendiert, leichter ins Unterbewusste abzurutschen, wenn du nach unten schaust. Wenn du geradeaus schaust, dann ist es leichter, die schläfrige Lethargie abzuschütteln. Und wenn du nach oben schaust, dann ist es leichter, in das höhere Bewusstsein aufzusteigen und Eingebungen zu empfangen.

Praktiziere folgende Übung:

1) Schau mit geschlossenen Augen nach unten. Stell dir vor, du sinkst nach unten, als ob du dich durch Wasser sinken lassen würdest – durch Wälder schwingenden Seetangs – tiefer, immer tiefer in die grüne, dunstige Welt

der Fantasie. Freue dich an diesem angenehmen Gefühl, ganz frei von irdischen Verantwortlichkeiten zu sein, von fordernden Projekten, von deinen Ängsten, von irdischen Ambitionen. Affirmiere geistig: „Durch langsam dahintreibendes Wasser sinke ich tief ins Unterbewusstsein.“

2) Und nun, mit einem schnellen Willensakt, öffne deine Augen. Schaue ganz geradeaus. Schüttle die letzten Schlingpflanzen der Passivität ab. Affirmiere: „Mit einem Durchbruch von Energie erhebe ich mich und grüße die Welt!“

3) Bleibe eine Weile in diesem Zustand. Dann schau nach oben und affirmiere: „Ich erwache zu Deinem Licht! Ich bin voll Freude! Ich bin frei! Ich erwache zu Deinem Licht!“

Übe, zwischen diesen drei Bewusstseinszuständen hin- und herzuwechseln und sie mit einer entsprechenden Veränderung der Position deiner Augen zu begleiten. Nach und nach wirst du die Fähigkeit gewinnen, deine Bewusstseinszustände willentlich zu verändern.

8

Dein Zentrum finden

Der große Yogameister Sri Ramakrishna vermittelte der Welt ein wundervolles Bild für spirituelle Entwicklung. „Was bleibt?", so fragte er, „wenn du eine Zwiebel schälst? Nichts! Eine Zwiebel besteht aus Schichten. Und was bleibt, wenn du auf ganz ähnliche Weise die Schichten geistiger Täuschung abschälst? Nichts Materielles. Nichts Mentales oder Psychologisches. Alles, was bleibt, ist reines Bewusstsein."

Die „Schalen", die er beschrieb, beginnen in der Materie, in ihrem gröbsten Zustand. Evolution ist ein Prozess, bei dem nach und nach die Schalen abgeschält werden, die den Geist in seinen materiellen Manifestationen festhalten. Die indischen heiligen Schriften benutzen dazu das Wort *kosha* (Mantel, Umhüllung). Ehe die äußerste *kosha*-Schicht nicht abgeschält ist, bleibt das reine Bewusstsein so dicht bedeckt, dass es unbewusst wirkt. Daher kommen die Erscheinungsformen in Felsen oder Metallen, die uns gefühllos vorkommen.

Nach und nach, durch die aufwärts gerichtete Evolution, wird eine Schale nach der anderen abgeschält. Beim Menschen sind nur noch einige Schichten vorhanden. Aber auch sie müssen abgeschält werden – und zwar nicht durch den automatischen Evolutionsprozess, sondern durch die bewusste Verfeinerung der Herzensgefühle, durch Andacht und Hingabe und durch die Willenskraft.

Die Emotionen müssen zu reinen intuitiven Gefühlen verfeinert werden. Die Gedanken müssen zu einer ruhigen, intuitiven Weisheit verfeinert werden. Verlangen nach sinnlichen Genüssen muss so verfeinert werden, dass man stattdessen inneres, spirituelles Licht, Klänge und ähnliche Gegenspieler der körperlichen Sinne aufnimmt.

Von einer praktischen Perspektive aus betrachtet, erkennt der Meditierende nach und nach, dass er nicht ins Außen greifen muss, wenn er göttliche Unterstützung braucht. Alles, was er braucht, ist, die Umhüllungen wegzunehmen, die sein Bewusstsein bedecken und die sein Ego vor der atemberaubenden Herausforderung der Allgegenwart schützen, während sie ihn mit der Täuschung trösten, dass sein Ego für sein Selbst ausreichend ist.

Auf dem spirituellen Weg gibt es zwei Herangehensweisen. Eine von ihnen ist abstrakt und philosophisch, die andere konkret und praktisch. Beide sind wichtig, wenn man dieses Thema wirklich gut verstehen will.

Von einem philosophischen Ansatz aus betrachtet, ist das, was nach dem Prozess des Abschälens bleibt – nichts! Es ist, als ob man eine Kerze ausbläst, nur dass im Fall einer Kerze der Docht – im übertragenen Sinn also das Ego – immer noch zurückbleibt, und demzufolge immer wieder angezündet werden kann. Wenn man das letzte *kosha* abschält, dann gibt es kein Ego mehr, das wieder reaktiviert werden könnte. Das ist *nirwana.* Es ist das Ziel jeder Meditationspraxis, das auf unterschiedliche Weise von den Jüngern verschiedener Religionen verstanden wird.

Wenn große Meister in diese Welt geboren werden, dann lehren sie entsprechend den spirituellen Bedürfnissen und der Bereitschaft der Menschen ihrer Zeit. Was dann später im allgemeinen geschieht, ist, dass ihre Jünger – von denen die meisten in unterschiedlicher Abstufung die volle Erleuchtung nicht erreichen – diesen Lehren einen neuen Akzent geben.

Voll Verlangen danach, die Einzigartigkeit dieser Lehren zu beweisen, und deshalb nicht so biegsam, um die spirituellen Bedürfnisse ihrer Zeit anzusprechen, konzentrieren sie sich auf einen oder auf einen anderen Aspekt dieser Lehren, um hervorzuheben, auf welche Weise diese Aspekte scheinbar ihre Lehre von anderen Lehren unterscheidet. Da der spirituelle Weg sich mit vielen Schichten der Wirklichkeit beschäftigt, die viel zu feinstofflich sind, als dass man sie mit der sinnlichen Beobachtung allein erfassen könnte, werden sie hitzig über Punkte streiten, die weder sie noch ihre Zuhörer wirklich beweisen oder widerlegen könnten. Auf diese Weise kommen sie von sorgsam intellektualisierten Lehren oder Dogmen zu einem Dogmatismus, vom Dogmatismus dann zur Bigotterie und von der Bigotterie zur Verfolgung, wobei jeder vollkommen davon überzeugt ist, dass sein eigener Lehrer allein die ganze Wahrheit kannte.

In der Zwischenzeit sitzen all diese Lehrer wahrscheinlich „in einer Sofaecke dieses ganzen Aufstands“[10] und trinken in vollkommener Freundschaft gemütlich Tee zusammen.

Im Lauf eines relativ langen Lebens habe ich eine Formel entdeckt, die gut zu funktionieren scheint, ganz gleich, auf was man sie anwendet: *Dogmatismus nimmt im direkten Verhältnis zu der Unfähigkeit des Menschen zu, seine Haltung zu beweisen.*

Nirwana

Die buddhistische (und nicht notwendigerweise die von Buddha selbst beschriebene) Sichtweise des *Nirwana* bedeutet vollkommene Auslöschung, nicht nur der Kerzenflamme (der Sehnsüchte und Anhaftungen) und des Dochtes (des Ego), sondern der Kerze selbst (was bedeutet, des Bewusstseins). Auf diese Weise ist ihre Lehre in vielerlei Hinsicht ähnlich der Philosophie von Descartes, für den Bewusstsein ein Produkt des Denkens war („Ich denke, darum bin ich“). Der Unterschied zwischen beiden besteht nur darin, dass die Buddhisten sehr richtig betonen, dass unsere Existenz von viel mehr als nur von dem reinen Akt des Denkens bestimmt ist.

Wenn das Ziel spiritueller Suche darin bestehen würde, das Bewusstsein selbst auszulöschen, so könnte man sich fragen: Was unterscheidet dann spirituelle Praxis von Selbstmord? Das einzige, was falsch am Selbstmord ist, besteht nach dieser Ansicht darin, dass er einem keine vollkommene Auslöschung schenkt. Unerfüllte Sehnsüchte bleiben in den *vrittis* (den Wirbeln des Bewusstseins und der Energie) im Astralkörper auch nach dem Tod bestehen und führen dazu, dass die Seele sich wieder und wieder re-inkarniert und erneut durch den ganzen beschwerlichen Prozess geht, der zu der Entscheidung führte, sich irgendwann einmal umzubringen.

Deshalb werden wir so zu der Schlussfolgerung geführt – und das ist letztlich, wie wir noch erkennen werden, ein grundlegendes Missverständnis dieses Konzepts – dass *Nirwana* besser ist als Selbstmord, aber nur aus einem einzigen Grund: *Nirwana* funktioniert, während Selbstmord den Job vermasselt.

Sollten wir also *Nirwana* – wenn wir den Begriffen folgen, die seine Befürworter vorschlagen – als etwas sehen, was man als eine Art permanenten Selbstmord bezeichnen könnte – einer Permanenz, die Selbstmordkandidaten selbst erstreben, aber nicht erreichen? Das Beispiel von Buddha selbst hat Menschen davon abgehalten, diese Analogie aufzustellen. Denn er war ja ganz offensichtlich nicht gerade ein potenzieller Selbstmordkandidat.

Aber daraus kann man nur schlussfolgern, dass die Menschen missverstanden haben, was er unter *Nirwana* verstand. Wenn wir mit unserer Gleichsetzung jetzt an diesem Punkt angekommen sind, lasst uns nicht länger auf abstrakte Weise damit umgehen, sondern lasst uns den Selbstmord direkt betrachten.

Nirwana ist ein Konzept, das weit über jedes normale menschliche Verständnis hinausgeht. Man kann es lang und breit dogmatisierend betrachten, ohne dass man Angst haben muss, Widerspruch hervorzurufen, außer wenn man auf dem Boden anderer, ebenso wichtiger Dogmen steht. Selbstmord dagegen ist etwas, von dem wir alle etwas wissen. Selbst wenn wir die Gründe dafür nicht vollständig nachvollziehen können, haben wir wenigstens alle Menschen gekannt oder von solchen gehört, die jeden in Schock versetzten, als sie sich umbrachten.

Man kann also sicher sagen, dass nichts von ihrer Begeisterung für die Selbstzerstörung bewirkt, dass man sie nachzuahmen versucht. Wenn erfolgreicher Selbstmord im Gegensatz zu einem vermasselten das wahre Ziel von Spiritualität wäre, dann würde es schwerfallen, sich vorzustellen, dass irgendjemand dafür mehr als nur symbolische Anstrengungen unternehmen würde, spirituelle Praktiken zu üben.

Tatsächlich jedoch inspiriert der Buddhismus Menschen nicht durch seine Einladung zur Nichtexistenz – eine Einladung, die im Allgemeinen, so vermutet man, als buddhistisches Gegenstück zu einem Verschieben auf das nächste Mal akzeptiert wird – sondern wegen der positiven Eigenschaften, die Buddha selbst in sich verkörperte: Mitgefühl, Stille, Akzeptanz – um nur einige zu nennen. Alle diese Eigenschaften versetzen einen Menschen in die Lage, auf bewusstere Weise mit dem Leben umzugehen; und sie inspirieren in keiner Weise solche negativen Einstellungen, die einen darauf reduzieren könnten, mürrisch in einer Ecke im Keller zu kauern und über Selbstvernichtung nachzudenken.

Der Buddhismus ist eine großartige Religion. Und *Nirwana* ist ein großartiges Konzept. Loyalität und Treue sind zudem großartige Tugenden. Buddhisten demonstrierten die Großartigkeit ihrer Religion durch die Eigenschaften, die sie entwickeln, wenn sie ihr ernsthaft folgen: Mitgefühl, Nichtanhaftung und Ruhe, um wiederum nur einige von ihnen zu nennen.

Wenn es jedoch zum Punkt ihres Verständnisses von *Nirwana* kommt und zu dem Gegensatz, in dem dieses Konzept zu den erklärten Zielen anderer Religionen steht, dann müssen wir antworten, dass Wahrheit entweder existiert oder nicht existiert. Wenn sie existiert, dann kann es darüber keine Meinungsunterschiede geben. Unter den großen Meistern aller Religionen, die diese Wahrheit erkannt haben – und, noch einmal, wobei wir annehmen, dass Wahrheit als solche überhaupt existiert – *muss* es dann eine grundlegende Übereinstimmung geben. Wenn es Unterschiedlichkeiten darüber gibt, dann kann es sie nur im Hinblick auf Gewichtungen geben.

In ihrem äußeren Leben, was der einzige Teil ist, den andere tatsächlich beobachten können, haben diese großen Meister alle dieselben Charakteristika spiritueller Größe gezeigt: Mitgefühl, universelle Liebe, Freundlichkeit, Vergebung, Ruhe, Verständnis. Keine/r von ihnen hat jemals seine eigenen Lehren über oder gegen die Lehren anderer großer Meister gestellt. Die einzigen Konzepte, gegen die sich jeder von ihnen gewandt hat, sind spirituelle Fehlinterpretationen dieser Lehren – die Verwirrung, die im spirituellen Lehren erzeugt wird, mit anderen Worten, durch unerleuchtete Menschen.

Es ist die Tendenz einer spirituell unwissenden Menschheit, sich über die großen Lehren aller Zeiten herumzustreiten, wenn sie auf Punkte der Nichtübereinstimmung stoßen. Dies geschieht, weil die Art des Intellekts, etwas zu verstehen, darin besteht, zu analysieren und ein Konzept vom anderen zu unterscheiden. Die richtige Methode des Verständnisses in diesen Dingen jedoch besteht in einem ruhigen intuitiven Gefühl. Sri Rama Yogi, ein großer Heiliger Indiens, machte mich einmal genau auf diesen Punkt aufmerksam. Er hatte etwas gesagt, auf das ich antwortete: „Aber mein Guru hat etwas anderes gelehrt." Darauf sagte er mit einem Lächeln: „Wenn alle Schüler großer Heiliger ihre Meister vollkommen verstünden, dann würde es keine solchen Kämpfe mehr geben, wie man sie überall in den Religionen sehen kann."

Der Intellekt kann uns gut dazu dienen, wenn man die Wahrheit erklären will. Aber die Wahrheit selbst kann anfangs nur durch Intuition erkannt werden. So ist das immer gewesen, sogar in den Naturwissenschaften.

Um zum Konzept des *Nirwana* zurückzukehren: Der Buddha riet niemals zur Selbst*zerstörung*. Die Lösung, die er lehrte, um die Sorgen des Lebens und des Todes zu überwinden, bestand vielmehr darin, Selbst*erfüllung* zu finden. *Nirwana* ist eine universelle Wahrheit. Sie ist keine großartige Entdeckung einer einzigen großen Seele der Geschichte. Schon das Wort *Nirwana* war lange vor Buddha bekannt und akzeptiert. Und es war auch nicht seine Entdeckung dieser Wahrheit, die ihn großartig machte, sondern die Tatsache, dass er sie so vollkommen *verwirklichte*.

Nirwana heißt Reines Bewusstsein, jener Zustand, der nach dem Prozess des vollständigen Abschälens aller Schichten vorgetäuschter Selbst-Identität übrigbleibt. Wenn die Zwiebel einmal vollkommen abgeschält ist, dann bleibt von dem materiellen Objekt Zwiebel nichts mehr übrig. Wenn einmal die *koshas* vollständig überwunden sind, dann bleibt nichts übrig, das man ein individuelles Wesen nennen könnte – kein Körper, keine Emotionen, kein Verlangen, keine Gedanken, keine Anhaftungen. Nicht einmal das Ego ist noch da, obwohl es immer noch Gefühlswellen gibt, die beruhigt werden müssen, selbst wenn es nicht mehr da ist. Alles ist ausgelöscht, wie die Flamme einer Kerze. Der Docht des Ego ist zerstört. Was bleibt? Leben kann nicht aus Nicht-Leben entstanden sein. Manifeste Wirklichkeiten können nicht buchstäblich aus dem Nichts entstanden sein. Gerade das Mitgefühl des Buddha und der praktizierenden Buddhisten – jeder nach seinem eigenen Vermögen – können nicht die Folge von Unbewusstsein sein. Die „Nichtsheit" des *Nirwana* also ist ein Seinszustand und ist auch oft so beschrieben worden. Es ist kein *Nicht*-Zustand.

Was da geschieht, ist, wie mein Guru mir erklärte, dass man in dieser „Nichtsheit" erkennt: „Jede Selbst-Definition ist mir abgeschält worden: Und dennoch existiere ich!" In diesem Zustand wird also anfangs ein gewisser schmerzlicher Verlust erlebt – der letzte Versuch des Unterbewussten, den Geist zurück in das menschliche Bewusstsein zu ziehen. Wenn der Meditierende dieser letzten Versuchung widersteht – wie es der Buddha tat, als der erklärte: „*Mara* (Tod, teuflische Täuschung), ich habe dich besiegt!", erlebte der plötzlich, wie in seinem Bewusstsein Wellen und immer wieder neue Wellen der Seligkeit aufplatzen.

Das ist die exakte Definition von Gott, *Satchidananda*: „Ewig-existierende, ewig-bewusste, ewig-neue Seligkeit." Aus diesem Bewusstseinszustand heraus war der Buddha in der Lage, so vollkommen die Fähigkeit des Mitgefühls zum Ausdruck zu bringen. Dieselbe universelle Liebe wurde von Jesus Christus gezeigt. Sie wurde auch von jedem anderen großen Meister gezeigt, der je gelebt hat, von jedem auf seine oder ihre ganz eigene Weise: Denn jede Seele – und in Wahrheit jedes Atom im Universum – ist einzigartig sie bzw. es selbst.

Ich werde diese Lehre später weiter ausführen und sie von einer Richtung angehen, die es leichter macht, sie in Begriffen normaler menschlicher Erfahrung zu verstehen. Für jetzt beschränkt sich unsere Diskussion darauf, unser inneres Zentrum zu entdecken.

Von einem philosophischen Standpunkt aus könnte man fragen: „Zentrum wovon denn, wenn nichts wirklich existiert?" Yoganandas Erklärung: „Zentrum überall, Umfang nirgendwo" funktioniert wunderbar in einem philosophischen Kontext, ist aber in einem konkreten Modell schwer zu objektivieren. Ein solches Modell existiert jedoch. Wir müssen nur einen praktischeren Ansatz auf das Thema anwenden und fragen: „Wie kann ich denn mein Zentrum in diesem meinem Körper ausmachen?" Haben wir also überhaupt ein körperliches Zentrum?

Die Wirbelsäule ist das Zentrum

Der gesamte Meditationsweg – und insbesondere der einer Yogapraxis – beginnt mit der Entwicklung des Körperbewusstseins und nutzt dieses Körperbewusstsein dann als Führer, der uns dabei unterstützen kann, die körperlichen Begrenzungen zu überschreiten.

Es gibt vier grundlegende Aspekte des Bewusstseins: den Geist (*mon*), den Intellekt (*buddhi*), das Ego (*ahankara*) und das Gefühl (*chitta*).

Paramhansa Yogananda beschreibt sie folgendermaßen:

- Der Geist ist wie ein Spiegel. Er reflektiert einfach alles, was man vor ihn hinstellt.
- Der Intellekt definiert das, was er im Spiegel reflektiert sieht. Wenn die Widerspiegelung die eines Pferdes ist, dann bestimmt der Intellekt auf unpersönliche Weise: „Das ist ein Pferd."
- Das Ego personalisiert dann das, was es im Spiegel sieht und erklärt: „Das ist mein Pferd!"
- Das Gefühl dann, das im Sanskrit chitta genannt wird, verstärkt die Bindung des Beteiligtseins, indem es erklärt: „Wie bin ich glücklich, dass ich mein Pferd sehe!" Es ist also chitta, das sozusagen den Knoten ins Seil der trügerischen Verstrickung knüpft.

Der Geist ist auf dem obersten Punkt des Kopfes zentriert, der Intellekt in den Vorderlappen des Gehirns an einem Punkt in der Mitte zwischen den Augenbrauen, das Ego ist in der Medulla oblongata an der Basis des Gehirns zentriert und das Gefühl in der Region der Wirbelsäule gegenüber dem Herzen. Das menschliche Bewusstsein ist also, allgemein ausgedrückt, in der ganzen Wirbelsäule zentriert.

Einige dieser Punkte können leicht durch unsere Alltagserfahrung bestätigt werden. Immer dann, wenn wir beispielsweise zutiefst nachdenken, tendieren wir dazu, die Stirn kraus zu ziehen (den Sitz des Intellekts). Und oft schauen wir dabei nach oben – ein weiterer Hinweis, dass unser Bewusstsein dort zentriert ist.

Andererseits fühlen wir es in unserem Herzen, wenn wir ein starkes Gefühl empfinden. Menschen, die von einer Liebe enttäuscht worden sind, sagen oft von sich: „Mein Herz ist gebrochen!“ Ich kann mir niemanden vorstellen, der sagen würde: „Oh, sie hat mich verlassen – wie meine Knie wehtun!“. Es ist im Herzen – oder besser, in der Wirbelsäule auf Höhe des Herzens – , dass wir den emotionalen Schmerz spüren.

Die Medulla oblongata ist bei normalen Erfahrungen schwieriger mit dem Ego zu verbinden, aber ein wenig Nachdenken kann diese Verbindung herstellen. Beobachten wir einfach die bekannten menschlichen Gesten. Wenn Menschen beispielsweise Stolz zum Ausdruck bringen, dann werfen sie ihren Kopf zurück – was ein Hinweis auf Spannung im Nacken am Punkt der Medulla ist. Die volkstümliche Beschreibung für einen solchen Menschen ist: „Er trägt die Nase hoch!“ Wenn Menschen sich andererseits geschmeichelt fühlen, haben sie die Tendenz, ihre Köpfe leicht von einer Seite zur anderen zu bewegen, als ob Wellen der Freude durch ihre Medulla gleiten würden.

Es ist aus der Position der Medulla, so erklärte Yogananda, dass sich das Spermium und das Ei, wenn sie sich vereint haben, nach außen bewegen, um den physischen Körper zu erschaffen. Die Energie bewegt sich, während sie den Körper erschafft, nach oben von der Medulla zum Gehirn, und nach unten von der Medulla durch die Wirbelsäule, wo sie nach außen strahlt, um das Nervensystem und den Körper zu bilden. Die Medulla oblongata ist der Sitz des Lebens im Körper und sie enthält den einzigen Körperbereich, den man nicht steuern kann, höchstens oberflächlich.

Die Wirbelsäule ist das Zentrum des Körpers. Das Ego ist das Zentrum des Körperbewusstseins. Verschiedene spirituelle Lehren empfehlen, sich auf unterschiedliche Bereiche entlang der Wirbelsäule zu konzentrieren, aber alle beziehen sich auf die eine oder andere Weise auf die Wirbelsäule als Zentrum, an dem jede spirituelle Praxis beginnt.

Christliche Schriftsteller bringen Menschen oft bei, in ihr Herz zu meditieren. Das liegt daran, dass die Eigenschaft des Fühlens in der Wirbelsäule gegenüber dem Herzen zentriert ist. Zen-Buddhisten bringen Menschen oft bei, in den

Bereich ihres Nabelpunktes zu meditieren. Dies liegt daran, dass dort, gegenüber dem Nabelpunkt, ein wichtiges feinstoffliches Zentrum in der Wirbelsäule liegt.

Warum aber diese Unterschiede, könnte man fragen, wenn doch die Wahrheit eine ist? Sie ist in der Tat eine, aber man kann sich ihr auf verschiedenen Wegen und mit unterschiedlichen Absichten nähern, je nach dem Temperament und den besonderen Bedürfnissen der Zeiten und der jeweiligen Praktizierenden.

Meditationsübung

Sitze aufrecht, den Rücken nicht an die Rückenlehne deines Stuhls angelehnt (das gilt nicht, wenn du auf dem Boden sitzt).

Konzentriere dich auf die Wirbelsäule. Erinnere dich: Deine Wirbelsäule ist nicht dein Rückgrat (diese Knubbel, die du entlang der Wirbelsäule spüren kannst). Sie verläuft mehr oder weniger durch das Zentrum deines Körpers. Spüre sie als dein Zentrum.

Schwinge deinen Körper nach links und rechts. Spüre den Widerstand gegen diese Bewegung in der Wirbelsäule – so, als ob du in deinem Zentrum vollkommen still wärest.

Spüre dich jetzt, wie du in der Wirbelsäule atmest: aufwärts mit jedem Einatmen, abwärts mit jedem Ausatmen. Lass die Bewegung in der Herzgegend beginnen, und zwar an einem Punkt ganz wenig darunter, und lass sie sich dann ausdehnen zu einem Punkt leicht darüber. Verlängere nach und nach den Fluss, beginne damit im unteren Teil der Wirbelsäule und ende weiter oben.

Zuletzt nimm einen langen, tiefen Atemzug durch beide Nasenlöcher, der an der Basis der Wirbelsäule beginnt und am Punkt zwischen den Augenbrauen endet. Halte den Atem an diesem Punkt an, solange es sich angenehm anfühlt. Fühle dann deinen Atem und dein Bewusstsein bei deiner Ausatmung nach vorn durch deine Stirn ausströmen, sodass du mit ihm in den unendlichen Raum hineinfließt.

Konzentriere dich jetzt auf die Unendlichkeit. Spüre, dass aus deinem Zentrum heraus alle Dinge erkennbar sind.

9

Konzentrationspunkte

Lebe mehr in deiner Wirbelsäule. Dort liegt das Schlachtfeld, auf dem die inneren Kräfte des Lichts und der Dunkelheit miteinander um den Endsieg kämpfen. Der Ausgang dieses Krieges ist schon vorherbestimmt, denn du bist ein Kind des Lichts, nicht der Dunkelheit. Er kann sich jedoch unendlich lange hinziehen, denn der Kampf um die Überwindung der Dunkelheit wird so lange dauern, wie du selbst ihn zulässt.

Warum also das Leiden an unendlichen Schmerzen und Enttäuschungen so unendlich lange verschieben? Shree Krishna mahnte in der *Bhagavad Gita*: „Löse dich, Arjuna, von diesem Ozean des Leidens und der Not!“[11]

Der innere Kampf spielt sich, wie ich schon ausgeführt habe, zwischen dem Zug der Seele von oben und dem der Materie und der materiellen Verstrickung von unten ab.

Die Wirbelsäule ist eine lange, abwärts gerichtete Ausdehnung des Unterbewusstseins. An der Basis der Wirbelsäule wird die nach außen fließende Energie an ihrem Südpol verschlossen, wo sie als *Kundalini* bezeichnet wird. Der Nordpol liegt an der Spitze der Schädeldecke, wo er als das *Sahasrara* bezeichnet wird (der tausendblättrige Lotus). (Die Heilige Teresa von Avila schrieb, dass sich der Sitz der Seele nach ihren inneren Erfahrungen am obersten Punkt des Kopfes befindet.)

Jedes unerfüllte Verlangen, jede Welle von Vorlieben oder Abneigungen, jede karmische Handlung erzeugt einen feinstofflichen Energiewirbel, den das Ego um sich spinnt. Sie werden durch folgende zentripetale Gedanken zusammengehalten: „Ich möchte dies, ich mag das nicht, ich mag das, ich kann das nicht ausstehen, das habe ich doch gemacht, das habe ich nicht geschafft!" Das Ego umarmt diese Gedanken und Impulse und zieht sie in sich hinein, so lange, bis sie sich nach außen wenden und zu Taten werden oder sich nach innen wenden und zum Bestandteil des Selbst werden. Ein Verlangen oder Karma im Außen auszuagieren ist letztlich nicht empfehlenswert, denn jedes erfüllte Verlangen zieht zwei oder zwanzig oder hundert neue nach sich. Das ist die innere Bedeutung der griechischen Legende von der Hydra, der vielköpfigen Schlange, die Herkules erschlug. Das mythische Monster ließ zwei Köpfe nachwachsen, wenn ihm einer abgeschlagen wurde.

Die *vrittis*, die Wirbel, treten in das Unterbewusste ein und sinken bis zu ihren respektiven Ebenen in der Wirbelsäule hinab, im Verhältnis zu ihrer relativen Dichte oder Feinheit der Energie, die sie zum Ausdruck bringen. Eine kraftvolle Energie, die von einer intensiven Willenskraft erzeugt wird, erschafft einen ähnlich dynamischen Wirbel. Sehr alte Wirbel, die bisher ungelöst sind, werden von neueren, jetzt erzeugten Wirbeln sozusagen nach unten gedrückt und haben nur eine geringe oder gar keine Wirkung auf das Wachbewusstsein.

Wie ein schwaches Kräuseln auf der Oberfläche größerer Wellen verursachen sie jedoch auch weiterhin ein Verdunkeln der klaren Widerspiegelung des Ewigen Geistes, auch noch lange, nachdem die größeren Wellen des *chitta*, des intuitiven Gefühls, aufgehört haben. Denn jeder Wirbel, auch der älteste und am wenigsten aktive, stellt ein Energieversprechen seitens des Willens dar, selbst wenn dieses vor langer Zeit gegeben und dann vergessen wurde. Das erklärt, warum manche Menschen es schwerfinden, sich über die Körperbewusstheit zu erheben, selbst wenn sie mit aller Willenskraft danach streben, wirklich spirituell zu wachsen. Es gibt zahllose solcher Wirbel, wobei man nicht einmal die Möglichkeit in Betracht zieht, dass wir uns vielleicht früher in anderen Körpern inkarniert haben und dass jede Inkarnation ihre eigenen *vritti*- Nester erschafft.

Der Astralkörper

Wie kann es sein, so fragen sich manche Menschen, dass es für so viele Energiewirbel möglich ist, gleichzeitig im begrenzten Raum der Wirbelsäule zu existieren? Auf diese Frage gibt es zwei Antworten. Eine ist, dass unsere Körper überhaupt nicht so klein sind, wie es scheint, jedenfalls relativ zu allem anderen im Universum. Auf einer Größenskala vom größten Himmelskörper bis zum kleinsten Atom liegt die Größe des menschlichen Körpers etwa in der Mitte.

Die andere Antwort ist, dass die alten Schriften, wenn sie von Energien im Körper sprechen, damit feinstoffliche Kräfte meinen, die im materiellen Raum keinen Platz einnehmen. Jenseits des physischen Körpers befindet sich, so habe ich weiter oben bereits erklärt, ein astraler Energiekörper, der demselben Muster folgt, aus dem physische Körper erschaffen wurde. Die Energiewirbel in der Wirbelsäule finden sich vor allem in diesem astralen Körper. Die meisten Energien, die durch Meditationsübungen erweckt werden, kann man im Astralkörper spüren.

Yogananda definierte das Ego als „die Seele, die am Körper festklebt". Diese Anhaftung beginnt mit der Erschaffung des astralen, nicht des physischen Körpers. Beim physischen Tod verlassen wir unsere materiellen Körper, aber wir behalten sein astrales Gegenstück bei uns, mit seinem Bewusstsein eines „Ich" als einer getrennten und eigenständigen Wirklichkeit. Das Ego formt die Energiewirbel, die den Astralkörper zusammenhalten.

Ich habe weiter oben ausgeführt, dass der Sitz des Intellekts in den Vorderlappen des Gehirns zu finden ist, und, genauer gesagt, am Punkt zwischen den Augenbrauen. Ich bezog mich dabei jedoch mehr auf die astralen Energien, wie sie sich durch das Gehirn verkörpern. Tatsächlich stimuliert die Konzentration an diesem Punkt Achtsamkeitsebenen, die weit feinstofflicher sind als der Intellekt. Denn dieser Punkt ist der Sitz der Ekstase und der spirituellen Vision im Körper. Deshalb haben die Heiligen so oft ihre Augen nach oben gewandt, wenn sie beten oder meditieren, und werden oft auch auf Gemälden so abgebildet.

Der Punkt zwischen den Augenbrauen ist also der beste Ort, auf den man sich während der Meditation konzentrieren sollte. Und die Wirbelsäule ist der Kanal, durch den die Energie nach oben bis zu diesem Punkt gelenkt wird.

Das spirituelle Auge

Die Medulla oblongata ist der Sitz des Ego im Körper. Sie ist der negative Pol des Bewusstseins von sich selbst. Der positive Pol befindet sich an dem Augenbrauenpunkt. Hier befindet sich das Zentrum des höheren Ausdrucks des Bewusstseins von sich selbst.

An diesem Punkt ist auch das spirituelle Auge zu erkennen, das eine Widerspiegelung der Energie ist, die den Körper durch die Medualla aus dem ihn umgebenden Universum heraus ohne Unterlass betritt.

Das spirituelle Auge ist keine Fantasie. Es ist etwas, das man in der Meditation wirklich sehen kann, wenn die Gedanken zum Schweigen gebracht sind und wenn der Intellekt auf seiner höheren, intuitiven Ebene arbeitet. Viele, die ich getroffen habe, berichteten davon, dass sie das spirituelle Auge in der Meditation gesehen haben, manche von ihnen, lange bevor sie irgendeine Ahnung davon hatten, was es überhaupt war. Manche sahen es sogar schon, ehe sie überhaupt irgendetwas von einem spirituellen Weg wussten.

Wenn das spirituelle Auge klar wahrgenommen wird, dann es ist ein goldener Lichtkreis, der ein dunkelblaues Feld umgibt. Im Zentrum dieses blauen Feldes ist ein weißer Stern mit fünf Punkten. Wenn das spirituelle Auge nur unvollkommen wahrgenommen wird, dann wird es als ein gedämpftes violettes Licht mit einem schwachen Kreis darum gesehen, und in seinem Zentrum befindet sich ein noch schwächerer Punkt.

Ob du das spirituelle Auge wahrnimmst oder nicht – wenn du auf diesen Punkt meditierst, dann wird dein Bewusstsein sich nach und nach erheben, bis es schließlich die Portale des menschlichen Bewusstseins hinter sich lässt und in den Zustand der Ekstase, des Gottesbewusstseins, eintritt.

Um dich auf den Punkt zwischen den Augenbrauen zu konzentrieren, schau nach oben – nicht, indem du beginnst zu schielen, sondern indem du deine Augen leicht aufeinander zu bewegst, so, als ob du auf deinen Daumennagel schaust, der sich mit gestrecktem Arm über deinem Kopf befindet. Wichtig ist hierbei, dass deine *Aufmerksamkeit*, und nicht deine Augen selbst, sich auf den Punkt in deiner Stirn fokussieren. Versuche nicht, mit Macht deine Augen auszurichten, sondern schaue geistig auf diesen Punkt und lass das spirituelle Auge dich in es hineinziehen.

Ein Problem, dem Menschen oft begegnen, ist, nicht zu wissen, aus welcher Position man sich geistig diesem spirituellen Zentrum nähern soll. Lahiri Mahasaya, der spirituelle „Großvater" meines Guru (der Guru seines Guru), sagte, dass man seine Aufmerksamkeit als Erstes in der Region der Medulla oblongata konzentrieren und dann von diesem Punkt aus zum spirituellen Auge schauen sollte. Die Wahrnehmung des eigenen Ego ist oft vage über den ganzen Körper verteilt. Wenn man es bewusst in seinem wahren Zentrum, der Medulla, zentriert, dann wird es möglich, das Ego-Bewusstsein auf eine höhere Oktave zu transformieren.

Wenn das Ego-Bewusstsein sich einmal im Gottesbewusstsein aufgelöst hat, dann verschiebt sich das Bewusstseinszentrum auf natürliche Weise vom Ego ins Herz. An diesem Punkt verlagert das intuitive Fühlen das eigene Bewusstsein nach oben durch das spirituelle Auge hinaus in die Unendlichkeit.

Die feinstofflichen Körperenergien

Wissenschaftler haben, wie ich weiter oben schon angemerkt habe, mehr und mehr entdeckt, dass wir in einem elektromagnetischen Universum leben. Die Naturwissenschaft hat jedoch bisher wenig Kenntnis von dem Magnetismus des Körpers genommen, und zwar aus dem Grund, weil moderne Instrumente ihn entweder nicht messen können oder solch ein schwaches Signal empfangen, dass es ihnen als unbedeutend erscheint. Röntgenaufnahmen wurden früher aus demselben Grund als unschädlich angesehen.

Tatsächlich jedoch sind die Körperenergien kraftvoll und wichtig. Der Grund dafür, dass sie im Verhältnis zu Elektrizität schwach erscheinen, kann durch einen Vergleich mit einem Radio erklärt werden: Wenn ein Radio nicht in vollkommener Übereinstimmung mit dem Sender steht, den du hören willst, dann wird das übertragene Signal schwach oder verzerrt sein. Moderne Instrumente, die auf gröbere elektrische Frequenzen eingestellt sind, sind nicht in der Lage, die Signale feinerer Frequenzen aufzunehmen. Nichtsdestotrotz ist der Energiefluss im Körper auf seine Weise stärker als die Elektrizität, obwohl die feinstofflichen Aspekte der Materie selbst Macht über die grobstofflicheren haben. (Bei einer Atomexplosion wird mehr Kraft erzeugt als bei einer Dynamitexplosion).

Wann immer es einen Elektrizitätsfluss gibt, wird ein Magnetfeld erzeugt. Je stärker der Fluss, desto stärker das Feld. Ebenso erzeugt im Körper ein starker Energiefluss ein starkes Magnetfeld. Es gehört zum Allgemeinwissen, dass bestimmte Menschen einen kraftvollen Magnetismus ausstrahlen – manche von ihnen auf erhebende Weise, andere, weil ihre kraftvolle negative Energie auf eine gewisse Weise andere herunterzieht. Menschen, deren Kraft und Energie schwach sind, senden sehr wenig Magnetismus aus. Magnetismus hängt eng mit zwei Faktoren zusammen: Willenskraft und Energie.

Ich werde weiter unten eine Technik diskutieren, mit der man spirituellen Magnetismus erzeugen kann. In der Zwischenzeit werde ich einen Aspekt dieses Themas ansprechen, der auf wichtige Weise mit den *vrittis* (Wirbeln) in der Wirbelsäule zu tun hat.

Die Wirbelsäule kann mit einem Stabmagneten verglichen werden. Der Grund dafür, dass ein Stahlstab magnetisiert werden kann, besteht darin, dass seine Moleküle alle ihre eigene Nord-Süd-Polarität besitzen. In einem gewöhnlichen Stahlstab sind die Moleküle kreuz und quer gerichtet, wobei die Anziehungskraft (der Magnetismus) eines von ihnen den des anderen aufhebt. Aber wenn all diese Moleküle so beeinflusst werden können, dass sie sich in nordsüdlicher Richtung ausrichten, dann wird der gesamte Stab magnetisiert.

Die Wirbel in der Wirbelsäule ähneln diesen Molekülen insofern als – wenn ihre Energie nicht befreit wird und in eine Richtung fließt – sie die freie Manifestation des spirituellen Magnetismus blockieren. In ihrem Fall, da sie Wirbel sind, blockieren sie den Fluss dadurch, dass sie die Energie zu einem zentralen Punkt in sich selbst anziehen. Wenn ihre Energie einmal losgelassen ist, dann verstärkt sie den Aufwärtsfluss der Energie.

Es gibt sechs Zentren in der Wirbelsäule – die *chakras*, wie sie in der Yogatradition genannt werden. Im physischen Körper korrespondieren diese Zentren mit den Nervenplexi, die die verschiedenen Körperorgane kontrollieren: das Herz, die Lunge, den Darm usw.

Die *vrittis* setzen sich in der Wirbelsäule als Ausdehnung des Unterbewusstseins fest. Ihr Platz in der Wirbelsäule ist davon abhängig, mit welchem *Chakra* (Wirbelsäulenzentrum) sie in Resonanz schwingen. Je spiritueller ein Wirbel ist, desto höher ist das Zentrum, um den herum es sich anlegt. Je materialistischer ein Wirbel ist, desto niedriger ist das Zentrum. Die Energie dieser Wirbel, die nach oben fließt, wenn sie freigesetzt ist, stellt zusammengenommen einen machtvollen Energiefluss her, dem kein Hindernis standhalten kann.

Die Energie von Milliarden von Wirbeln freizusetzen, scheint unmöglich zu sein, so, wie wenn es darum ginge, jedes einzelne Molekül in einem Eisenstab nach Norden auszurichten. Es gibt jedoch Mittel und Wege, diesen Job relativ einfach zu machen, genauso, wie es leicht ist, einen Eisenstab zu magnetisieren. Ich werde dieses Thema noch intensiver behandeln, aber an dieser Stelle soll es genügen zu sagen, dass ein starker Aufwärtsfluss der Energie in der Wirbelsäule diese Wirbel automatisch auflöst, genauso, wie ein starker Wasserfluss die kleinen Wirbel an seinen Ufern auflöst.

Diese *vrittis* bilden sich besonders, wie ich schon sagte, rund um die Zentren der Wirbelsäule. Alle beziehen sich jedoch direkt oder indirekt auf das Herzzentrum. Meditation auf das Herz ist darum in besonderer Weise wohltuend. Es gibt jedoch eine Gefahr, wenn man das Herz zum ausschließlichen Fokus seiner Meditation macht: Das Herzchakra ist ein Dreh- und Angelpunkt. Seine Energie kann leicht nach oben oder nach unten fließen – aufwärts zur Erleuchtung oder abwärts zu den Emotionen, die, selbst wenn sie in ihrem Anfang spirituell waren, nach und nach in ein emotionales Pathos absinken können und dann dahin führen, dass sie Stimmungen wecken, die den Geist zurück in die Täuschung führen.

Die Energie des Herzens ist bereits daran gewöhnt, nach unten zu fließen. Ihr Impuls, dies zu tun, muss fortlaufend überprüft werden, indem man seine Unterscheidungskraft und seinen Willen einsetzt. Um dies zu tun, ist es am besten, den Augenbrauenpunkt zum Hauptkonzentrationspunkt zu machen. Bring das Herz in das Bild hinein, indem du seine Energie bewusst nach oben bis zu diesem Punkt lenkst. Denn wenn man sich nur auf das Zentrum in der Stirn konzentriert, wird man möglicherweise unbarmherzig. Die Konzentration auf dieses Zentrum muss deshalb von der aufwärtsfließenden Energie des Herzens unterstützt werden.

Navi Kriya

Eine Yogapraxis, die von den Zen-Buddhisten[12] übernommen worden ist, besteht darin, auf den Bereich des Nabels zu meditieren, der mit dem Manipura-Chakra korrespondiert, dem Bauchzentrum der Wirbelsäule. Wenn die Energie dieses Zentrums nach oben in das Gehirn gelenkt wird, dann erzeugt es eine große Macht, die der Selbstkontrolle. Lahiri Mahasaya lehrte die Konzentration auf dieses Zentrum als Beginn jeder Meditationseinheit, damit der Geist sich erdet und man ihn in einer Haltung der Festigkeit und Entschlossenheit gründen kann. Wenn man den Geist vollständig in diesem Chakra zentriert hält, dann könnte dies einen Menschen zu sehr erden, bis zu dem Ausmaß, dass er tiefernst wird und keine Freude mehr empfindet. Als eine Übung zum Beginn einer Meditationseinheit jedoch ist diese Praxis exzellent.

Man nennt diese Technik *navi kriya*. Sie wird folgendermaßen praktiziert:

1. Senke das Kinn langsam zur Brust. Schaue die ganze Zeit nach oben, zum Dritten Auge und nicht nach unten zum Nabel. Atme normal.

2. Chante geistig das Mantra AUM (das Wort wird „Om" ausgesprochen und wird oft auch so geschrieben)[13], etwa 100-mal, und konzentriere dich dabei auf das *Manipura Chakra*, das Nabelzentrum.

3. Als Nächstes hebe ganz langsam dein Kinn hoch, bis der Kopf sich nach hinten neigt, allerdings nicht so weit zurück, dass du das Gefühl hast, dein Nacken fühle sich ungemütlich an.

4. Chante AUM weitere 25-mal.

5. Bringe dann deinen Kopf in seine normale Position und fahre mit der Meditation fort.

Eine weitere Praxis, die interessanterweise mit den Yogalehren im Zusammenhang steht, ist eine jüdische Tradition, die man *Daven* nennt und bei der man seinen Körper vorwärts und rückwärts schwingt, während man betet. Diese schwingende Bewegung enthält eine Beziehung zu etwas, was der Meditierende als den Anfang einer *kundalini*-Bewegung in der Wirbelsäule erlebt. *Daven* ist jedoch keine Technik zur Erweckung der *kundalini*, sondern etwas, das automatisch geschehen kann, wenn man sich in der Frühphase einer solchen Erweckung befindet.

Wir können daher erkennen, dass die Wahrheiten, die hier beschrieben werden, aus universellen Wirklichkeiten herrühren und nichts mit ausschließenden religiösen Glaubensüberzeugungen zu tun haben. Yoga ist keine Theorie, es ist ein fortdauernder Akt innerer Entdeckung.

Meditationsübung

Konzentriere dich auf den Punkt zwischen den Augenbrauen. Visualisiere dort einen Tunnel aus goldenem Licht. Erlaube dir, geistig diesen Tunnel zu betreten und spüre, dass du umgeben bist von einem wunderbaren Gefühl von Glückseligkeit und Freiheit.

Während du dich durch den Tunnel bewegst, spüre, wie du in dem Licht gebadet wirst, bis alle weltlichen Gedanken verschwinden.

Nachdem du durch den Tunnel geglitten bist und dir dazu so viel Zeit genommen hast, wie du möchtest, visualisiere vor dir einen Vorhang aus tief lila-blauem Licht. Gleite durch diesen Vorhang in einen weiteren Tunnel aus tiefem, lila-blauem Licht. Fühle, wie das Licht dich umgibt. Langsam, ganz langsam, verschwinden die Tunnelwände in dem blauen Licht.

Erweitere dein Bewusstsein in dieses Licht hinein, in die unendliche Freiheit und Seligkeit. Nun gibt es keinen Tunnel mehr. Es gibt nur das allumfassende blaue Licht und die Seligkeit des Unendlichen.

Zuletzt visualisiere vor dir einen silberweißen, fünfzackigen Stern aus Licht. Strecke geistig die Arme und Beine aus, und forme mit deinem Körper die Form dieses Sterns. Gib dich ihm ganz hin, mit deinem Körper, deinem Geist und deiner Seele, während du jeden Gedanken loslässt, jedes Gefühl und sie auflöst in der absoluten, aus sich selbst heraus existierenden Seligkeit. Diese Seligkeit fließt wie ein nebliger, dunstiger Wasserfall über dich und füllt dein Herz mit unbeschreiblichem Frieden.

10

Energie: Das verpasste Bindeglied

Energie ist das Bindeglied zwischen Körper und Geist – zwischen Bewusstsein und physischer Schöpfung.

Als das Göttliche sich erstmalig als kosmische Schöpfung manifestierte, projizierte es sich nach außen in einen Zustand, der dem Reinen Bewusstsein noch am ähnlichsten war – in Form von Gedanken und Vorstellungen. In sich schwingungslos, versetzte es einen Teil seines undifferenzierten Seins in eine schwingende Bewegung. Auf diese Weise wurde das ideelle, das kausale Universum geschaffen: kausal, weil aus der Ebene der Gedanken heraus Formen als Schwingung nach außen projiziert wurden, die grobstofflichere Ebenen der Manifestation möglich machten.

Nachdem es das Universum der undifferenzierten Schwingungen erschaffen hatte, arbeitete sich das Reine Bewusstsein durch sie hindurch, um dichtere Schwingungen hervorzubringen. Ursächliche Vorstellungen wurden zu Energie und Licht. So erschien das zweite Schöpfungsstadium: das astrale Universum.

Schließlich filterte das Reine Bewusstsein auf seinem Weg nach unten seine Schwingungen wie durch einen Umwandler, stieg abwärts durch die Ebenen der Undifferenziertheit und Energie und begann so dichte Schwingungen zu manifestieren, die als fest erschienen. Astrale Energie wurde so zu Materie. Und so wurde das dritte und letzte Stadium der Schöpfung geschaffen: das materielle Universum.

Die Naturwissenschaft, die sich rückwärts von den materiellen Erscheinungsformen weg zum Ursprung bewegt, hat herausgefunden, dass die Materie in Wirklichkeit keineswegs fest ist: Sie besteht aus schwingender Energie.

Das Astraluniversum ist eine Projektion von Vorstellungen – spezifisch, nicht unspezifisch – die im Kausaluniversum gebildet wurden. Das materielle Universum ist auf ähnliche Weise eine Projektion spezifischer Licht- und Energieformen im Astraluniversum. In seiner Erscheinungsform ist das Astraluniversum dem unseren sehr ähnlich. Da es jedoch die Dichte der Materie nicht besitzt, sind seine Schwingungen freier, sich in individuelle, kohärente Bewusstseins- und Energiesphären aufzuspalten. Gut und Böse sind daher nicht auf so nahe Weise miteinander verbunden wie auf der Erde.

Selbst auf der Erde tendieren die Menschen dazu, sich in Bereiche miteinander vereinbarter Interessen aufzuteilen. Diejenigen, deren Wesen geläuterter sind, tendieren dazu, sich in Umgebungen anzusiedeln, deren Schwingungen den ihren ähnlich sind. Menschen mit gröberen Naturen fühlen sich von anderen Nachbarschaften angezogen, die mit den ihren vereinbar sind. Ich war immer wieder erstaunt zu sehen, wie schnell – manchmal innerhalb von Stunden – Neuankömmlinge in einer Stadt sich zu ihrem eigenen Schwingungsmilieu hingezogen fühlen und dort auf Menschen treffen, von deren Existenz viele Langzeitbewohner nicht einmal eine Ahnung hatten.

Im Astraluniversum besitzen ganze Planeten ihre eigene Schwingungswahrheit. Es gibt astrale Himmel und astrale Höllen. Unterschiede zwischen astralen Wesenheiten haben nach diesem Verständnis nichts mit der Hautfarbe oder anderen äußeren Charakteristika zu tun: Sie sind ausnahmslos eine Frage individueller Schwingungen.

Das materielle Universum ist keine reine Kopie des astralen: Es repräsentiert stattdessen das notwendige Endprodukt kosmischer Schöpfungskraft. Ohne dieses Universum würden die feinstofflicheren Erscheinungsformen der Energie, des Lichts und der Gedanken sich zurück in das Reine Bewusstsein auflösen. Das materielle Universum ist also sozusagen der Anker der Schöpfung. Es ist wie ein Bühnenstück, das geschrieben, geprobt und schließlich aufgeführt wird. Ohne diese tatsächliche Aufführung würden all die Energien der Schauspieler, der Bühnenarbeiter, des Regisseurs und anderer sich auflösen und das Stück selbst, dem die letztendliche Hingabe der Besetzung fehlte, würde, so wie es ist, in die Persönlichkeit des Bühnenautors zurückfließen. Die Existenz der Materie ist also notwendig, damit alles zusammengehalten wird. Die Materie stellt sicher, dass das kosmische Theaterstück lange Zeit auf dem Spielplan steht und das Haus gut besucht ist.

Es wird gesagt, dass sogar die Götter[14] die Erfahrung der materiellen Welt als Segen betrachten, denn sie erdet das Verständnis und versetzt die Seele dadurch in die Lage, sich schneller in Richtung auf die höchste Weisheit weiterzuentwickeln. Wahrheiten müssen oft „auf den Boden der Wirklichkeit" gebracht werden, bevor sie vollständig verstanden werden können. Lehrer und Schriftsteller meinen auch, dass es hilft, ihre Vorstellungen zu klären, wenn man ihnen eine äußerlich sichtbare Ausdrucksform verleiht.

Die Schöpfung, so schrieb Paramhansa Yogananda in seinem Buch „*The Rubaiyat of Omar Khayyam Explained*"[15] ist wie ein Gebäude. Das Kausaluniversum ist wie der Plan des Architekten. Das Astraluniversum ist wie die Energie, die notwendig ist, wenn man das Haus bauen will. Und das materielle Universum ist wie das Gebäude selbst.

Die nach außen gerichtete Bewegung der Reinen Bewusstheit in die Schwingung hinein ist mehr wie ein kosmischer Tanz als wie ein statisches Bild. Sie hat Schwung, Wucht, deren Kraft Klarheit in die verursachenden Vorstellungen bringt, und die dann von dort weitergeht, um die Vorstellungen mit Licht und Energie zu erfüllen. Schließlich kristallisiert sie diese aktivierende Energie zu materieller Form. Das Planen und die Energie, die in die Schöpfung des materiellen Universums hineinflossen, sind nun – wenn sie auch hinter einem dicken Schirm der Illusion unsichtbar geworden sind – weiterhin im Herzen von allem vorhanden.

Wenige Menschen machen sich Gedanken über die Fertigkeit und die Energie, die in einen Hausbau eingeflossen sind. Noch weniger Menschen denken darüber nach, wie viel Bedeutungsnuancen die Vorstellung des Architekten gehabt haben mag. Auf ähnliche Weise halten nur wenige Menschen manchmal an, um sich voll Staunen klarzumachen, wie und für welchen Zweck das Universum zum Leben erweckt wurde.

Ein kleines Kind, das nichts von dem Prozess weiß, der erforderlich ist, um ein Haus zu bauen, könnte annehmen, dass Gebäude einfach so aus dem Nichts erscheinen – dort, wo Menschen sie eben haben wollen. Auf dieselbe Weise nahmen die Kinder in Brooklyn an, dass die Milch vor ihren Haustüren einfach aus dem Nichts in Flaschen erschien. Zu der Zeit war das populärste Ausstellungsstück im Zoo der Bronx – eine Kuh. Für die Kinder war sie wie ein Wunder, das alles aufklärte.

Was ist ein Wunder?

Es gibt zwei verbreitete Erklärungen für den Prozess der Schöpfung. Die eine ist: „Es gab den Big Bang und dann ist das einfach alles passiert. Warum? Nun, es geschah einfach, ohne irgendeinen Grund." Die andere Erklärung ist, dass Gott einfach alles „machte". Wie? Nun, es war ein Wunder. Wer braucht schon eine Erklärung für Wunder?

Dennoch gibt sich der Verstand letztlich weder mit der einen noch mit der anderen Erklärung zufrieden. Wenn das Universum einfach ins Sein hineinexplodiert ist, warum gibt es dort kein Chaos? Warum gibt es dort Naturgesetze wie die Schwerkraft, die eine Ordnung unter den Galaxien und Sternensystemen aufrechterhält? Und warum gelten dieselben Gesetze auch anderswo? Scheint es nicht so, als ob die Gesetze selbst der Existenz der Materie vorausgingen: dass also die Ideenbildung früher da war als die Form?

Und wenn wir von Wundern sprechen – was ist denn überhaupt ein Wunder? Ist es einfach ein Phänomen, das noch darauf wartet, erklärt zu werden? Das Fernsehen wäre für die Menschen des Mittelalters ein Wunder gewesen. Und was das betrifft: Die Tatsache, dass es uns heute nicht mehr als ein Wunder erscheint, hat wenig damit zu tun, dass die meisten von uns genau wüssten, wie es funktioniert. Wir akzeptieren es, weil es zum Alltagsgegenstand geworden ist. Es gibt in Wirklichkeit so etwas wie ein auf Treu und Glauben basierendes Wunder nicht. Es gibt nur unterschiedliche Funktionsweisen kosmischer Gesetze.

Wenn die Rätsel der Schöpfung für unsere gegenwärtigen menschlichen Bedürfnisse auch irrelevant erscheinen, dann ist der Sinn, dass ich sie hier diskutiere, trotzdem ein sehr praktischer und unmittelbarer, kein abstrakter. Auch die Entdeckungen, die Astronomen im Hinblick auf weit entfernt liegende Sterne und Galaxien gemacht haben, hatten viele sehr praktische Auswirkungen auf die Menschheit.

Die Naturwissenschaft wird niemals in der Lage sein, den Ursprung des Universums bis zu seiner letztlichen Ursache zurückzuverfolgen, denn sie ist durch ihre eigenen Disziplinen verpflichtet, sich der Wirklichkeit von der Peripherie aus zu nähern, nicht von ihrem Zentrum aus. Die Schöpfung jedoch ist wie ein lebendiger Baum: Sie ist eine Strahlung, die aus ihrem Zentrum, dem Reinen Bewusstsein, heraus nach außen strahlt. Die Rätsel der kosmischen Schöpfung können nur von Menschen gelöst werden, die in tiefer Meditation erfolgreich zum Kern ihres eigenen Wesens vordringen – was, wie sie meinen, der Kern allen Seins und überall ist.

Die Schöpfung, so erklären uns die großen Meister, kann uns auf bestimmte lebenswichtige Aspekte unseres eigenen Lebens aufmerksam machen. Ihre Erklärungen verdeutlichen, wie wir uns selbst und andere heilen können; wie wir schöpferischer sein können; wie wir Inspiration willentlich anziehen können, und wie wir den Magnetismus erzeugen, durch den wir Erfolg zu uns ziehen können. Vor allem aber erklären sie, wie wir uns spirituell entwickeln können, ohne dass wir passiv auf eine wohlwollende Vorsehung warten müssen, die all dies für uns geschehen lässt.

Das fehlende „Puzzlestück" zwischen Geist und Körper, zwischen einer Vorstellung und ihrer Verwirklichung, zwischen Streben und Erfolg ist in jedem Fall dasselbe: Energie.

Energie und Willen

Versuche einmal ein einfaches Experiment: Hebe deinen rechten Arm. Siehst du? Alles, was du zu tun brauchst, damit es geschieht, ist, dem Arm mental zu sagen, dass er sich heben soll, und schon tut er es.

Nun versuche etwas anderes: Sage deinem Arm, er solle sich hochheben, aber schicke ihm keine Energie dafür, dass er es auch tun kann. Was passiert? Er bewegt sich nicht, stimmt's?

Und versuche ein drittes Experiment: Sende Energie zu deinem Arm, aber sage ihm nicht, dass er sich hochheben soll. Und erneut: Was passiert? Keine Bewegung.

Wir alle wissen, dass der Geist dem Körper befehlen kann. Die medizinische Wissenschaft akzeptiert inzwischen, dass er manchmal sogar den Körper heilen kann. Glücklichsein ist, wie man weiß, ein probates Mittel dafür. Depression dagegen ist bekanntermaßen ein Gemütszustand, der Menschen krank macht.

Was jedoch nicht so allgemein bekannt ist, ist die Art und Weise, wie der Geist auf den Körper Einfluss nimmt. Gliedmaßen zu bewegen, ist ein so banaler Akt, dass Menschen ihn einfach als gegeben hinnehmen. Aber was bringt uns dazu, unseren Befehlen zu gehorchen? Wir machen uns oft nicht einmal die Mühe, über eine solche Frage nachzudenken.

Dennoch geschieht nichts Sinnvolles einfach so. Es gibt ein fehlendes Puzzlestück. Warum kann ich meinem Arm befehlen, sich hochzuheben, und erwarten, dass er dies auch tut, während ich einer Tasse auf meinem Küchentisch befehlen kann, sich hochzuheben, und sie dies keineswegs tut? Es geht dabei doch nicht nur darum, dass mein Nervensystem mein Gehirn mit meinem Arm verbindet. Nein, es geht darum, dass ich *Energie* durch meine Armnerven senden kann, wenn ich ihm befehle, sich hochzuheben.

Der Intellekt kann nicht direkt auf den Körper Einfluss nehmen. Er muss durch das Medium Energie handeln. Der Wille nimmt als Erstes Einfluss auf die Energie. Die Energie nimmt dann Einfluss auf den Körper. Dieser Prozess ist im Grunde genau wie der Prozess der kosmischen Schöpfung selbst. Es ist die Art und Weise, wie unsere Körper erschaffen worden sind: Der kosmische Gedanke, vermittelt durch kosmische Energie und schließlich durch Vermittlung unseres individuellen Karmas, brachte durch Willenskraft unseren Körper hervor.

Der Intellekt kontrolliert weiterhin den Körper durch das Medium Energie. Automatische Funktionen wie Verdauung und Atmung werden zum größten Teil ohne Einbeziehung unseres bewussten Engagements durchgeführt, aber laufen unter Führung unseres Unterbewusstseins.

Wenn wir krank werden, dann liegt die Ursache unserer Erkrankung vor allem in einer Unterbrechung des Energieflusses durch den Geist. Der metaphysische Grund für eine Krankheit, so lehrte Paramhansa Yogananda, liegt in einem Konflikt zwischen den nach oben gerichteten und den abwärts gerichteten Energiebewegungen in der Wirbelsäule: Die eine fließt in Richtung auf eine Bestärkung, eine Bejahung, die andere in Richtung auf eine Negierung, eine Verneinung. Je größer dieser Konflikt, desto mehr schwächt er den Energiefluss des Körpers und projiziert feinstoffliche Störschwingungen.

Wie der Energiefluss vom Geist/Intellekt abhängt, so ist die *Stärke* dieses Flusses von unserer geistigen Stärke abhängig. Die Beseitigung des inneren Konflikts, den Yogananda beschrieben hat, führt zu einem in großem Maße gestärkten Willen, und deshalb zu einem stark vergrößerten Energiefluss. Denn der Wille ist wie ein Magnetregler: Er kann den Energiefluss durch unseren Unwillen oder unser Desinteresse vermindern, er kann ihn aber auch über alle Maßen durch unsere Bereitschaft und unseren Enthusiasmus vergrößern.

Paramhansa Yogananda brachte dies auf einen Punkt, indem er den Grundsatz postulierte: Je größer der Wille, desto größer der Energiefluss. Du kannst die Wahrheit dieser Behauptung sehr leicht nachprüfen. Spanne einfach einmal deine Armmuskeln an. Je mehr Willenskraft du dazu aufwendest, desto stärker wird er sich anspannen. Dasselbe einfache Prinzip gilt auch andersherum: Je mehr du deine Willenskraft von deinem Muskel abziehst und ihm sagst, er solle sich entspannen, desto tiefer wird seine Entspannung sein.

Die Analogie zu einem Magnetregler ist auch aus einem anderen Grund hilfreich. Ein Magnetregler reduziert das Licht in einem Raum, indem er den Elektrizitätsfluss hemmt; er erhöht den Fluss aber nicht, indem er die natürliche Voltzahl im Kabel erhöht. Viele Menschen machen den Fehler zu versuchen, ihre Willenskraft dadurch zu erhöhen, dass sie ihren Geist so anzuspannen versuchen, als wäre er ein Muskel. Ihre Mühe zeigt sich in ihrer gerunzelten Stirn und in ihren heftig zusammengezogenen Augenbrauen.

Anspannung jedoch ist kontraproduktiv. Du wirst es vielleicht hilfreicher finden, deine *Bereitschaft* zu stärken, statt grimmig zu versuchen, von deiner Willenskraft Gebrauch zu machen. Denn der Wille, wenn er maximal wirkungsvoll sein soll, muss entspannt werden. Deshalb fokussiere einfach deinen Geist mit vollständiger Konzentration auf irgendetwas, was du erreichen willst. Paramhansa Yogananda definierte die Willenskraft als „Verlangen plus Energie, die zur Erfüllung gelenkt wird."

Du kannst deinen Körper willentlich energetisieren. Denn seine Energie ist nicht vom Essen abhängig und auch nicht von Luft und Sonnenlicht allein. Wir sind umgeben von einem Ozean kosmischer Energie und bedienen uns ihrer in einem größeren oder geringeren Ausmaß zu jeder Zeit, in Abhängigkeit von unserer Willenskraft oder unserer Bereitschaft und von der Klarheit unserer Wahrnehmung. Diese Energie betritt unseren Körper genauso wie sie es bei der Erschaffung unseres Körpers tat, nämlich durch die Medulla oblongata. Aus diesem Grund wirst du es während der Meditation hilfreich finden, deine Achtsamkeit immer mehr auf die Medulla zu lenken.

Die Bedeutung der Energie

Energie ist der Grundpfeiler aller Yogalehren. Viele Meditationslehren bestehen darauf, dass man den Körper, wenn man sich über die Körperwahrnehmung erheben will, vollkommen ignorieren sollte. Indem sie das tun, demonstrieren sie philosophische Reinheit, gehen aber an der rationalen Klarheit vorbei. Fakt ist, dass wir es uns nicht leisten können, den Körper zu ignorieren. Wir müssen essen, um am Leben zu bleiben. Wir müssen atmen, schlafen und auf vielerlei Weisen den Bedürfnissen des Körpers Rechnung tragen. Selbst wenn unser Ziel im Leben darin besteht, zu meditieren, müssen wir auch akzeptieren, dass unser Körper in unserem gegenwärtigen Stadium der Existenz etwas sehr Reales ist. Man kann ihn nicht einfach ignorieren, oder er wird uns in Gefahr bringen.

Ein Flugzeugpilot mag, bevor er startet, sich geistig bereits im Himmel fühlen, aber er weiß sehr genau, dass er, wenn er sicher fliegen will, die wichtigsten Teile seines Flugzeugs sorgfältig überprüfen muss, um sicherzustellen, dass sie gut funktionieren.

Verschwommenheit in der Meditation bringt auch nur verschwommene Ergebnisse. In ähnlicher Weise bringt eine Verschwommenheit in der Interaktion mit unserem Körper auch nur verschwommene Erfolge bei unseren Versuchen hervor, über das Körperbewusstsein hinauszuwachsen. Statt den Körper einfach zu ignorieren, ist es besser, genau zu verstehen, wie das Körperbewusstsein die Meditation blockieren kann, und dann die wirkliche Ursache dieser Blockade zu entfernen.

Energie ist das Puzzleteil zwischen dem Körper und dem Geist, das gewöhnlich nicht einbezogen wird. Vielen Meditierenden gelingt es darum, metaphorisch gesprochen, niemals, wirklich „abzuheben", weil sie keine Ahnung von der Bedeutung der Energie haben. Das war der Grund dafür, dass Shri Krishna in der *Bhagavad Gita* im Hinblick auf dieses besondere Thema ausrief: „Oh, Arjuna, wenn du doch ein Yogi wärest!"

Energie, das kommunizierende Puzzleteil zwischen Körper und Geist, bindet den Geist auch unten an den Körper, wenn wir einfach ihr Vorhandensein ignorieren. Stell dir einen Fesselballon vor, der mit Abspannleinen an den Boden gebunden ist. Der Ballonführer muss, wenn er sich in die Luft erheben will, die Abspannleinen losbinden.

Wenn wir in der Meditation versuchen, unser Bewusstsein zu erheben und dabei die Energieverbindung zwischen dem Geist und dem Körper ignorieren, dann ist das so, als ob man die Menge Helium in einem Ballon vermehrt, in der Hoffnung, dass irgendwann die Abspannleinen reißen. Warum sollte man aber nicht beides gleichzeitig tun? Du könntest beispielsweise deine zunehmende Andacht vergrößern, aber gleichzeitig auch praktische Schritte unternehmen, um die Energie von den Sinnen abzuziehen.

Meditierende haben gelegentlich Erfolg in der Meditation, ohne dass sie praktische Schritte unternehmen, um ihre Energie vom Körperbewusstsein zurückzuziehen, aber das liegt daran, dass sie versehentlich die Energie durch ihren hingebungsvollen Eifer unter Kontrolle gebracht haben. Solche Ergebnisse sind jedoch aufgrund des Mangels an praktischer Erfahrung sehr ungewiss. Der Prozess des Sprengens der Abspannleinen der Energie durch ein Verstärken des Aufwärtszuges schädigt nämlich den Körper.

Warum sich nicht ein wenig mehr Mühe machen? Knote einfach die Seile auf!

Lass mich ein weiteres Beispiel geben: Wenn ein Gartenschlauch doppelt geknickt ist, dann kann der Schlauch beschädigt werden, wenn das Wasser noch weiter aufgedreht wird. Wir können in den Biografien vieler Heiliger erkennen, dass sie großes körperliches Leid erlitten haben, als sie sich spirituell entwickelten. So verbreitet ist diese Erscheinung, dass körperliches Leiden beinahe zu einem Beweis für Heiligkeit geworden ist! Aber das muss nicht so sein. Viel von diesem Leid – nicht alles, denn Leiden ist auch für die Entwicklung von Weisheit unabdingbar – hätte vermieden werden können, wenn es mehr Wissen über die Art und Weise gegeben hätte, wie Energie im Körper fließt.

Das vierte Stadium: Pranayama

Das vierte Stadium der Meditation wird im Sanskrit *Pranayama* genannt. *Pranayama* bedeutet „Kontrolle der Körperenergie". Dieses Stadium ist wichtig, weil die Energie, um Seelenfreiheit zu erreichen, erst beruhigt und dann nach innen, weg von den Sinnen, ins Gehirn gelenkt werden muss.

Zwei Dinge sind wichtig, um die Energie unter Kontrolle zu bringen: Achtsamkeit und Willenskraft. Je größer die Willenskraft, desto größer der Fluss dieser Energie. Und je größer die Achtsamkeit für diese Energie, desto leichter wird es für uns sein, sie zum Spirituellen Auge umzulenken.

Paramhansa Yogananda schuf ein einzigartiges System, das er „Energetisierungsübungen" nannte, um Menschen zu helfen, diese Energiekontrolle zu erreichen. Sein System hilft, die Energie im Körper zu lenken und sie danach wieder vom Körper abzuziehen und für die Meditation zu nutzen. Die Übungen vermitteln ein Bewusstsein für diese Energie und schenken dem Meditierenden durch das Mittel der Achtsamkeit die Fähigkeit, den Energiefluss willentlich zu beeinflussen.

Wenn du diese Übungen täglich durchführst, dann wirst du außergewöhnliche Fähigkeiten entwickeln, deinen Körper zu heilen und sogar – ein Thema, das ich im nächsten Kapitel diskutieren werde – Erfolg in deinen Unternehmungen im Außen haben. Du wirst es möglich finden, erwünschte Gelegenheiten anzuziehen, und auch Inspirationen nach deinem Willen erlangen können.

Ich habe die Wirksamkeit dieser Übungen viele Male erfahren, bei kleinen und bei großen Gelegenheiten. Hier ist ein Beispiel – für eine kleine Gelegenheit: Vor fünf Monaten musste ich mich einer Operation am offenen Herzen unterziehen – eine defekte Herzklappe sollte ersetzt werden. Am Tag vor dem Eingriff sollte ich für die Operation vorbereitet werden und musste gleichzeitig eine sehr wichtige Aufgabe erledigen: Die Bearbeitung des Vorwortes für ein neues Buch von mir, das sofort in Druck gehen sollte. Am Tag nach der Operation wollte mein Geist die Eintrübung durch die Vollnarkose noch beibehalten, doch ich wischte den Nebel weg und brachte die Aufgabe zu Ende. Es wäre sehr viel schwerer für mich gewesen, den mentalen Dunst zu durchdringen, wenn ich diese Prinzipien nicht gekannt und sie seit Jahren schon praktiziert hätte.

Um die Energetisierungsübungen gut zu lernen, brauchst du jemanden, der sie dir zeigt. Wenn du sie gerne lernen würdest (die gesamte Folge dauert zwischen zehn und 12 Minuten), würde ich dir vorschlagen, dass du das „Expanding Light" (das sich ausdehnende Licht)[16] besuchst oder dorthin schreibst. Es handelt sich dabei um ein Retreat-Zentrum im Ananda-Dorf, einer Gemeinschaft, die ich 1968 für Menschen gegründet habe, die nach diesen Prinzipien leben wollen.

Für den Augenblick lass mich dir nur eine einzige Übung aus diesem System zum Üben vorschlagen:

Steh aufrecht. Atme langsam ein und spanne nach und nach den gesamten Körper an (erst nur wenig, dann in mittlerer Stärke, dann sehr stark), und zwar bis zu dem Punkt, an dem er zu vibrieren beginnt. Schaue nach oben zum Punkt zwischen den Augenbrauen und spüre mit deiner ganzen Konzentration, wie die Energie durch die Medulla oblongata in deinen Körper fließt. Halte die Spannung einige Momente an und fülle deinen Körper bewusst mit Energie. Dann atme aus und entspanne dich langsam (mittlere Anspannung, niedrige Anspannung, vollständige Entspannung). *Fühle* dabei, wie die Energie sich aus den Körperbereichen zurückzieht. Spanne immer mit deiner Willenskraft an, dann entspanne und *fühle*.

Wann immer du das Bedürfnis fühlst, einen bestimmten Körperteil zu energetisieren oder zu heilen, dann spanne diesen Teil mit der Willenskraft an, schicke aus der Medulla Energie dorthin und dann entspanne ihn, wie ich dies mit der Übung für deinen gesamten Körper beschrieben habe, und fühle dabei, wie die Energie sich zurückzieht.

Während du deinen Körperteil anspannst, sei dir deines Körpers von innen bewusst, nicht von außen. Konzentriere dich auf das Zentrum desjenigen Teils, den du anspannst. Wenn du dir erst einmal innerlich der Anspannung bewusst bist, wirst du dir nach und nach der Energie bewusstwerden, die sie geschaffen hat. Je mehr du dir dieser Energie bewusst bist, desto größer wird deine Kontrolle darüber sein.

Meditationsübung

Ich habe weiter oben vorgeschlagen, dass du deine Meditation damit beginnst, dass du deinen Körper zwei- bis dreimal anspannst und entspannst. Lass mich nun vorschlagen, dass du eine größere Willenskraft und eine vertiefte Wahrnehmung in diese Praxis einfließen lässt.

Der beste Weg, um den Körper in der Meditation zu entspannen, besteht darin, bewusst die Energie von ihm zurückzuziehen. *Pranayama*-Techniken in Yogabüchern beschäftigen sich in der Regel mit Atemübungen. *Prana* ist auch tatsächlich das Wort für „Atem", es gibt eine enge Verbindung zwischen dem Atem und der Energie, der Lebenskraft. Diese Atemübungen sind besonders hilfreich, wenn es darum geht, die Energie in der Wirbelsäule aufsteigen zu lassen.

Für den jetzigen Zeitpunkt reicht es aber, dass du versuchst, die Übung durchzuführen, die ich weiter oben vorgeschlagen habe. Atme ein, spanne nach und nach den Körper an, bis er vibriert. Sei dir vollständig der Energie bewusst, die hinter dieser Anspannung und Vibration steht. Dann atme mit Kraft aus und entspanne dich, wobei du die Energie aus den Muskeln freisetzt.

Spüre, wie sich mit der Entspannung die Energie aus dem Körper zurückzieht.

Wiederhole diese Übung zwei- bis dreimal. Nimm dann einige tiefe, lange Atemzüge, wie ich sie zuvor beschrieben habe: Atme ein und zähle bis 12, dann halte den Atem an und zähle bis 12, dann atme aus und zähle bis 12. Dann, mit deiner tiefen Entspannung, ziehe die Energie die Wirbelsäule hoch, indem du dich auf den Punkt zwischen den Augenbrauen konzentrierst.

Meditiere auf den Raum und auf das Gefühl der Freiheit vom Körperbewusstsein. Lenke deine Energie mit froher Willenskraft und andächtigem Eifer durch das Spirituelle Auge in die Stirn und von dort hinaus in die Unendlichkeit.

11

Energie: Der Schlüssel zu Erfolg und Wohlbefinden

„Deine Religion wird im nackten Tageslicht getestet werden". Das sagte eine große Heilige. Jeder Schritt nach innen auf dem spirituellen Weg muss durch eine nach außen gerichtete Rückversicherung, dass wir auf der richtigen Spur sind, abgesichert werden. Wir können beispielsweise nicht wirklich die göttliche Liebe in uns zunehmen lassen, wenn wir anderen gegenüber lieblos sind. Wir können nicht ehrlich behaupten, dass wir intuitive Führung erhalten, wenn wir in unserem äußeren Leben Verwirrung stiften. Und wenn wir entdecken, dass wir mit den praktischen Anforderungen des Lebens nicht umgehen können, dann können wir nicht wirklich die tägliche Meditation als Entschuldigung für unsere Versponnenheit nehmen.

Es ist nicht die Regel, dass jeder Gewinn in der materiellen Welt unbedingt einem Gewinn auch in der spirituellen entspricht. Und es ist auch nicht die Regel, dass ein materieller Verlust ein Indikator auch für einen vergleichbaren spirituellen Verlust ist. Krankheit beispielsweise kann es auch unter Menschen geben, die sehr weit fortgeschritten sind. Die Komplikationen des *karmas*, die aus zahllosen Inkarnationen mitgebracht wurden, machen es unmöglich, absolute Regeln aufzustellen. Die *vrittis* (Energiewirbel) sind nicht einfach aufzulösen. Wir können sie nur durch Meditation neutralisieren, bis wir einen hohen spirituellen Fortschritt erreicht haben.

Letztlich ist es göttliche Gnade, die uns rettet, die unsere Tempel betritt, wenn wir sie gefegt und gereinigt haben und unseren Teil dazu beigetragen haben, dass sie zu heiligen Orten werden. In der Zwischenzeit ist das Wichtigste, dass du dich Gott zuwendest, und dir nicht allzu viele Sorgen um all diese Verknotungen, die *vrittis*, und um die Hindernisse machst, die du in dir immer wieder durchgerührt hast und die deinen Fortschritt zur absoluten Freiheit blockieren.

Jesus Christus schenkte der Welt eine wundervolle Bemerkung: „Trachtet zuerst danach, das Reich Gottes und seine Rechtschaffenheit aufzurichten; so wird euch dies alles dazugegeben werden." (Mathäus 6:38) Mach es zu deiner höchsten Priorität, deine höchste Pflicht zu erfüllen, Gott zu finden, und Gott wird sich um den Rest kümmern.

Der moderne Weg zur „Vollkommenheit" ist sehr anders. Er besteht darin, zu versuchen, all unsere psychologischen Knoten durch Therapiestunden durchzuarbeiten. Das ist sicherlich gut und richtig – bis zu einem gewissen Punkt. Es gilt, wenn der Therapeut weise ist, und man sich nur mit den dringendsten und unmittelbarsten Themen beschäftigen will. Aber wenn unser Ziel das „Königreich Gottes" ist, dann erinnere dich daran, dass es vielleicht Milliarden solcher Verknotungen gibt – einschließlich der Myriaden von *vrittis*, die ins Unterbewusste hineinwirbeln. Wenn du Vollkommenheit durch einen rein psychologischen Ansatz zu erreichen versuchst, dann ist das, als ob du versuchst, ein Hemd, das du im Handwaschbecken wäschst, unter Wasser zu tauchen. Es bildet sich eine Blase, und wenn du das Hemd an dieser Blase hinunterdrückst, bildet sich an einem anderen Punkt eine weitere Blase – und es hört nie auf.

Geh direkt zu Gott. Er wird sich um den Rest kümmern. Arbeite an diesen Knoten, die dich besonders bekümmern, aber schicke sie vor allem zu Gott. Denn wahres Verstehen kommt durch den höheren Teil deines Bewusstseins. Indem wir von der Ebene des Gottesbewusstseins aus an uns arbeiten, entdecken wir, dass es in Wirklichkeit ein Segen ist, Schwachstellen in uns zu entdecken. Jede von ihnen gibt uns die freudvolle Gelegenheit, Gott noch etwas mehr von uns zu schenken. Er kann uns reinigen, mehr, als jede Menge psychologischer Beratung und Selbstanalyse dies jemals schaffen kann.

Vor allem aber schenke Gott dein Ego. Denn es ist Seine Macht, die du in jedem Fall einsetzt oder missbrauchst. Im Universum gibt es keine andere Macht. Aber wenn du dich dazu bringen kannst, zu fühlen, dass Er und nicht dein Ego der Verursacher von allem ist, was du erreichst, dann wird es zunehmend schwerer für dich werden, diese Macht zu missbrauchen, denn Machtmissbrauch entspringt aus dem Ego-Bewusstsein.

Dein Job besteht darin, dich durch göttliche Macht selbst zu vervollkommnen. Dazu ist es nötig, dass du dich bemühst. Jesus sagte das auch, als er bemerkte: „Darum sollt ihr vollkommen sein, wie euer Vater im Himmel vollkommen ist." (Mt 5:48; LUT)

Gehe ohne Umwege zu Gott. Werde zu dem, was in der Sanskrit-Terminologie ein *jivanmukta* ist, ein „zu Lebzeiten Befreiter". In diesem Zustand wird Gott dir die Kraft geben, alle noch vorhandenen Hindernisse zu überwinden – oder er wird sie für dich beseitigen. In diesem Zustand kann vergangenes Karma durch Visionen oder auf andere Weise durchgearbeitet werden. Wenn du die Türen deines inneren Tempels weit öffnest, ist es leichter, den Staub auszufegen. Die Brise göttlicher Gnade wird dir den größten Teil des Fegens abnehmen.

Die Tatsache, dass innerer Fortschritt eine objektive Verwirklichung nach sich ziehen muss, kann leicht missverstanden werden, in dem Sinne, dass wir meinen, uns mehr auf die Verwirklichung als auf unseren inneren Fortschritt konzentrieren zu müssen. Ich kannte einmal eine Dame, die fest entschlossen war, spirituelle Befreiung zu erfahren, indem sie als Erstes Millionärin werden wollte. Für ihre Art zu denken war die Unfähigkeit, großen Wohlstand zu erzeugen, ein Zeichen spiritueller Schwäche und ein Fehler, der auf materieller Ebene überwunden werden musste.

Eine solche Übung ist dasselbe, wie wenn man die Zahlen auf der Waage im Badezimmer von null auf minus zehn stellt, um sich selbst davon zu überzeugen, dass man zehn Kilo abgenommen hat. Äußere Zeichen sind ein Mittel, innere Erfolge zu überprüfen, aber sie sind kein Weg, diese Erfolge zu erzielen.

Ich habe Menschen gekannt, die auch glaubten, dass ein guter Gesundheitszustand ein Beweis für Spiritualität sei, während ein schlechter Gesundheitszustand das Gegenteil anzeige. Um „spirituell" zu werden, fasteten sie also lange und widmeten der Vervollkommnung ihres Körpers auf andere Weise so viel Zeit, dass sie nur noch wenig Zeit für ihr inneres Leben übrig hatten. Ironischerweise werden solche Menschen dann in Wirklichkeit schwächer als andere, die sich fröhlich einer Diät von „Fleisch und Kartoffeln" widmen. Denn es ist nicht ihre Ernährungsweise, die sie schwächt: Es ist ihre konstante Sorge um ihre Ernährungsweise und um ihren Körper, in einem Ausmaß, dass sie den Kontakt mit der lebenserhaltenden Energie *in* ihrem Körper verlieren.

Die Komplikationen des Karmas sind so beschaffen, dass keine Menge äußerer Mühen sie jemals ungeschehen machen kann. Sie sind wie der mythische Gordische Knoten, der unmöglich zu entwirren war, denn selbst wenn man es schaffte, einen Strang zu entwirren, dann spannt sich genau durch dieses Entwirren ein anderer Strang wieder an.

Ein Zitat von Sir Walter Scott ist hier hilfreich, wenn wir ihm nur ein einziges Wort hinzufügen: „Oh, welch wirres Knäuel wir weben, wenn wir erstmals üben, (uns) zu täuschen!" Wir täuschen uns selbst jedes Mal, wenn wir Erfüllung in der Welt der Sinne suchen. Eine große Anzahl *vrittis* arbeitet im Unterbewussten gegeneinander. Die einzige Art, sie ein für allemal durchzuarbeiten, besteht darin, den Gordischen Knoten durchzuschlagen, so, wie Alexander der Große es tat. Im gegenwärtigen Fall muss der Schnitt mit dem „Schwert" der Ruhe und der Unterscheidungsfähigkeit erfolgen, die aus der Meditation entstehen.

Der rechte Einsatz des Betens

Was ist die richtige Haltung für jemanden, der unbedingt eine Befreiung vom Ego erreichen will? Meine Empfehlung ist die folgende: Sei streng und unnachsichtig mit dir bei den großen Dingen, aber nicht allzu streng bei den kleinen. Dein spirituelles Leben sollte eine Freude sein. Quäl dich nicht zu sehr, beispielsweise, ob es nun falsch ist, um Schnee zu beten, wenn du Ski fahren willst. Und erinnere dich daran: Viele dünne Stränge bilden ein Seil. Bete nicht zu oft – auch nicht um kleine Sachen für dich selbst.

Meine eigene Regel – und sie erscheint mir eine gute zu sein, obwohl ich sie nicht notwendigerweise allen empfehlen würde – ist folgende: Ich würde nicht einmal im Traum daran denken, darum zu beten, dass mein Leben verschont bleiben könnte, aber mir würde es überhaupt nichts ausmachen, um einen Kasten Pralinen zu beten, wenn ich eine essen wollte.

Im übrigen meine ich, nicht anflehen, wenn ich beten sage. Ich meine einfach, meine Gedanken und Wünsche mit Gott zu teilen. Was ich also tue, ist, dass ich Gott bitte: „Ist es okay, dass ich um diese Wunscherfüllung bete?" Wenn ich dann in meinem Herzen eine negative Antwort auf diese Frage empfange, dann gehorche ich dieser Antwort.

Und es gibt eine weitere Regel, die man befolgen sollte, die mir noch viel mehr bedeutet als jede andere: Ich werde beten, wenn das Wohlergehen anderer beeinträchtigt ist, aber, allgemein gesagt, werde ich nicht um mein eigenes Wohlergehen beten.

Hier sind ein paar Geschichten, die es vielleicht wert sind, erzählt zu werden:

Eines Sonntagmorgens vor 25 Jahren sollte ich den Gottesdienst in unserem Tempel im Ananda-Dorf leiten. Plötzlich erlitt ich eine Nierensteinattacke. „Attacke" ist das richtige Wort: Mein ganzer Körper zitterte vor Schmerz, wie ein Blatt im Sturm. Zu keiner anderen Zeit meines Lebens hatte ich etwas Vergleichbares erlitten. Irgendjemand bestand darauf, dass ich zum örtlichen Krankenhaus gefahren werden sollte, aber allein der Gedanke daran, dass ich 45 Minuten lang auf einer kurvigen Bergstraße fahren sollte, war zu viel für mich. Unfähig zu sprechen, konnte ich diesen gutgemeinten Rat nur ignorieren. Aber ich wollte immer noch nicht für mich beten. Alles, um das ich beten konnte, war: „Dieser Körper gehört Dir. Tu mit ihm, was Du willst."

Nach mehr als einer Stunde schaute ich auf die Uhr und sah, dass den Gottesdienst in einer Viertelstunde beginnen sollte. Ich hatte die ganze Zeit über extreme Schmerzen gehabt. Nun betete ich: „Wenn Du nicht willst, dass ich all diese Menschen enttäusche, dann lass meinen Körper genesen."

Die Folgen waren überwältigend. Innerhalb von fünf Sekunden, so, als ob jemand mit einer heilenden Hand über meinen Körper gestrichen hätte, verschwand der Schmerz vollständig. So unerträglich und qualvoll der Schmerz zuvor gewesen war – nun wurde er ersetzt durch eine göttliche Freude, eine Freude, die gleichermaßen intensiv war wie vorher der Schmerz, so sehr, dass diese Freude mich beinahe sprachlos machte! Irgendwie schaffte ich es, den

Gottesdienst durchzustehen, aber nur wenige der anwesenden Menschen erkannten, dass die Tränen, die es mir schwermachten, zu sprechen, Freudentränen und nicht Tränen des Schmerzes waren.

Andererseits hatte ich vor einigen Jahren eine Hüftgelenksoperation. Der Chirurg sagte mir, dass er noch nie zuvor einen so schlimmen Fall gesehen habe. Er musste sieben Zentimeter Knochen ersetzen, die durch jahrelangen Stress beim Gehen abgenutzt worden waren. „Ich weiß gar nicht, wie Sie das geschafft haben", sagte er mir. Tatsächlich war das Gehen nicht einfach gewesen. Meine Freunde riefen später aus: „Wir hatten keine Ahnung, dass du solche Schmerzen hattest!" Aber – warum sollte man Menschen mit so kleinen Dingen belästigen? Warum Gott?

Aber es gab eine andere Zeit, Jahre vorher, als ich keine Notwendigkeit für eine solche Strenge sah. In den frühen 50er Jahren des 20. Jahrhunderts lebten meine Eltern in Frankreich. Mein Vater war damals der Chefgeologe für ESSO in Europa. Früher, als Schuljunge in der Schweiz in den 30er Jahren, hatte ich Schweizer Pralinen sehr geliebt. So viel ich wusste, gab es zu dem Zeitpunkt in Amerika keine Schweizer Pralinen. Nun hatte ich die Idee, dass meine Eltern, die ja so nahe der Schweizer Grenze lebten, mir vielleicht eine kleine Packung schicken konnten.

Das Verlangen war so unbedeutend, dass ich es in meinen Briefen immer wieder zu erwähnen vergaß. Aber als mein Geburtstag näher rückte, schoss mir plötzlich der Gedanke durch den Kopf: „Wie schade!" Ich teilte diesen Gedanken mit Gott, zu dem ich als meine Göttliche Mutter bete. „Wirklich schade, Göttliche Mutter! Es wäre doch schön gewesen, wenn ich zu meinem Geburtstag diese Pralinen gehabt hätte!" Und dann vergaß ich die ganze Sache.

Am Tag vor meinem Geburtstag, etwa eine Woche später, erhielt ich eine Schachtel mit Schweizer Pralinen von einem Freund in Hollywood, der nicht wusste, dass ich Geburtstag hatte, und auch nichts davon, wie sehr ich sie mochte. Bei den Pralinen lag ein Brief, in dem stand: „Ich bin heute an einem Laden vorbeigegangen, als ich diese Schweizer Pralinen sah. Plötzlich musste ich an dich denken und konnte einfach nicht anders, als sie dir zu schicken!" Für mich war dieses

Geschenk süßer, als wenn mein Leben bedroht gewesen und wunderbarerweise gerettet worden wäre. Der Wunsch war, wie gesagt, unbedeutend, ich schenkte auch den größten Teil der Pralinen meinen Freunden. Aber die Süße des Gedenkens, dass die Göttliche Mutter ihre Liebe zu mir selbst in einer so kleinen Sache zeigte, ist mir mehr als 40 Jahre lang im Gedächtnis geblieben.

Ein großes philosophisches Thema aus einer solchen Sache zu machen, indem ich mich weigerte, Gott um Hilfe zu bitten, würde, so scheint mir, außergewöhnlich streng für einen Weg gewesen sein, dessen Ziel die ewige Freude ist. Mehr noch, ich hatte ja nicht wirklich die Göttliche Mutter um Hilfe gebeten. Alles, was ich tat, war, mit ihr meine unbedeutende Enttäuschung zu teilen. Antwortete sie deshalb so prompt?

Ich habe so oft Gott bei meinem Dienst für Ihn um Hilfe gebeten (oder, wie ich besser sagen sollte, Sie). Viele Menschen haben die Antwort auf diese Gebete als Wunder bezeichnet.

Was diese „Gnade" möglich machte, war die Anziehung von Energie durch Willenskraft aus dem uns umgebenden Universum. Selbst mein Gehen, als die Röntgenaufnahmen zeigten, dass ich eigentlich unfähig dazu war, geschah aus einer Art „Gnade" heraus. Denn Glaube muss dynamisch sein, nicht passiv. Wenn wir ihn Gott schenken, dann bündeln wir ihn besser. In jedem Fall ist es die göttliche Energie, die wir einsetzen, ob wir nun besonders darum bitten oder die Energie selbst lenken. Halbherzige Gebete bringen bestenfalls halbherzige Resultate. Wirkungsvolle Gebete fordern von uns, dass wir sie mit einer starken Willenskraft aussprechen – mit der vollständigen Überzeugung, dass daraus etwas Gutes und Richtiges resultieren soll, und im vollen Bewusstsein der Energie, die notwendig ist, um diese Ergebnisse zu erzielen.

Um dieses Prinzip am wirkungsvollsten zu nutzen, versuche, Energie durch das Spirituelle Auge auszusenden, aus dem Sitz des Willens. Du wirst wirklich diese Energie als eine Kraft fühlen können, die aus deiner Stirn herausfließt.

Eine andere Technik ist die, Energie in unsere Handflächen zu ziehen, indem wir sie kräftig gegeneinander reiben, etwa zwei Minuten lang. Dann hebe die

Hände hoch über deinen Kopf, die Handflächen nach vorn, und sende die Energie, die du in deinen Händen kribbeln fühlst, zu denen, für die du betest. Um die Energie durch die Medulla eintreten zu fühlen und aus den Händen herauszulassen, chante zwölfmal OM und halte jeden Ton so lange, wie du dies ohne Anstrengung tun kannst.

Erinnere dich, dein Geist ist Teil des Unendlichen Geistes. Je mehr du deine Achtsamkeit mit dem Göttlichen Bewusstsein in Übereinstimmung bringst, desto wirkungsvoller wird deine Macht sein. Du allein kannst nicht alles bewirken.

Die Macht des Willens, der von dem Kosmischen Willen unterstützt wird, kann mit einer Geigensaite verglichen werden, die von dem Resonanzboden der Geige unterstützt wird. Wenn die Saite zwischen zwei Punkten im Raum aufgespannt und der Bogen dann darübergestrichen wird, dann wird der Klang, der entsteht, ziemlich dünn sein. Wenn aber die Saite auf eine Geige aufgespannt wird, dann kann derselbe Bogenstrich eine ganze Konzerthalle mit seinem Klang füllen.

Oft wird viel mehr Gutes für andere erreicht, und auch für uns selbst, wenn wir um nichts bitten, sondern uns nur dem Gottesbewusstsein anvertrauen und es bitten, mit uns das zu tun, was es will.

Ich habe im letzten Kapitel erwähnt, dass ich vor fünf Monaten eine Herzoperation hatte. Der Grund für die Operation war, dass mein Herz sich so sehr vergrößert hatte, dass eine weitere Vergrößerung es dauerhaft geschädigt hätte. Mehr als das: Ich hatte ein Vorhofflimmern und die Unregelmäßigkeit meines Herzschlags war so extrem, dass ich jemandem gegenüber bemerkte: „Kein Komponist könnte zu diesem Takt ein Stück schreiben!“ Vor der Operation hatte ich mehrere Wochen lang eine Herzschlagfrequenz von 160. Und schlimmer noch, Tests zeigten, dass mein Herz nachts manchmal für kurze Zeit auf eine Frequenz von unter 30 Schlägen abfiel. Da ein Drittel des Blutes sowieso rückwärts gepumpt wurde, gab es die Möglichkeit, dass ich im Schlaf an Herzversagen sterben könnte. Meine Herzleistung war auf weniger als 30 Prozent des Normalvermögens abgerutscht. Kurz gesagt, ich war ein herzkranker Krüppel.

Als mein Kardiologe mir sagte, dass ich eine Operation bräuchte, fragte ich ihn: „Gibt es irgendeine Möglichkeit, dass sich mein Herz nach der Operation wieder verkleinern könnte?"

„Nein. Überhaupt nicht", antwortete er. „Aber wenigstens werden Sie all Ihr Blut in die richtige Richtung pumpen. Das bedeutet, dass das Herz sich nicht noch weiter vergrößert und die Herzleistung nicht noch weiter abnimmt, was ich sonst befürchte."

Ich betete still: „Göttliche Mutter, dies ist Dein Körper. Tu mit ihm, was Du willst." Ich betete nicht um Hilfe. Jahrelang hatte ich jedoch darum gebetet, als Instrument zu dienen, um andere auf den spirituellen Weg zu bringen. Und es war wohl dieses lebenslange Gebet, auf das die Göttliche Mutter antwortete. Viele andere Menschen beteten damals auch für meine gute Heilung, und unzweifelhaft haben ihre Gebete einen großen Beitrag zu meinem Heilungsprozess geleistet.

Nach der Operation sagte der Chirurg zu mir: „Wir haben getan, was wir konnten, aber ich fürchte, es wird nicht möglich sein, dass das Vorhofflimmern aufhört." Aber schon am nächsten Tag hörte es auf! Der Kardiologe sprach mich später am Tag an und sein Gesicht war eine Studie für eine Mimik des Erstaunens: „Ich muss Ihnen sagen", sagte er, „dass Ihre Chancen, das Vorhofflimmern zu überwinden, bei null lagen."

Einen Monat später zeigte eine Röntgenaufnahme meiner Brust, dass mein Herz sich auf seine normale Größe verkleinert hatte: eine Verminderung um 50 Prozent. Drei Monate später zeigte ein Echobild, dass das Herz nahezu wieder normal schlug: Seine Leistung lag bei 70 Prozent. Ein normales Herz leert 60 bis 70 Prozent seiner Kammern. Das Herz eines jungen Athleten in guter körperlicher Verfassung kann vielleicht 75 Prozent leeren. Mein Herz hatte, ich wiederhole dies, nur noch weniger als 30 Prozent geleert.

Ich hatte um keines dieser Dinge gebeten, obwohl ich ganz sicher froh über das Ergebnis war, da es bedeutet, dass ich jetzt mehr Energie in den Dienst für Gott investieren kann als in den ganzen Jahren zuvor.

Das Wichtigste dabei ist aber zu erkennen, dass

1. der menschliche Geist Teil eines unendlich größeren Bewusstseins ist;
2. die eigene Macht, das zu erreichen, was man sich zu erreichen vornimmt, immer größer wird, je mehr man sein Leben dem Dienst Gottes widmet;
3. diese Widmung dynamisch sein muss und nicht statisch und dass man all seine Willenskraft und seine Begeisterung aufbieten muss und
4. ein unspezifisches Gebet manchmal größere Ergebnisse bringt als ein genau festgelegtes. Gott kennt unsere wahren Bedürfnisse besser als wir selbst.

Es ist wahr, dass das Gottesbewusstsein durch die Meisterschaft über die Materie nach außen gezeigt wird. Es ist auch wahr, dass solche Demonstrationen manchmal hilfreich sind, und sei es auch nur, dass wir in der Meditation keinen „Selbstbetrug" praktiziert haben. Uns selbst von einer Krankheit zu heilen, kann eine Demonstration spiritueller Macht sein. Es ist nicht falsch für jemanden, der sich seines Selbstes als Ego bewusst ist, um persönliche Heilung zu beten. Achte nur darauf, dass dies nicht zur Folge hat, dass du deinem Ego eine unangemessene Bedeutung beimisst.

Wenn ich nicht für mich selbst bete, dann aus dem Grund, weil ich jede Beteiligung des Ego vermeiden möchte. Ich betrachte es in jedem Fall als weitaus befreiender, die großen Prüfungen Gott zu überlassen und Ihn/Sie über den Ausgang entscheiden zu lassen. Du musst deine Meditationserfolge nicht immer beweisen. Nicht nur, dass dieser Versuch dich von deinen meditativen Bemühungen ablenken würde: Er könnte dich auch einige Freundschaften kosten! Denn wer möchte sich schon mit Menschen umgeben, die immer irgendetwas „beweisen" müssen? Natürlich – und unvermeidlich – wirst du diese Prinzipien der Willenskraft und Energie in deinem Leben einsetzen. Und das solltest du auch.

Meditation wird deinen ganzen Blick auf das Leben dynamisch, kraftvoll, energetisch und enthusiastisch machen. Erfolg und Wohlbefinden werden sich auf ganz natürliche Weise einstellen. Du wirst sie anziehen, indem du deine Anziehungskraft entwickelst.

Spirituelle Entwicklung ist nichts für Schwächlinge. Sie ist für Menschen mit einer dynamischen Willenskraft und Energie. Stell dir niemals vor, dass spirituell zu sein bedeutet, „lammfromm und milde" im Sinne eines Angsthasen zu sein. Jesus, dem viele Christen aufgrund seiner Milde nacheifern, war nun wirklich kein Vogel mit gebrochenem Flügeln: Er war ein spiritueller Dynamo! Die Tatsache, dass Sanftmut in den Seligpreisungen im Zusammenhang mit einem außergewöhnlichen Segen erwähnt wird („Selig sind die Sanftmütigen, denn sie werden das Erdreich besitzen!"), macht klar, dass Jesus nicht sagte: „Selig sind die Milchreisbubis." Was es braucht, um das Erdreich zu besitzen, ist, in Harmonie mit der Erde zu leben, und nicht, mit schwächlichem, entschuldigendem Lächeln alles hinzunehmen, was geschieht oder nicht geschieht, so, als ob man für alle Zeit persönlich dafür verantwortlich wäre.

„Selig sind die, die in Harmonie leben." Das hat Jesus gemeint. In Harmonie mit anderen und mit der Welt leben: Dazu fordert uns Gott durch die Lehren all der großen Meister auf.

Im nächsten Kapitel werde ich das Thema Magnetismus/Anziehung, durch den wir alles Gute anziehen können, weiter diskutieren. In der Zwischenzeit will ich dir eine Meditationsübung vorschlagen, mit der du deine Einheit mit dem kosmischen Willen vertiefen kannst.

Meditationsübung

Stell dir vor, du stehst auf einem Surfbrett. Warte ein wenig auf die richtige Welle. Lass zu, dass die schwächeren Wellen unter dir wegfließen. (Gelegenheiten müssen aus vollem Herzen angenommen werden und nicht nur einfach aufgrund des Gedankens, dass du ebenso gut die eine wie die andere Welle nehmen könntest.)

Wenn die richtige Welle vorbeikommt, dann stehe auf deinem Surfbrett mit ruhigem, freudvollem Vertrauen und voll Enthusiasmus. Erkenne, dass du von der Welle weitergetragen wirst, nicht durch deine eigene Kraft. Deine Aufgabe besteht jetzt darin, mit der Welle zusammenzuarbeiten. Aber erinnere dich: Zusammenarbeit erfordert aktive Mitarbeit, keine passive Hinnahme.

Denke nicht über den Strand nach, zu dem die Welle dich hinträgt. Mach dir keine Sorgen, wie hoch sie dich tragen wird. Drehe, wende, tauche ein und hebe dein Brett voll Freude mit der Welle.

Und dann, an einem bestimmten Punkt, komme in den großen Wellentunnel, kurz bevor er in sich zusammenbricht.

Affirmiere die ganze Zeit: „Ich bin eins mit der Welle, eins mit ihrer schwingenden Bewegung, eins mit dem ganzen Ozean!“

12

Magnetismus

Es gibt viele faszinierende Zusammenhänge zwischen der Spiritualität und der Naturwissenschaft. Newtons Drittes Gesetz der Bewegung („*Kräfte treten immer paarweise auf. Übt ein Körper A auf einen anderen Körper B eine Kraft aus (*actio*), so wirkt eine gleichgroße, aber entgegengerichtete Kraft von Körper B auf Körper A (*reactio*).“)* hat seine Entsprechung im spirituellen Gesetz des Karmas, nach dem jede Handlung eine gerechte und ausgleichende Gegenhandlung nach sich zieht. Die Kraft der Erdanziehung hat ihre Entsprechung in der Kraft der Liebe. Magnetismus, Anziehungskraft, ist sowohl ein spirituelles als auch ein weltliches Prinzip.

Elektrizität, die durch ein Stromkabel fließt, erzeugt ein Magnetfeld. Je stärker der elektrische Fluss ist, desto stärker und umfangreicher dieses Feld. Energie, die durch die Nerven des Körpers fließt, produziert ebenfalls eine Art Magnetfeld. Dieses Feld ist sehr viel feinstofflicher als alles, was die Naturwissenschaft kennt, besitzt aber eine sehr viel stärkere Kraft, um Menschen und Vorkommnisse zu beeinflussen.

Der Wille entscheidet über die Stärke des Energieflusses („Je größer der Wille, desto größer der Energiefluss“). Wenn die Willenskraft stark ist, dann wird der Körper mit Energie gefüllt sein. Als Folge davon wird das Magnetfeld des Körpers ausgedehnt und kraftvoll sein. Aber in diesem Zusammenhang gibt es auch eine weitere wichtige Überlegung: die *Qualität* dieser Energie und dementsprechend auch des Magnetismus.

Denn es gibt viele verschiedene Bewusstseinszustände und deshalb auch viele unterschiedliche Arten feinstofflicher Energie. Wenn unser Bewusstsein stark und positiv ist, dann wird auch unsere Anziehungskraft positiv sein und wird gute Dinge zu uns ziehen. Sie wird außerdem eine Art „Schutzzone" um uns ziehen, die uns vor jedem Schaden bewahrt – so, wie ein Regenschirm uns vor Regen schützt, wird sie viel von dem Leid, das wir ansonsten durch die negativen karmischen Energiewirbel *(vrittis)* in der Wirbelsäule anziehen könnten, abfedern. *Shree Krishna* bezog sich auf diesen Schutz in der *Bhagavad Gita*, als er sagte: „Selbst eine geringfügige Praxis dieser spirituellen Disziplin wird dich von den grässlichen Ängsten und dem gigantischen Leid befreien."

Das Gesetz des Magnetismus kann sich auf sehr außergewöhnliche Weise zeigen. Mir ist eine Geschichte über Theos Bernard von einem seiner Freunde erzählt worden. Bernard war ein Amerikaner, der vor etwa 60 Jahren nach Tibet ging, um dort gewisse esoterische Lehren zu studieren, darunter die Gesetze, die den spirituellen Magnetismus beherrschen. Als er dann daran dachte, der Polizei von Los Angeles einige der gewaltlosen Methoden der Selbstverteidigung beizubringen, fuhr er hin und bot an, sie etwas von dem zu lehren, was er wusste.

Doch die Polizeibeamten lachten ihn aus. Schließlich bot er ihnen, verzweifelt und verärgert, an: „Okay, kommt einer nach dem anderen auf mich zu und versucht mich zu verprügeln." Im Raum befanden sich 15 Männer. Und dieser Einladung konnten sie nur schwer widerstehen. Einer nach dem anderen rannte auf ihn zu, holte aus und versuchte einen Schwinger auf ihm zu landen. Jeder von ihnen verlor das Bewusstsein, bevor seine Faust Bernard auch nur erreicht hatte, der dann ruhig den Raum verließ und 15 bewusstlose Körper auf dem Boden hinter sich zurückließ.

Paramhansa Yogananda meditierte einmal in seinem oben gelegenen Schlafzimmer, als er in einer Vision einen vierschrötigen jungen Mann, der seinen spirituellen Lehren gegenüber extrem feindselig eingestellt war, die Treppe heraufstürmen sah, um ihn zu verprügeln. Die Absicht des jungen Mannes bestand darin, der Welt seine Selbstüberschätzung zu beweisen, dass Spiritualität einer körperlichen Kraft nicht gewachsen war.

Der Meister betete um Führung. Er wollte dem jungen Mann ja nicht wehtun. Zur selben Zeit fragte er, ob Gott wolle, dass diese Lüge über die spirituellen

Lehren, für deren Verbreitung im Westen er ausgesandt worden war, sich ausbreiten würde. Die Antwort, die er bekam, lautete, er solle sich verteidigen, aber ohne körperliche Gewalt.

Als der junge Mann in der Tür erschien, sagte Yogananda: „Ich weiß, warum du gekommen bist." – „Na los, dann mach schon, Guru!", schnauzte der junge Mann. „Jetzt werde ich mal loslegen!" – „Ich möchte, dass du weißt", antwortete der Meister, „dass ich dich ganz leicht schlagen könnte, jedenfalls körperlich. Ich bin viel stärker, als du denkst. Aber Gott wünscht nicht, dass ich körperliche Gewalt einsetze. Nichtsdestotrotz, ich warne dich: Überschreite nicht diese Türschwelle."

„Na, los, dann mach mal, Guru!", schnauzte der junge Mann erneut. Mutig überschritt er die Schwelle. Und nur einen Augenblick später wälzte er sich schreiend auf dem Boden: „Ich brenne!", schrie er, „ich brenne!" Er sprang auf die Füße, raste die Treppe hinunter und aus dem Haus hinaus. Yogananda folgte ihm hastig und entdeckte den Mann, wie er sich auf dem Rasen vor dem Gebäude herumwälzte und immer weiter schrie: „Ich brenne!" Der Meister berührte ihn, und der Schmerz verschwand augenblicklich. „Fassen Sie mich nicht an!", schrie der Mann, von Panik erfasst. Er wollte nicht mit zurück in das Haus kommen, sondern bat seine Schwester, die dort lebte, seine Habseligkeiten einzusammeln. Noch in derselben Stunde verließ er das Haus und kehrte nie zurück.

Um nun jedoch den Leser nicht denken zu lassen, dass menschlicher Magnetismus eine Art spiritueller Waffe sei, möchte ich noch eine weitere Geschichte über Yogananda erzählen: Eines Abend kamen an einer Straßenecke drei Männer auf ihn zu und verlangten, dass er ihnen sein Geld geben solle. Er gab ihnen alles, was er hatte, und sagte ihnen: „Ich freue mich, euch das zu geben, was ich in meiner Brieftasche habe. Aber ich besitze noch einen weiteren Schatz, den ihr mir niemals abnehmen könnt – es sei denn, ich gebe ihn euch freiwillig." – „Was ist denn mit diesem Kerl los?", fragten sich die drei. „Ist er verrückt?" Der Meister schaute sie mit der magnetischen Kraft seiner göttlichen Liebe an. Die drei fingen an zu zittern. „Wir können Ihr Geld nicht nehmen!", riefen sie. „Was haben Sie mit uns gemacht?" Und schockiert von dieser unerwarteten Erfahrung rannten sie hinaus in die Nacht.

Ein ganz einfaches Prinzip zur Entwicklung eines positiven Magnetismus besteht darin, deinen Willen positiv und harmonisch zu halten. Das wird dir helfen, dich in Übereinstimmung mit dem Gottesbewusstsein zu setzen.

Die drei Gruppen: Gunas

Ebenso, wie weißes Licht aus dem vollen Spektrum des Regenbogens zusammengesetzt ist, so ist auch Energie keine Einzelkraft, sondern aus einem breiten Spektrum zusammengesetzt. Und wie es Lichtstrahlen gibt, die weit feinstofflicher sind als irgendetwas, das für das menschliche Auge sichtbar wäre, so enthält Energie ein breites Spektrum an Schwingungen, die weitaus feinstofflicher sind als alles, was mit physikalischen Instrumenten messbar wäre. Vergleichbar mit den drei Ebenen der Schöpfung – ideell, astral und materiell – gibt es drei Hauptgruppen im Schwingungsspektrum und deshalb auch im Energiespektrum.

Die erste dieser Gruppen enthält Schwingungen, die spirituell erhebend sind – leicht, im Gegensatz zu schwer. Die zweite ist aktivierend, energetisierend, und in Menschen könnte man sie als egoaktivierend beschreiben. Die dritte ist dicht, und wir könnten sie auch als schwer beschreiben.

Diese drei Gruppen (*gunas*, wie sie im Sanskrit heißen) sind in unterschiedlicher Abstufung in der gesamten Schöpfung vorhanden. Ohne sie hätte sich nichts manifestieren können. Die drei *gunas* können in gewisser Weise mit den Molekülen eines Stabmagneten verglichen werden, von denen jedes eine Nord-Süd-Ausrichtung in sich trägt, ganz gleich, ob sie nun am Nordende des Stahlstabes zu finden sind oder an dessen Südende. Der Magnetismus ergibt sich aus der Richtung, in der die Energie fließt. Das zweite *guna* in diesem Vergleich ist der Energiefluss selbst, der zwischen den beiden Polen strömt.

In jedem Teil der Schöpfung gibt es also einen Energiefluss zwischen den beiden polaren Gegensätzen, wobei der Fluss selbst das zweite *guna* (die Eigenschaft) darstellt. Im kosmischen Plan wird die Dualität in den beiden Polen gesehen, wobei der „Südpol“ das materielle Universum darstellt und der „Nordpol“ das ideelle. Die Energie, die zwischen den beiden fließt, repräsentiert das astrale Universum. Dieser „mittlere Grund“ der Energie repräsentiert sowohl einen nordwärts gerichteten wie auch einen südwärts gerichteten Fluss. Der Gegensatz, der dadurch in der Welt der Energie existiert, hat die schwingungsmäßigen Abstufungen des Himmels und der Hölle zur Folge.

In fühlenden Wesen manifestiert sich das Vorhandensein dieser drei *gun*as auf ähnliche Weise: in Form des *tamo guna* (der verdunkelnden, schweren Eigenschaft) als Tendenz zu Einfallslosigkeit und Dummheit; im *rajo guna* (der aktivierenden Qualität) als Unruhe, Entscheidungsunfähigkeit und dem Hin und Her als Folge eines dauerhaften Konfliktes zwischen den beiden „Polaritäten“ und in Form des *sattwa guna* (der hellsten, leichtesten Qualität) als ruhiges, inneres Angezogensein in Richtung auf Reinheit und auf einen sich ausdehnenden Geist.

Jeder Mensch manifestiert diese drei Qualitäten in unterschiedlichen Mengen, je nach den Schwingungen seines Bewusstseins und seiner Energie. Wenn sein Energiefluss vollständig aufwärts gerichtet ist, dann nimmt er an Verfeinerung zu, bis er schließlich über die *gunas* hinauswächst und in den reinen, schwingungsfreien Geist hineinstrebt. Wenn der Fluss ausschließlich nach unten gerichtet ist, dann wird sein Verstehen zunehmend stumpfsinnig, bis nur noch wenig, abgesehen von seiner menschlichen Form, vorhanden ist, das ihn von den niedrigeren Tieren unterscheidet. Und wenn er, wie die meisten Menschen, in einem Zustand der Unentschiedenheit und des inneren Konflikts zwischen den beiden auf- und abwärtsgerichteten Strömen lebt, dann bleibt er dabei, auf ewig unruhig und ruhelos.

Die große Mehrheit der Menschen fällt in diese dritte Kategorie. Sie fühlt sich vielleicht mehr von einem „Pol“ angezogen oder von einem anderen, aber ihr innerer Konflikt bleibt ungelöst. Menschen mit einer unraffinierten, schweren Bewusstheit üben nur selten eine starke Anziehungskraft auf andere aus. Es sind vielmehr die Menschen der ego-aktiven Kategorie, die das größte Potenzial dafür besitzen, die Anziehungskraft anderer herabzusetzen. Da sie größere Energie besitzen, können sie auch große Anziehungskraft ausüben, obwohl ihr Energiefluss nach unten gerichtet ist.

Vermeide wie die Pest jeden, dessen Anziehungskraft die Macht hat, dich nach unten zu ziehen. Solch ein Mensch ist für dich schlimmer als irgendeine Krankheit. Denn körperliche Krankheit beeinflusst nur den Körper, aber eine spirituelle Krankheit kann dich auch spirituell zerstören.

Menschen, die ruhig, gewaltlos, selbstkontrolliert und wahrhaftig sind, senden einen aufwärts ziehenden Magnetismus aus. Ihre bloße Gegenwart ist schon heilend und erhebend für andere. Das ist der Grund, weshalb die indischen heiligen Schriften sagen: „Selbst ein Moment in der Präsenz eines Heiligen wird wie ein Boot sein, das dich über den Ozean der Täuschung trägt."

Das Gesetz des Magnetismus

Wir beeinflussen andere durch unseren Magnetismus. Und sie wiederum beeinflussen uns durch ihren Magnetismus. Es ist ganz wichtig, die Prinzipien des Magnetismus zu verstehen und wie wir sie für unseren eigenen Nutzen und den anderer einsetzen können, wie wir vom Magnetismus anderer profitieren und wie wir uns gegen den schädigenden Magnetismus anderer schützen können.

Sat-sanga (gute Gesellschaft) ist beinahe ebenso wichtig auf dem Weg wie die Meditation selbst. Triff dich mit anderen, spirituell ausgerichteten Menschen. Bringe dich bewusst in Übereinstimmung mit ihren Schwingungen. Und ebenso, wie du von anderen nimmst, so schenke Liebe und Wertschätzung als Gegenleistung. Auf diese Weise schließt du den Kreislauf der Energie, und du wirst dazu beitragen, dass ein gegenseitiger Anstieg des Magnetismus entsteht. (Von anderen wie ein Schwamm zu nehmen, bedeutet, sie ihrer Energie zu berauben, ohne dass deine eigene auf irgendeine Weise zunimmt. Denn deine Energie nimmt nur dann zu, wenn du deine Schwingung anhebst, niemals, wenn du sie senkst.)

Ein negativer menschlicher Magnet kann tatsächlich die Kraft eines positiven Magneten untergraben, wenn letzterer nicht aufpasst, und vor allem, wenn der negative Magnetismus stärker ist. Andererseits, wenn der positive Magnet stärker ist, wird er davon nicht sonderlich beeinträchtigt, besonders, wenn er achtsam ist und bewusst einen Magnetschild aufrechterhält. Wenn er viel stärker ist, kann er vielleicht sogar den negativen Fluss in dem anderen Menschen umdrehen und ihn positiv werden lassen. Hier gibt es jedoch eine ernstzunehmende Erwägung: Gehe niemals, auch nicht im Namen der Liebe für alle, Risiken mit deinem eigenen Magnetismus ein.

Ich hatte dazu vor zwölf Jahren eine interessante Erfahrung in Jerusalem, die mir dieses Prinzip klargemacht hat. Ich hatte einen Schnappschuss von einer Frau gemacht, die auf der Straße saß und Gemüse verkaufte. Mein Gedanke dabei war einfach, ein interessantes Foto zu bekommen. Die Frau jedoch, die mich vielleicht für einen Juden hielt oder die vielleicht besondere religiöse Einschränkungen in sich trug, nach denen sie nicht fotografiert werden sollte, reagierte mit extremem Ärger. Sie schrie mir einige Beleidigungen entgegen und warf dann einen kleinen Gegenstand nach mir – eine Nuss oder ein kleines Gemüse: Was auch immer es war, es traf mich nicht. Ihr Hass jedoch blieb an mir hängen. Es dauerte mehrere Stunden, um den verstörenden Eindruck abzuschütteln, den dieses Erlebnis auf mich ausgeübt hatte.

Wäre ich in der Lage gewesen, ihr etwas anzubieten, dann wäre ich vielleicht nicht so hässlich behandelt worden. Aber so, wie es nun einmal war, konnte ich nur für sie beten. Göttliche Liebe ist unser größter Schutz. Du wirst spirituell schneller wachsen, wenn du versuchst, anderen zu dienen. Diene ihnen jedoch nur in dem Maße, wie es nach einer realistischen Einschätzung deiner magnetischen Stärke passend erscheint.

Sat-sanga ist auch aus einem anderen Grund wichtig: Wenn spirituell ausgerichtete Menschen zusammenkommen, besonders zum Meditieren, dann erhöhen sie den Magnetismus aller, die dabei sind. Yogananda nannte dieses Phänomen „das Gesetz des unsichtbaren Schwingungsaustauschs".

Es gibt verschiedene Möglichkeiten, wie man sich vor negativem Magnetismus schützen, und auch solche, mit denen man einen positiven Magnetismus entwickeln kann. Sei jedoch vorsichtig, deine spirituelle Kraft zur Ego-Befriedigung einzusetzen. Ich bin sicher, es war gut, das die Polizei von Los Angeles das Angebot von Theos Bernard zurückwies, ihnen seine Techniken der magnetischen Selbstverteidigung beizubringen. Ja, natürlich, es gibt Kraftworte (sie werden *mantras* genannt), mit denen du die objektive Wirklichkeit beeinflussen kannst. Du kannst auch, wenn du dich am Punkt zwischen den Augenbrauen konzentrierst und deinen Willen kraftvoll um das Denken an dein Selbst kreisen lässt, lernen, kraftvolle Gedanken von deinem eigenen spirituellen Zentrum zu dem anderer zu schicken, und sie damit beeinflussen. Aber achte darauf, damit niemanden zu verletzen. In solchen Fällen erzeugst du einen Bumerangeffekt. Deine Handlung muss ihrem Wohlergehen dienen und sollte immer von deinem höheren Bewusstsein ausgehen. Achte vor allem darauf, dass du in deinem eigenen Unterbewussten nicht die Täuschung aktivierst, dass eine nach außen gerichtete Energierichtung erstrebenswert wäre.

Wenn du dich negativen Einflüssen gegenübersiehst und sie nicht vermeiden kannst, dann sind hier einige hilfreiche Vorschläge, wie du damit umgehen kannst:

1) Wenn solche Einflüsse ungebeten kommen, dann erinnere dich: Sie könnten vielleicht zu dir gesandt sein, damit du innerlich stärker wirst. Eine Treibhauspflanze wächst stärker und üppiger als ihre Vettern draußen, die dem Wind, dem Regen und der Kälte ausgeliefert sind, aber sie hat auch weniger Widerstandskraft. Was ich hier über den Magnetismus sage, muss dich nicht ängstlich werden lassen. Nimm es nur als eine Mahnung, vorsichtig zu sein.

2) Wenn du weißt, dass du wahrscheinlich *tamasischen* Schwingungen ausgesetzt sein wirst, dann nimm dir die Zeit, vorher zu meditieren. Dann harmonisiere die Schwingungen deines Herzens. Dann sende *bewusst* friedliebende Schwingungen aus deinem Herzen in deine Umgebung aus. Denn die menschliche Energie hat zwei Ausdrucksmöglichkeiten: Eine ist das Geben, die andere ist das Empfangen oder Aufnehmen. Wenn du bewusst den Modus des Gebens anschalten kannst, dann wirst du erleben, dass du weit weniger von äußeren Einflüssen beeinträchtigt werden wirst – ob sie nun gut oder schlecht sind. (Aus diesem Grund ist es auch weise, so oft und so viel wie möglich in einem harmonischen Umfeld zu essen und zu schlafen. Denn zu diesen Zeiten ist deine Energie auf ganz natürliche Weise in den aufnehmenden und empfangenden Modus geschaltet).

3) Chante mental, folge dabei dem wahrhaftigen Ruf deines Herzens. Zum Beispiel: „Ich bin dein. Sei du mein“, oder, weniger persönlich: „Ich bin Licht. Ich bin Liebe. Ich bin ein Brunnen unendlichen Friedens!“

4) Sende die Herzenergie nach oben zum Punkt zwischen den Augenbrauen. Spüre, dass du von göttlichem Licht umgeben und umarmt bist.

5) In der Privatsphäre deines Meditationsraumes lege deine Arme neben dich auf den Boden. Dann chante OM mental, hebe dabei deine Arme hoch, weit ausgestreckt zur Seite, mit den Handflächen nach oben, bis deine Handflächen sich oben über deinem Kopf treffen. Erzeuge mental eine Aura aufwärtsströmenden Lichts um deinen Körper.

6) Strecke die Arme vor dir aus, die Handflächen berühren sich. Dann bewege sie nach außen und um deinen Körper herum, in einem weiten Kreis, so lange, bis deine Handflächen oder Fingerspitzen sich hinter deinem Rücken treffen. Mental und während du diesen Prozess immer wiederholst, chante für dich: „Om-Tat-Sat“ (Die „a“s in dem „Tat-Sat“ sollten ganz kurz gesprochen sein, mit einem Klang, der ein wenig in Richtung „öh“ geht) Wiederhole diesen Prozess mindestens dreimal. Nachdem du ihn beendet hast, spüre, wie du von dieser schützenden Schwingung umgeben bist.

7) Versuche, Menschen, deren Schwingung negativ ist, nicht in die Augen zu sehen oder ihnen die Hände zu schütteln. Dieses Vermeiden könnte in der Gesellschaft ein wenig seltsam wirken, deshalb bestehe nicht darauf, aber ich möchte hier betonen, dass dies zwei der stärksten Arten und Weisen sind, durch die zwischen zwei Menschen Magnetismus ausgetauscht wird. (Dies ist auch der wenig bekannte Grund dafür, dass man seine Hände beim Grüßen in Indien aneinanderlegt, das *Namaskar*, das Inder gewöhnlich anstelle des Händeschüttelns praktizieren).

8) Wenn du weißt, dass du dich in eine unharmonische Umgebung begeben musst, dann lass deinen spirituellen „Bodyguard“ bei dir sein: jemanden, der mit dir spirituell auf einer Wellenlänge ist und der dich dabei unterstützen kann, dass dein Magnetfeld stark bleibt.

9) Wenn du das Gefühl hast, dass jemand dich feinstofflich angreift, dann nimm deinen Daumen und zeichne mental ein Kreuz aus blauem Licht auf den Angreifer. Tu dies mit ausreichender Willenskraft, und die schädliche Energie wird nicht mehr in der Lage sein, dich zu erreichen, sondern wird augenblicklich zu ihrem Verursacher zurückkehren. Lenke dann gute Energie zusammen mit der blockierenden Energie, sodass der Angreifer von seiner Wut geheilt wird. Ein Mantra, das du in solchen Umständen einsetzen und immer wiederholen kannst, ist „OM hring kling Krishnaya namaha". (Das erste „A" in „Krishnaya" wird wie unser „A" ausgeprochen. Die anderen „A" werden mit leichtem „öh"-Klang ausgesprochen).

Gute Gesellschaft ist, wie ich gesagt habe, extrem wichtig auf dem spirituellen Weg. Suche die Gesellschaft von Menschen, die dir geistig ähnlich sind. Mische dich unter sie in liebevoller Weise. Wenn du jemanden kennst, dessen spiritueller Magnetismus besonders stark ist, verbringe Zeit mit diesem Menschen. Wenn gute Gesellschaft im Äußeren nicht verfügbar ist, suche gute geistige Gesellschaft.

Einer der besten Wege, dich selbst mit guten Schwingungen zu umgeben, besteht darin, erhebende Musik zu hören. Am wichtigsten aber ist es, zu versuchen, die Gesellschaft von Heiligen zu suchen. Sie werden dir helfen, selbst aus der Entfernung, denn sie besitzen einen feinstofflichen magnetischen Einfluss. Wenn du solche Menschen nicht kennst, dann lese etwas über ihr Leben, besuche Orte, an denen sie gelebt haben, suche Menschen auf, die sie gekannt haben. Wenn möglich, höre ihre Aufnahmen und ihre Stimmen.

Sei dir vor allem deines eigenen sich entwickelnden Magnetismus bewusst. Fühle dich von ihm umgeben, wenn du gehst, fühle, wie er durch dich fließt, wenn du dich mit anderen unterhältst. Dehne ihn zu den Menschen in deiner Nähe aus, schließe sie in deine Aura ein.

Je mehr du als Kanal des Segens für andere handelst, desto mehr wirst du selbst gesegnet sein. Dein Magnetismus wird sich verstärken und deine Bemühungen, Gott zu erreichen, werden sehr beschleunigt werden.

Meditationsübung

Stelle das Foto eines großen Heiligen oder Meisters vor dir auf. Nicht nur ein Gemälde, sondern wirklich ein Foto. Schaue intensiv in seine oder ihre Augen. Bringe dich in Übereinstimmung mit dem Magnetismus, den du hier fühlen kannst.

Nach einiger Zeit schließe die Augen wie beim Meditieren und versuche eine Antwort in deinem Herzen zu fühlen. Spüre, wie du von dem Gottesbewusstsein dieses Menschen emporgehoben und in ihm gebadet wirst. Dann bete zutiefst: „Zieh mich stärker zu Gott."

13

Chanten und Affirmationen

„Chanten ist die halbe Miete", sagte Paramhansa Yogananda.

Worte sind kristallisierte Gedanken. Melodien sind die Resonanzen der Sehnsüchte des Herzens. Wohlklänge vertiefen die emotionale Kraft solcher Sehnsüchte. Und Rhythmen verwurzeln solche Sehnsüchte in der Gegenwart. Wenn man Gedanken, Melodien und Rhythmen in einer spirituellen Disziplin vereint, dann hat man eine mächtige Kraft zum Erwachen. Diese Kraft muss auf rechte Weise eingesetzt werden, denn sie kann eingesetzt werden, um zu erheben, aber auch, um zu schädigen und zu verderben.

Während der Zeit des nationalsozialistischen Deutschlands wurde ein hochwirksamer, wenn auch negativer Gebrauch von Slogans, Melodien, Rhythmen und Harmonien gemacht, die sich im Unbewussten festsetzten und die Menschen, die normalerweise nett, aber beeinflussbar waren, so prägten, dass sie auf einer Flutwelle der Massenhysterie und des Hasses mitgerissen wurden.

Gesänge können auf unterschiedliche Weise kraftvoll sein. Shree Ramakrishna, der große Meister, traf einst einen Mann, der den Ruf besaß, ein heftiger Streitgegner zu sein. In einer Debatte war der Mann nicht zu schlagen. Ramakrishna wurde in einer Meditation gezeigt, dass der Erfolg dieses Mannes auf einem gewissen *Mantra* (einem Kraftwort) basierte, das er vor einem verbalen Schlagabtausch immer wieder rezitierte. Als er ihn traf und bevor der Mann es noch leise sagen konnte, sprach Ramakrishna das *Mantra* laut aus. Der Mann wurde auf diese Weise seiner Macht beraubt und verlor seine Aggressivität und seinen Dünkel.

Ein weiteres Beispiel für die Macht eines *Mantras* wird in der Lebensgeschichte von Paramhansa Yogananda erzählt, als er den gewaltigen Wind zum Stillstand brachte. Der Wind war eine Manifestation, so erklärte er später, des Karmas des Zweiten Weltkriegs: Mit anderen Worten, der Energie, die durch die Gewalt dieses Krieges aufgerührt worden war. Er erinnerte sich an ein *Mantra*, das er als Kind in Indien gelernt hatte, und bat eine Schülerin darum, es zu wiederholen, während sie gleichzeitig dreimal mit ihrem Schuh auf den Balkon schlagen sollte, auf dem sie standen. Im selben Moment legte sich der Wind. Am nächsten Tag erschien ein Artikel in der *Los Angeles Times*, der sich mit dem Sturm beschäftigte, der am Tag zuvor begonnen und dann unvermittelt aufgehört hatte.

In einem Dschungel in Yucatan in Mexiko fragte ich vor über 40 Jahren meinen Führer, ob er jemals einen Regentanz gesehen hätte. „Es ist interessant, dass Sie das jetzt fragen," antwortete er. „Als das geschah, vor Jahren, war ich zufällig auch hier in der Gegend und im Land herrschte damals eine extreme Dürre. Ich kam zufällig in ein Dorf, in dem ich auf dem *zocalo* (Dorfplatz) sah, wie ein Regentanz aufgeführt wurde. Ich blieb eine Weile und schaute den Tanzenden zu. Ganz plötzlich ballten sich auf dem blauen Himmel dunkle Wolken zusammen. Und Augenblicke später wurden wir von einem gewaltigen Wolkenbruch durchnässt."

Ich kannte einmal einen Mann in Indien, der ein Mantra besaß, um Kobrabisse zu heilen. Er arbeitete in einem Telegrafenamt. Hier kamen oft Telegramme aus abgelegenen Teilen des Landes an, in denen um Heilung gebeten wurde. Die Wirksamkeit seiner Behandlungen war legendär.

Die Macht von Mantras und von Chanting kommt nicht einfach so. Willenskraft und Konzentration werden benötigt, ebenso eine innere Einstimmung auf die Worte.

Der spirituelle Sinn des Chantens besteht nicht darin, geheime Kräfte zu entwickeln, sondern darin, Kontrolle über den Geist zu gewinnen, sodass man ihn einzig und allein auf Gott ausrichten kann. Wenn Chanten und Mantras einem schon Macht über die materielle Natur schenken können, wie viel größer muss ihre Wirksamkeit dann sein, wenn ihr Ziel darin besteht, dem Meditierenden selbst Nutzen zu verschaffen? Der höchste Zweck des Chantens besteht darin, uns dabei zu helfen, unser höchstes spirituelles Potenzial zu erwecken, uns der Erleuchtung näherzubringen.

Spirituelles Chanten ist wie ein herzerfülltes Gebet, vertieft durch die Dimension der Musik und durch die aufbauende Kraft der Wiederholung. Wiederholung geschieht nicht zum Zweck, die Aufmerksamkeit des Herrn zu erlangen: Sie ist dazu da, um die Intensität des eigenen Gebetes zu steigern. Einen Chant mechanisch zu wiederholen, in der Art eines Singsangs, hat praktisch keinerlei spirituellen Nutzen.

Spirituelles Chanten ist etwas anderes, als Lieder oder geistliche Gesänge zu singen. Ich habe selbst mehr als hundert Lieder geschrieben – zur Lehre, zur Inspiration und zum Nachdenken. Solche Musik jedoch dient einem anderen Zweck. Obwohl sie inspirieren mag, erhebt sie den Geist nicht in einen meditativen Zustand.

Wie man chantet

Die Kunst, korrekt zu chanten, besteht als Erstes darin, sie im vollen Bewusstsein ihres inneren Zwecks zu üben. Dieser Zweck besteht nicht darin, Gefühle zu wecken oder Emotionen aufzurühren. Er besteht darin, die Gefühle des Herzens zu zentrieren und sie in Richtung auf das Gottesbewusstsein emporzuheben.

Die Maharani von Cooch Bihar erzählte mir, dass sie einst ihren Familienpriester danach fragte, als er seine Chants so laut intonierte: „Nun, sehen Sie, Eure Hoheit," antwortete er. „Gott ist weit weg. Wenn ich nicht schreie, wie soll Er mich dann hören?" Gott ist natürlich keineswegs weit weg. Wir selbst stellen die Distanz von Ihm her, indem wir in unserem Geist „Krach" erzeugen, einen Krach, den Menschen oft auch in die Gebete und Meditationen mit sich tragen.

Lautes Chanten hat wirklich seinen Platz. Es ist gut am Anfang der Meditation – nicht aus dem Grund, den der Priester nannte, sondern um uns zu helfen, nicht mehr nur auf unseren Geist zu hören. Denn lautes Chanten erzeugt einen magnetischen Fluss. Wie ein mächtiger Strom kann es die Wirbel des Denkens und Fühlens auflösen, die träge an den Ufern des Geistes entlang meandern. Wie ein magnetischer Militärführer fordert es die Aufmerksamkeit deiner Gedankensoldaten für sich und feuert sie mit großem Eifer an. Wenn du einmal ihre Aufmerksamkeit besitzt, dann chante weicher, mehr nach innen gerichtet. Lenke deine Energie nun nach oben, vom Herzen weg zum spirituellen Auge.

Wenn einmal dein bewusster Geist sich ganz in das Chanten hineingegeben hat, dann bringe ihn nach unten in das Unbewusste, indem du nur noch flüsterst. Während du ins Unbewusste hineinflüsterst, biete dein Chanten hier dar, und zwar nach oben in Richtung auf dein Gottesbewusstsein am Punkt zwischen den Augenbrauen, so lange, bis du dein gesamtes Wesen mit den Worten vibrieren fühlst, mit der Melodie, mit dem Rhythmus.

Zuletzt chante nur noch mental, am Punkt zwischen den Augenbrauen. Lass deine Verinnerlichung dich nach oben ins Gottesbewusstsein heben. Wenn sie dies einmal getan hat und wenn du die göttliche Antwort hörst, wirst du den Chant spiritualisiert haben. Von nun an wird er dich jedes Mal, wenn du ihn singst, auf schnelle Weise wieder ins Gottesbewusstsein bringen, als ob du auf einem Zauberteppich fliegst!

Um einen Chant zu spiritualisieren, lass ihn in deinem Geist kreisen – ganze Tage lang, wenn dies nötig sein sollte: Nicht nur in der Meditation, sondern auch, während du deinen täglichen Verrichtungen nachgehst. Diese Praxis wird auch *japa* genannt. Christliche Mystiker sprechen auch vom dem kontinuierlichen „Herzensgebet“ und davon, „die Gegenwart Gottes zu üben“. All dies ist *japa*.

Der höhere Aspekt des Chantens besteht darin, dass du lernst, auf den mächtigen Klang des OM zu lauschen und dich in ihm zu verlieren. Du wirst diesen Klang als Erstes im rechten Ohr hören. Lass ihn nach und nach das Gehirn und dann den gesamten Körper durchdringen, bis jede Zelle mit diesem Klang schwingt. Danach versuche das OM in allem zu hören, was du tust, in allem, was du wahrnimmst. Das ist das wahre *japa*, wenn der Geist nicht mehr nur Worte wiederholt, sondern berauscht ist von der Seligkeit der „Sphärenmusik“.

Der Kosmische Klang wird auf verschiedene Weise in den heiligen Schriften der Welt beschrieben. Die Juden und Christen nennen ihn *Amen*. Die Muslime sprechen von *Amin*. Für die Zoroastriker ist er *Ahunavar*. Für Hindus und Buddhisten heißt er *OM*. Im ersten Kapitel des Johannesevangeliums wird der Kosmische Klang *„das Wort"* genannt: „Am Anfang war das Wort, und das Wort war bei Gott und das Wort war Gott."

Das Wort OM ist ein Versuch, den Klang der Kosmischen Schwingung mit der menschlichen Sprache zu erfassen. Wenn man sich mit diesem Klang in Übereinstimmung bringt (bei den Christen wird er auch der Heilige Geist oder der Tröster genannt), dann betritt man den Schwingungsstrom des Höchsten Geistes und verbindet sich erneut mit dem Höchsten am Anfang der Schöpfung und am Ende des individuellen Seelenzyklus der weltlichen Wanderschaft. Indem man mit dem OM eins wird, erlangt man Befreiung.

Wenn der Geist einmal durch das Chanten zentriert ist und wenn die innere Energie erwacht, dann bring das Chanten nach innen. Bringe nicht nur einen „freudigen Laut dem Herrn" dar, wie es in der Bibel heißt – *lausche* auf Seine Antwort. Meditation *ist* das Lauschen, wie ich schon gesagt habe. Fühle, dass du dich beim Chanten in Übereinstimmung vor allem mit dem Kosmischen Klang bringst. Harmonisiere dich innerlich mit diesem Klang.

Harmonie ist ein Aspekt der Musik, der gewöhnlich nicht unbedingt Teil des traditionellen Chantens ist. Im Westen, wo Harmonie ein so integraler Bestandteil musikalischen Ausdrucks ist, kann man sich fragen, ob das Fehlen dieser Harmonie in der Musik des Ostens nicht einfach bedeutet, dass es dort weniger musikalische Raffinesse gibt. Ich erinnere mich gut daran, wie ich zum erstenmal spirituelles Chanten hörte. Ich war mit Bach, Mozart, Beethoven und anderen klassischen westlichen Komponisten aufgewachsen. Ich studierte auch Gesang in der klassisch-westlichen Tradition. Im Vergleich zu dieser Musik schien mit die nüchterne Einfachheit des Chantens beinahe naiv.

Erst als ich tief eintauchte, verstand ich die spirituelle Macht des Chantens. Und nur durch Komponieren solcher Chants und der dazugehörenden Harmonien konnte ich die Tatsache schätzen, dass, obwohl Harmonie der Musik Reichtum und emotionale Tiefe verleiht, genau diese Komplexität verhindert, dass die Melodie zu einer tieferen Harmonie mit dem OM kommt.

Obwohl ich in meiner eigenen Musik versuche, Akkorde zu schreiben, die dem Geist helfen, aufwärts zu strömen, bin ich mir sehr bewusst, dass die wahre Sphärenmusik weit über äußere Harmonien hinausgelangt. Sie erzeugt eine andere Art von Harmonie in der Seele.

Welche Worte soll man benutzen?

Im Westen gibt es keine eingefahrene Tradition des Chantens. Das meiste, was ich hier an Chantings gehört habe, waren gregorianische Gesänge, die man nur selten außerhalb von Klöstern hört, oder Chants, die aus Indien kamen. Buddhistisches Chanten, wie auch gregorianisches Chanten, ist eine Rezitation heiliger Schriften und ist deshalb kein Appell des Herzens an Gott. Die indische Form des Chantens beinhaltet gewöhnlich, dass man verschiedene Namen Gottes wiederholt. Da diese Namen den meisten Westlern fremd sind und deshalb nicht die tiefen emotionalen Assoziationen hervorrufen, die sie für die meisten Inder haben, sind sie weniger tief und haben nicht denselben Sinn wie für die Menschen, die in Indien aufgewachsen sind, und sie sind nicht immer und auch nicht auf dieselbe Weise sinnvoll.

Ich habe den Verdacht, dass die Worte für die meisten Westler mehr eine *mantrische* als eine sentimentale Bedeutung haben. Die Klänge erheben, aber die Worte sind im westlichen Geist weniger leicht verbunden mit inneren Bildern, wie sie es im indischen Geist sind: z.B. Rama mit seinem Bogen, Sita in ihrem selbstlosen Dienst an Rama, Krishna mit seiner Flöte, Ganesha mit seinem Elefantenkopf usw. Das extreme Alter der Hindu-Kultur hat eine Fülle von Symbolen hervorgebracht, von denen die meisten ihre inneren Bedeutungen sogar für die Hindus selbst oft verloren haben. Der Mangel solch visueller Assoziationen mit den Namen mag einerseits ein Vorteil für die Westler sein, da er sie zwingt, sich mehr auf die Klänge der Namen einzulassen, wenn sie zulassen, dass diese Schwingungen, die ja sehr kraftvoll sind, sie emporheben.

Andere Aspekte der indischen Chants – die Melodien und die Rhythmen – sind oft seelenberührend und brauchen keine weitere Erklärung. Indien hat eine Tradition des Chantens als Ausdruck einer tiefen, seelenverbundenen Liebe zu Gott hervorgebracht. Es liegt Kraft in solchen Chants, selbst wenn man nicht wirklich weiß, was man da eigentlich singt.

Paramhansa Yogananda, als großer Yogi, der er war und dessen Mission darin bestand, die yogischen Lehren im Westen zu verbreiten, erfand eine neue Art des Chantens. Es basiert auf der Wiederholung bedeutungsvoller Sätze, nicht der göttlichen Namen. Einige der Chants, die er schrieb, übersetzte er aus dem Bengalischen oder er schrieb Hindi-Gesänge um. Andere komponierte er selbst. Diese Art zu chanten ist eher wie ein sich wiederholendes Gebet, das in Musik übertragen worden ist, und ist besser geeignet für Meditierende, die die Bedeutung der Verbindung der Aspirationen der Seele nach göttlicher Gnade mit den Mühen verstehen, die man selbst dafür eingehen muss. Denn wenn man nur die Namen Gottes singt, dann bleibt im Geist der Gedanke zurück, dass „Gott schon alles für mich tun wird". Yoganandas Chanting-Methode bewirkt, dass im Geist der Gedanke erwacht: „Auf diese Weise werde ich mit Seiner Gnade zusammenarbeiten."

Einer seiner Chants lautet:
„Ich bin die Welle, mach mich zum Meer.
Tu dies, Du, mein Herr!
Du und ich, niemals getrennt.
Welle im Meer, verlier' dich im Meer.
Ich bin die Welle, mach mich zum Meer."

Sehr einfach, verstehst du? Und sehr einfach zu erlernen. Wenn ein solcher Chant wiederholt gesungen wird, dann wird der Geist auf leichte Weise zur Meditation emporgehoben.

Einige von Paramhansa Yoganandas Chants gehen eher in Richtung einer persönlichen Affirmation und sind dem traditionellen Konzept des Gebets weniger ähnlich. Ein Beispiel für einen solchen Chant beginnt mit den Worten:

„Oh, mein Geist, wo willst du hin! Geh in dein inneres Heim!“

Auch diese Chants sind machtvoll – spiritualisiert, wie sie sind, durch einen großen Meister. Sie sind auf vielerlei Weise mehr geeignet für Menschen, die dem Weg der Meditation folgen. Ich selbst habe sie gesungen, seitdem ich meditiere – beinahe 50 Jahre lang. Die Inspiration, die ich aus ihnen ziehe, ist über die Maßen kostbar für mich.

Affirmationen

Yoganandas Chants führen auf natürliche Weise zu einem weiteren Aspekt dieses Themas, der tief mit der Meditation als Mittel zur Selbstentwicklung verbunden ist. Er erläuterte, dass es eine Verbindung zwischen zwei traditionell gegensätzlichen Lehren gibt. Manche religiöse Lehren behaupten, dass man nichts tun kann, um sich selbst zu erheben: Man kann nur darauf warten, dass Gottes Gnade herabsteigt. Andere Lehren, vor allem die des Buddhismus, behaupten genau das Gegenteil: dass der Mensch die ganze Arbeit der persönlichen Erhebung tun muss, ohne dass er sich auf Gnade verlassen kann.

Yogananda nun brachte diese beiden Lehren zu einem harmonischen Ganzen zusammen. Er erläutert, dass wir „unsere eigene, gottgegebene Macht“ nutzen sollten. Gott tut, mit anderen Worten, nicht die ganze Arbeit für uns, aber andererseits können wir sie auch nicht ganz allein tun.

Weiter oben habe ich das Bild eines Schallbretts benutzt, das eine Geige in die Lage versetzt, eine ganze Konzerthalle zu füllen. Für Menschen mit einer weniger andachtsvollen Einstellung, die sich mehr von dem Gedanken der Selbstbemühung angezogen fühlen, ist dieses Bild des Schallbrettes ganz wichtig. Denn niemand existiert in feinstofflicher Einsamkeit. Der Gedanke, den manche Menschen vorbringen, dass alles, was wir erkennen, eine Projektion unseres Bewusstseins ist, kann durch ein ganz einfaches Beispiel widerlegt werden: Unser Bewusstsein könnte sich niemals in Hunderten von Sprachen manifestiert haben, die auf der Welt gesprochen werden! Ein Mensch wird sprachbegabt genannt, wenn er nur drei oder vier dieser Sprachen spricht. Das

Universum ist, mit anderen Worten, tatsächlich eine Projektion des Bewusstseins, aber des Reinen Bewusstseins, nicht unserer kleinen menschlichen Gehirne. Das Höchste Bewusstsein, von dem wir alle nur ein kleiner Teil sind – und in keinster Weise ein entscheidender Teil, außer in dem Bereich, in dem unser eigenes Leben betroffen ist –, hat alles mit seiner Projektion zur Existenz gebracht.

Wenn es um uns selbst geht, dann ist unsere Rolle bei der Transformation unseres Bewusstseins entscheidend. Affirmation ist ein Weg, uns selbst zu einem Teil dieses Prozesses zu machen. Ohne persönliches Engagement wird uns die göttliche Gnade nicht davon abhalten, hilflos stromabwärts zu treiben wie zerstreute, gefallene Blütenblätter.

Affirmationen sollten positiv sein, rhythmisch und kraftvoll. Niemals, auch nicht ein einziges Mal, sprich negative Affirmationen wie „Ich bin nicht krank!" Die wirksame Aufforderung an dein Unterbewusstes darf nicht das Wort „krank" enthalten. Affirmiere darum immer: „Ich bin gesund!"

Wenn man Affirmationen einsetzt, dann werden im Allgemeinen keine Melodien dazu gesungen, obwohl man das tun kann, und es kann auch durchaus hilfreich sein. Normalerweise jedoch werden Affirmationen gesprochen, nicht gesungen. Das bedeutet, dass wir für Affirmationen bestimmte Rhythmen brauchen. Der Rhythmus ist bei Affirmationen besonders wichtig, denn er muss das Fehlen der Melodie kompensieren.

Wähle also Formulierungen – oder erschaffe sie – die deinen Geist auf den Flügelschlägen eines geeigneten Rhythmus emporheben. Hier ist beispielsweise eine Affirmation, die ich benutzte, als mein Herz mir Sorgen machte:

„Dein Licht durchdringt meine Körperzellen: Dein Licht durchdringt mein Herz. Dein Licht vervollkommnet meine Körperzellen: Dein Licht vervollkommnet mein Herz."

Affirmationen, wie Chanten, sollten laut gesprochen werden, dann etwas leiser, dann wie ein Flüstern, dann still, dann mit immer höherem Bewusstsein am Punkt zwischen den Augenbrauen, bis sie dein gesamtes Wesen mit ihrer Macht und ihrer Bedeutung durchdringen.

Die besten Zeiten, um Affirmationen zu wiederholen, sind an dem Zeitpunkt, wenn das Unterbewusste auf natürliche Weise offen ist: Im Moment des Erwachens am Morgen und in der kurzen Zeit, bevor wir abends einschlafen.

Paramhansa Yoganandas kleines Buch: *Wissenschaftliche Heilmeditationen*[17] ist ein Klassiker in diesem Bereich. Lies es, um hilfreiche Affirmationen für dich zu finden. Ich selbst habe vor einigen Jahren ein Buch geschrieben, das „*Affirmations for Self-Healing*" (Affirmationen zur Selbstheilung) heißt. Hier ist eine der Affirmationen aus diesem Buch zum Thema Gottes-Erinnerung:

„Ich will in der Erinnerung dessen leben, was ich in Wirklichkeit bin: Unendliche Seligkeit! Ewige Liebe!"

Was man dabei vor allem im Geist behalten sollte – denn der Geist hat die Tendenz, beim Denken Worte einzusetzen – ist, Worte so zu benutzen, dass sie den Geist erheben, indem sie sich mit der Quelle der göttlichen Inspiration verbinden.

Und noch einmal: Menschen tendieren bewusst oder unterbewusst dazu, in einer melodischen Struktur die Essenz des Herzgefühls wiederzuerkennen. Lenke deine Gefühle also in eine positive Richtung, indem du erhebende Melodien oder Texte sprichst oder singst.

Wir tendieren auch dazu, unser Bewusstsein durch Rhythmus zu erden. Unterstütze also dein Chanten und deine Affirmationen mit Rhythmen, die dir helfen, deine Entschlossenheit, tiefer in die Meditation einzutauchen, zu erwecken und zu stärken. Die meisten Rhythmen, die man heutzutage in der Musik hört, sind entwürdigend – und zwar im wörtlichen Sinne, denn sie magnetisieren die unteren Chakras auf eine Weise, dass die Energie nach unten gezogen wird. Erdende Rhythmen sollten trotzdem aufwärts ziehen und einen nicht nach unten in die Erde befördern!

Ein letzter und dennoch sehr wichtiger Punkt: Besonders nach dem Chanten, aber auch nachdem du Affirmationen gesprochen hast, sitze in Stille, solange du dies in Freude tun kannst. Meditiere. Chanten ist nur die Vorbereitung zur Meditation. Chanten nicht als Vorbereitung der inneren Stille einzusetzen, ist so, als ob du das Flugzeug verlässt, nachdem du mit ihm schon auf die Rollbahn gefahren bist.

Meditationsübung

Stelle dir einen Chor vor, der aus jedem Atom im Universum besteht, jeder ein eigenes Individuum, aber alle zusammen singen sie in seliger Harmonie.

Vereinige dich in deinem Geist mit diesem mächtigen Chor, der aus allem Leben besteht. Entschließe dich, dass du von heute an in Harmonie mit dem Universum singen willst. Zwinge der großen Hymne des Lebens nicht deine kleinen Wünsche auf, etwa, wie du möchtest, wie die Musik klingt. Vereinige deine Noten mit dem unendlichen Klang.

Je mehr du dies tust, desto tiefer wirst du dich als Ausdruck des himmelhoch steigenden Lobgesangs der Unendlichkeit erkennen.

14

Gott – persönlich oder unpersönlich?

Es ist schwer, sich das Reine Bewusstsein vorzustellen – undifferenziert, absolut. Es ist noch schwerer, Gebete an diesen unvorstellbaren Seinszustand zu richten. Und wenn du darauf meditierst, auf was soll sich dein Geist denn konzentrieren? Auf die Nichtsheit?

Nicht nur ist es praktisch unmöglich, auf Nichtsheit zu meditieren: Es gibt dabei innewohnende Gefahren, wenn man das auch nur versucht. Denn obwohl man, wenn man tief in die Meditation eintauchen will, seinen Geist von Gedanken leeren muss, sollte man gleichzeitig dennoch innerlich zutiefst wachsam sein – den inneren Frieden bemerken, beispielsweise. Um den Geist leer zu machen, muss man sich auf passive Weise jedes Schwingungseinflusses in der eigenen Umgebung bewusst sein. Geistige Leere hilft einem nicht einmal dabei, das zu empfangen, was es an guten Einflüssen gibt: Sie öffnet einen nur für die negativen. Der Weg, dich für höhere Schwingungen empfänglich zu machen, besteht darin, dein Bewusstsein auf ihr Schwingungsniveau anzuheben.

Statt also auf Nichtsheit zu meditieren – wenn diese unpersönliche Richtung dir gemäß ist – meditiere auf den Gedanken der Freiheit von „Irgendwas". Seelenfreiheit ist ein positives Konzept. Stille ist ein positives Konzept. Vollkommener Frieden und Ruhe sind positive Konzepte. Leere ist es nicht. Halte darum dein Bewusstsein immer in Richtung auf *mehr* Bewusstsein ausgerichtet, nicht auf *weniger.*

Wenn du dich nach der Meditation so erlebst, dass du dich auf unklare Weise fragst: „Wo bin ich denn gewesen?", dann gibt es eine gute Chance, dass du ins Unterbewusste abgeglitten bist und nicht ins Überbewusste aufgestiegen. In der Meditation kommt man zu einem Punkt, an dem sich der Friede über den

Geist stiehlt, aber dann, aufgrund unserer langen Verbindung des Gefühls von Ruhe mit Schlaf, tendiert der Geist dazu, sich in einen beinahe traumähnlichen Zustand davonzustehlen. In diesem Moment setze bewusst deinen Willen ein, um dich zum Gottesbewusstsein zu erheben. Konzentriere dich mit einer Extraportion Intensität auf den Punkt zwischen den Augenbrauen, den Sitz der Willenskraft und der überbewussten Ekstase.

Wie ich schon weiter oben ausgeführt habe, gibt es eine feine Unterscheidungslinie zwischen dem bewussten und dem unterbewussten Zustand. Das Gottesbewusstsein existiert in einer gänzlich anderen Dimension; es ist nicht wie die beiden anderen Zustände Teil des menschlichen Bewusstseins. Diese Linie vermindert unser dreidimensionales Universum auf eine Dimension. Wenn du diese feine Linie geistig überschreiten kannst, wirst du in der Lage sein, leicht ins Gottesbewusstsein hinüberzugleiten. Da die Linie jedoch wirklich eine feine ist, ist es leicht, sie zu verpassen, wenn der Geist zum ersten Mal eine Ahnung vom Inneren Frieden bekommt. An diesem Punkt sei besonders wachsam, denn sonst schlüpfst du hinunter in einen unklaren Zwischenzustand – eine Art bewussten Unterbewusstseins.

In diesem Zustand ist es möglich, Halluzinationen wahrzunehmen, die aus dem Unterbewussten kommen. Halte sie nicht fälschlicherweise für wahre Visionen. Halluzinationen sind ein Hindernis auf dem spirituellen Weg. Geh nicht in die Falle, zu denken, dass sie eine Führung von oben darstellen.

Überbewusstsein oder Unterbewusstsein?

Wie kann man die beiden auseinanderhalten? Die erste und wichtigste Art und Weise besteht darin, die Wirkung deiner inneren Erfahrung auf deinen Alltag zu erkennen. Hat es einen eindeutigen Wandel zum Guten gegeben? Die gottesbewusste Erfahrung, in der du wahre Visionen erlebst, wird das für dich bewirken, Halluzinationen werden es nicht tun. Sei ehrlich mit dir: Halte nicht nur nach kurzfristigen Wirkungen Ausschau. Achte vielmehr auf die Langzeitwirkungen. Menschen wollen natürlich glauben, dass ihre Visionen wahr sind, und sie halten vielleicht Veränderungen in sich für echt, die ihnen vorübergehend wahr erscheinen. Zeit wird ihnen jedoch zeigen, ob die Veränderung sich als bleibend und wirklich herausstellt.

Eine andere Art und Weise besteht darin, während der Erfahrung deine darunterliegende Bewusstheit zu beobachten. Ist sie auf intensive Weise friedlich? Ist sie tatsächlich überbewusst? Oder ist sie mehr oder weniger eine Alltagserfahrung? Ist das Licht, in dem die Vision sich zeigt, strahlend, oder ist es wolkig und düster? Wenn in deiner Vision ein Mensch zu dir spricht – inspirieren dich seine Worte zu einem erweiterten Bewusstsein, oder ziehen sie deinen Geist weiter zu deinem Ego herunter?

Ein weiterer, lebenswichtiger Test ist der folgende: Steht die Lehre, die du empfangen hast, in Übereinstimmung mit den höchsten spirituellen Traditionen aller Zeiten? Oder steht sie im Widerspruch dazu? Unterstützt und respektiert sie diese Lehren, oder spricht sie, wenn sie sich darauf bezieht, mit Herablassung oder plumper Vertraulichkeit?

Denn jenseits von Halluzinationen gibt es auch täuschende (weil falsche) Manifestationen niedrigerer astraler Wesenheiten, die sich als Engel oder große Meister verkleiden können, aber in Wirklichkeit kein anderes Ziel verfolgen, als dich auf den Pfad nach unten zu locken. Solche Wesenheiten können wunderschön aussehen und dich vielleicht inspirieren, weil du eine solche Sehnsucht nach einer wahren Vision hast. Sie werden jedoch dazu tendieren, dir zu schmeicheln, und dir das Gefühl geben, dass du auf einer Ebene mit den größten Seelen stehst, selbst wenn du in deinem äußeren Leben immer noch anfällig für so menschliche Emotionen wie Selbstsucht, Wut und Verlangen bist.

Sei nicht entmutigt, wenn sich solche Manifestationen zeigen. Gerade, dass sie erscheinen, bedeutet, dass du auf deinem Weg einen gewissen Fortschritt machst – genauso, wie ein Geldbetrüger dann Interesse an dir zeigt, wenn du genug Wohlstand ausstrahlst, um sein Interesse zu wecken. Solche Finanztricks jedoch können nur bei Menschen funktionieren, die an ihrem Thema der Geldgier noch nicht genug gearbeitet haben. Ein Mensch, der kein Interesse an schnellem Geldverdienen hat, kann nicht so schnell betrogen werden. Und ein Meditierender, der kein Interesse daran hat, dass seinem Ego geschmeichelt wird, kann nicht von niedrigen Astralwesen in die Irre geführt werden, deren einziges Interesse darin besteht, Menschen in ihr Egobewusstsein zurückzuziehen. Solche Seelen, die in ihrer eigenen Misere eingeschlossen sind, hassen es nämlich, wenn jemand die Falschheit, die sie selbst als ihre ständige Wirklichkeit erleben, – das Ego, die Wurzel ihres Übels, – ablehnt.

Vor allem aber halte dich nicht an der Vorstellung fest, dass du jemand mit Visionen bist. Suche sie nicht. Wenn sie zu dir kommen und wenn du glaubst, dass sie echt sind, dann sei unendlich dankbar für sie, aber erinnere dich daran, dass sie, ebenso wie andere Erfahrungen, die du machst, Gott gehören und nicht dein Eigentum sind. Halte in jeder Vision darum das Bewusstsein der Unendlichkeit aufrecht. Wenn du eine menschliche Form siehst, dann halte die unendliche Bewusstheit aufrecht, die in ihrem Auge funkelt.

Denn die Reine Bewusstheit, die Gott ist, wird auf feinstoffliche Weise in jeder echten Vision vorhanden sein, die du siehst. Du hast vielleicht zum Beispiel eine Vision von Jesus oder von der Madonna, oder du siehst vielleicht Krishna oder Buddha: Erinnere dich daran, dass Seelen, die in Gott sind, kein Ego besitzen, das sie von der unendlichen Bewusstheit trennt. Wenn Jesus zu dir kommt, dann ist es nicht Jesus, der Mensch, den du siehst, sondern das Reine Bewusstsein in Form von Jesus. Ich meine damit überhaupt nicht, dass das Reine Bewusstsein dich austricksen wird und dir weismacht, dass du da etwas siehst, was nicht wirklich da ist. Ich meine, dass diese Erscheinung dasjenige ist, was Jesus war, während er hier auf der Erde lebte. Wie alle großen Meister hatte er sein Ego transzendiert und sich selbst als Unendliches Bewusstsein erkannt.

Wie Paramhansa Yogananda es ausdrückte: „Ich habe Yogananda schon vor langer Zeit getötet. Niemand hält sich noch in seinem Tempel auf, außer Gott." Und so schien es mir auch, wenn ich in seine Augen schaute. Da gab es keine menschliche Persönlichkeit, mit Vorlieben und Abneigungen und anderen normalen Ego-Reaktionen.

Was du darum in einer Vision siehst, wird Jesus (oder die Madonna oder Buddha oder Krishna oder Yogananda) sein, wie er auf der Erde war, mit all den

Erinnerungen an diese Inkarnation; aber du wirst ihn in seiner Transzendenz erblicken, wie er dich aus der Unendlichkeit anruft, um dich in der Unendlichkeit zu erfassen.

Ein persönlicher Gott

Siehst du, Gott ist persönlich in Seiner Beziehung zu dir, weil du persönlich bist. Er steigt zu deiner Ebene herab, damit Er dich zu Seiner hinaufziehen kann. Wonach Er in dir ruft, ist letztlich die Unpersönlichkeit Reinen Bewusstseins.

Zur selben Zeit aber ist Er sich auf individuelle Weise deiner bewusst. Wo es deine eigene Bewusstheit betrifft, ist Er du. Wenn das göttliche Zentrum in jedem Atom der Schöpfung fehlen würde, dann könnte es nirgendwo sonst existieren. Das göttliche Bewusstsein ist „Zentrum überall, Umfang nirgendwo". Es ist sich deiner ebenso individuell bewusst, wie es sich der Galaxie bewusst ist, durch die unser kleiner Planet wirbelt.

Dies ist nicht nur eine Frage philosophischer Spekulation. Es geht um das, was die Seele in der Meditation entdeckt. Es ist das Zeugnis der großen Meister, die Gott gefunden haben.

Wenn du zu Gott betest, ganz gleich, welches deine Religion ist, dann bete zutiefst, und du wirst eine Antwort bekommen. Denn Christen haben vielleicht Visionen von Jesus und Hindus Visionen von Krishna, und sie können jeder vielleicht behaupten, dass Gott selbst Jesus über Krishna gesetzt hat oder Krishna über Jesus. Gott inzwischen lächelt über die Menschheit durch all ihre Formen, selbst durch die Felsen. In erleuchteten Meistern zeigt Er sich offen, aber alle äußeren Formen sind nur Filter für das Reine Bewusstsein.

Ist sich Gott wirklich auf eine persönliche Weise unserer bewusst? Ist Er sich unserer Gedanken bewusst, unserer Gefühle, unserer menschlichen Bedürfnisse? Natürlich ist Er das! Er kennt jedes Flackern unserer Gedanken. Er *ist* du!

Und Er kann dir in jeder Form erscheinen, die dir etwas bedeutet. Vor Jahren versuchte jemand, mich von seinem eigenen Gotteskonzept zu überzeugen. Ich versuchte, seinen Geist für andere Konzepte zu öffnen, aber er wollte davon nichts wissen. Schließlich sagte ich zu ihm: „Lass uns doch übereinkommen, dass wir beide unrecht haben – ganz gleich, was du oder ich über diese Dinge denken! Unsere kleine menschliche Erfahrung kann uns nicht wirklich für ein Verstehen des Unendlichen vorbereiten."

Anandamayi Ma drückte das manchmal so aus (um die Dinge zu klären!): „Es ist und es ist nicht, und es ist weder, noch ist es nicht."

Freund – versuchst du Ihm durch deine Aktivität zu entkommen? Du kannst es nicht, denn Er ist schon dort. Versuchst du durch Sinnlichkeit Zuflucht vor Ihm zu finden? Du kannst es nicht, denn Er ist auch schon da. Versuchst du, Ihn durch geistige Unruhe zu vermeiden? Du kannst es nicht, denn Er ist deine innere Unruhe. Obwohl du versuchst, Ihn zu vergessen – Er wird dich niemals vergessen. Denn du bist nicht einmal du: Er ist Du!

Gott wird zu dir kommen, wenn der Magnetismus deiner Hingabe stark genug wird, um Ihn durch den Filter deiner Erwartungen und Sehnsüchte anzuziehen. Es ist nicht wichtig, wie du Ihn definierst: Jede Definition, die du machst, wird nur deiner eigenen Befriedigung dienen; sie wird Ihn niemals begrenzen. Alles, worauf es ankommt, ist, dass du Ihn liebst.

Ihn – Sie – Es. Kommt es darauf an? Er ist all das. Er ist auch nichts – in der Bedeutung von nicht etwas. Finde die Form, die nicht so sehr deinen philosophischen Geist zufriedenstellt, sondern die Sehnsucht deines Herzens.

Persönlich ziehe ich es vor, mir Gott als meine Göttliche Mutter vorzustellen. Das tat auch Yogananda. „Die Mutter", pflegte er zu sagen, „ist dir näher als der Vater. Wenn du etwas Falsches tust, dann wird die Mutter dich nicht versohlen. Sie wird dir immer vergeben und wird immer versuchen, dir zu helfen."

Ein Mensch, der vor Gericht gestellt wurde, wurde gefragt: „Bekennst du dich schuldig?" Schuldig oder nicht schuldig, das war hier die Frage. „Euer Ehren", rief der Mann aus, „alles, wozu ich mich bekenne, ist, dass ich um Gnade bitte!“ Stelle dir Gott als den Aspekt vor, von dem du dich geliebt und nicht beurteilt fühlst – der dir das Gefühl von Entspannung gibt und nicht von Angst. Denn nur in der Entspannung findest du Frieden. Und nur im inneren Frieden kann spiritueller Fortschritt sicher entstehen.

Es liegt eine Süße in der „Ich-Du“-Beziehung zu Gott, die verlorengeht, wenn man zu stark versucht, philosophisch korrekt zu sein. Die höchste Wirklichkeit ist tatsächlich advaitisch, non-dualistisch. Dualität erscheint zusammen mit der kosmischen Schöpfung. In der Dualität liegt eine natürliche polare Gegensätzlichkeit zu allem. Aber es liegt eine Süße, wie Menschen sie nicht kennen, in einer Liebe, die nichts außerhalb ihrer selbst lieben kann – in einer Liebe, die selbst genau das ist, was liebt.

Selbst Meister, so pflegte Paramhansa Yogananda zu sagen, haben Freude daran, die Leiter des Bewusstseins von Zeit zu Zeit herabzusteigen, um erneut die Beziehung zwischen „Ich“ und „Du“ zu genießen.

Meditationsübung

Visualisiere ein großes Lichtmeer – nichts als strahlendes, reines, goldenes Licht überall. Fühle, dass die kleinen Wellen des Meeres Wellen des Friedens sind, die deinen unruhigen Geist in neue, wundervolle Rhythmen führen, die gefüllt sind mit Glückseligkeit und Verstehen.

Und nun visualisiere, während sie sich langsam aus der Tiefe des Meeres erhebt, diese besondere Form Gottes, die dir selbst am nächsten ist. Während sie sich erhebt, erkenne, dass sie auch aus Licht besteht. Sie erhebt sich aus dem Meer und gehört doch zum Meer. Nenne sie, wenn du willst, aber wisse, dass sie zu dem Lichtmeer gehört. Sie ist deine Form Gottes in dem Maße, wie du erkennst, dass das Licht auch dein eigenes ist.

Visualisiere diese göttliche wunderschöne Form, die dich ruft – nicht zu dir selbst, sondern zu diesem strahlenden, goldenen Licht, dass sie gerne mit dir teilen würde. Mit dieser Form eins zu sein bedeutet, mit dem Licht eins zu sein.

Öffne dein Herz, und in tiefer Liebe gib alles, was du hast, hin, alles, was du bist, an diese Unendlichkeit des Friedens und der Liebe.

15

Den Geist verinnerlichen

Mein Guru sagte zu mir: „Bleibe immer im Selbst. Komme dann und wann herunter, um zu essen oder zu reden, wenn dies nötig sein sollte. Dann ziehe dich wieder in dein Selbst zurück."

Bedeutsames geschieht nie nur zufällig. In der Handlung muss Bewusstheit vorhanden sein; je größer diese ist, desto bedeutsamer ist die Handlung selbst. Dichter und andere Künstler können sich vielleicht selbst zu überreden versuchen, dass sie ihren Werken Sinn einhauchen, indem sie sie „signifikant" verschwommen halten. Ihr Publikum kann vielleicht ebenfalls so tun, als ob es Sinn in solchen Werken findet. Wenn du sie jedoch fragst: „Welchen Sinn hat es denn?", dann werden auch sie „signifikant" verschwommen. Man kann eine Bedeutung auf einen Felsen projizieren, wenn man das möchte, aber der Felsen hat mit jeder dieser Projektionen nichts zu tun.

Viele Meditierende hoffen, dass sie spirituelle Fortschritte machen, indem sie die beschriebenen Bewegungen absolvieren, selbst wenn ihr Geist dabei mit ganz anderen Dingen beschäftigt ist. Form ist jedoch, unglücklicherweise für Dilettanten, kein Ersatz für Inhalt. Es gibt keine magische Formel, die die Arbeit der Meditation für dich erledigt. Du musst es schon selbst tun. Gott selbst wird dich nicht zu Ihm ziehen, wenn du dich nicht aktiv an dem Prozess beteiligst.

Der Zweck der Meditation besteht darin, dir zu helfen, das innere „Königreich Gottes" zu betreten. Meditationspraktiken können viel für dich tun, aber nur dann, wenn dein Geist sich danach sehnt, nach innen zu gehen. Keine Technik wird dich automatisch zu Gott bringen.

Ausschlaggebend ist, dass du den Geist nach innen ziehst. Dieses fünfte Stadium des Pfades der Meditation (*pratyahara* im Sanskrit) kann erst nach dem *pranayama* vervollkommnet werden, dem vierten Stadium, das den Energiefluss im Körper unter Kontrolle bringt. Wie auch bei jedem Stadium des spirituellen Weges gibt es eine Art Hologramm in diesen verschiedenen Stadien, das von uns fordert, das Ganze in jedem einzelnen Teil zu erkennen – am Anfang ebenso wie am Ende.

Der richtige Zeitpunkt, um deinen Geist nach innen zu lenken, ist also der, an dem du ernsthaft deinen Fuß auf den Weg setzt. Ohne dieses Nach-innen-Richten wirst du nie in der Lage sein, irgendeines dieser Stadien erfolgreich zu praktizieren. Und deine Meditationen werden niemals wirklich Früchte tragen.

Es muss eine Zeit auf dem Weg kommen, wenn Dinge, die dich früher angezogen haben, dir nicht länger anziehend erscheinen, wenn die Abenteuer des Lebens, seine Gewinne und Verluste dir schlicht nichts mehr bedeuten, wenn die Meinung der Menschen, einschließlich deiner eigenen, dir völlig gleichgültig wird und wenn das einzige, was zählt, darin besteht, im Frieden und in der Freude deines eigenen Wesens zu bleiben. Selbst wenn diese Haltung dir im Moment fremd erscheint, wird sie eines Tages ganz aus sich selbst heraus in deinem Geist zu blühen beginnen, wenn du jetzt daran arbeitest, deinen Geist nach innen zu lenken. Denn du wirst erkennen, dass du in dir schon vollständig bist und dass in dir alles liegt, das du einst so brennend außerhalb von dir gesucht hast.

Wenn du daraufhin arbeiten willst, Weisheit zu erlangen, warte nicht darauf, dass die Weisheit zu dir kommt, als eine Art Preis, weil du so viel meditiert hast. Das Nach-innen-Richten ist nicht nur ein Zustand, den man erreicht: Es ist eine Haltung, die während der ganzen Reise gewissenhaft kultiviert werden muss.

Versuche, alles, was du siehst und tust, auf das innere Selbst zu beziehen. Wenn du eine wunderschöne Blume erblickst, versuche die Essenz dieser Schönheit im Selbst zu spüren. Wenn du wundervolle Musik hörst, dann versuche ihre Quelle in der Musik der Seele zu hören, lausche ihr mit dem inneren Ohr – besonders im rechten Ohr. Wenn du etwas Leckeres isst, dann versuche es am Punkt zwischen den Augenbrauen zu schmecken.

Ziehe jeden sinnlichen Genuss nach innen, damit du ihn in deinem höchsten Zentrum genießen kannst. Diese Haltung allein ist schon eine Meditation und für den Meditierenden äußerst wichtig.

Nicht verstrickt sein

Um deinen Geist vorzubereiten, sich noch tiefer in sich zurückzuziehen, was das wahre *pratyahara* ist, praktiziere das, was im Sanskrit *titiksha* genannt wird. Die beste, wenn auch nicht die ideale Übersetzung dieses Wortes ist: „Durchhaltevermögen". Um seine Bedeutung zu vervollständigen, füge noch zwei weitere Konzepte hinzu: Geistige Ausgeglichenheit und inneres Unbeteiligtsein. Die darunterliegende Haltung des Meditierenden sollte sein: „Ich bin unter allen Umständen geistig ausgeglichen und fröhlich." Lass nicht zu, dass dich irgendetwas zu sehr aus dir herauszieht. *Titiksha* sollte für dich deine grundlegende Lebenshaltung werden.

Wenn das Wetter kalt ist, dann widerstehe geistig dieser Empfindung. Bleib empfindsam, natürlich: Ziehe etwas Warmes an, bis dein Geist stark genug ist, der Kälte zu widerstehen. Aber schrei nicht einmal geistig: „Brr, wie kalt es ist!" Wenn das Wetter warm ist, zieh deine Jacke aus, wenn du willst, aber erlaube dem Gedanken: „Ich kann diese Hitze nicht ausstehen!" nicht, deinen Geist aufzuregen.

Wenn du körperliche Schmerzen erfährst, dann tu, was du willst, um das Unbehagen zu mildern, aber widerstehe ihm gleichzeitig im Geiste. Sage dir lächelnd: „Ein wenig Schmerz hat noch niemanden umgebracht!" Und affirmiere: „Ich bin Geist! Ich bin nicht dieser Körper!"

Dasselbe gilt auch für emotionale Schmerzen. Nimm sie in Ruhe an. Erlaube ihnen nicht, dich zum Sklaven der Äußerlichkeit zu machen, indem du auf ihrer eigenen emotionalen Ebene reagierst. Sage dir selbst ganz fest: „In meinem Selbst bleibe ich davon in Ewigkeit unberührt."

Du wirst es leichter finden, von jedem Schmerz unbeeinträchtigt zu bleiben, wenn du auch während genussreicher Erfahrungen ruhig bleiben kannst. Bei kleinen und großen Ereignissen erinnere dich ständig daran: „Keine äußeren Umstände beeinflussen das, was ich im Inneren bin."

Ich habe es zu einem wichtigen Punkt in meinem eigenen Leben gemacht, *titiksha* selbst unter ganz gewöhnlichen Umständen zu praktizieren: während ich eine gute Mahlzeit esse oder wenn ich im Zahnarztstuhl sitze (wo, wenn man *titiksha* als Ersatz für Novocain benutzen will, innere Freiheit affirmiert). Indem ich das tue, vermindere ich nicht den Genuss eines leckeren Essens: Ich verlagere ganz einfach den Fokus dieser Freude auf das innere Selbst. Und ich stumpfe meine Sinne nicht ab, indem ich einfach dem Schmerz nicht nachgebe: Ich entspanne mich einfach vom Schmerz oder dehne mein Bewusstsein aus, um diese Empfindung in ein größeres, souveräneres Bewusstsein einzuschließen.

Eine angenehme Folge der Meditation besteht darin, dass sie die Fähigkeit des Menschen auch für sinnliche Freuden vergrößert. Geräusche werden bezaubernder, schöne Anblicke noch auf eine aufregende Weise schöner, angenehme Geschmackserlebnisse noch köstlicher. Es sind die Hedonisten, nicht die Yogis, deren Sinne abstumpfen.

Andererseits haben durch die Praxis des *titiksha* Genüsse weniger Macht, den Geist zu versklaven. Du kannst die Empfindungen geistig abschalten, wann immer du willst, sodass du selbst eine Köstlichkeit auf deine Zunge legen kannst und dies nicht schmeckst.

Praktiziere also geistige Freiheit unter allen Umständen, und du wirst erleben, wie du die Fähigkeit erlangst, dich nicht nur über Genüsse zu erheben, sondern auch über Schmerzen.

Die Praxis des *titiksha* lehrt uns viele nützliche Dinge. Beispielsweise wirst du lernen, dass Genuss und Schmerz nur im Geist existieren. Wenn du sie unvoreingenommen annimmst, ohne sie als etwas zu definieren, das da oder nicht da sein sollte, wirst du jenen Zustand des inneren Gleichmuts erlangen, aus dem du niemals endende Glückseligkeit ziehen wirst.

Eine Lektion in Akzeptanz

Vor Jahren bekam ich eine interessante Lektion in Akzeptanz. Ich sollte eine Reihe von Vorträgen in Kuranda halten, was in der Nähe der Stadt Cairns in Australien liegt, und kam gerade vom Great Barrier Riff zum Mainland zurück. In der Nacht, bevor das Programm beginnen sollte, schlief ich auf dem Green Island, 16 Meilen vor der Küste. Das Wetter war ideal gewesen. Bei meiner Rückkehr jedoch wurde es mehr als schlecht. Würden 200 Menschen, dachte ich so, jetzt zu stillen Zeugen meines Kampfes gegen die Folgen meiner Seekrankheit werden?

Ich war niemals ein guter Segler gewesen. Als Kind hatte ich mehrmals den Atlantik mit meinen Eltern überquert, und obwohl ich das Meer liebte (abgesehen vom ersten oder zweiten Tag), war schlechtes Wetter für mich immer ein Martyrium. Jedes Mal, wenn sich der Schiffsbug über den Horizont erhob, strengte ich mich geistig enorm an, um ihn wieder nach unten zu ziehen. Jedesmal, wenn er unter den Horizont sank, kämpfte ich geistig darum, ihn wieder nach oben zu ziehen. Als ich Green Island verließ, beschloss ich, mich diesem lebenslangen Problem nun auf eine andere Weise zu nähern.

Das Meer schien vergnügt zu rufen: „Das hat noch nicht mal angefangen!" Aber jedesmal, wenn das Schiff taumelte, sich hochhob und mit korkenzieherähnlichen Bewegungen erneut durch die turmhohen Wellen schwankte, schrie ich entschlossen: „Wunderbar! Genauso sollte es sein!" Meine Ankunft in Cairns erfolgte mit einem gewissen Mangel an Willenskraft, aber ansonsten in einem großartigen Zustand.

Gleichmut

Das Leben schenkt uns unzählige Gelegenheiten, Gleichmut zu praktizieren. Wir sollten dafür dankbar sein. Wir sollten dankbar sogar für die geistigen oder emotionalen Rückschläge sein oder für die Umstände, die sich scheinbar verschworen haben, uns lächerlich aussehen zu lassen. Was die letzten betrifft, lach dich über sie kaputt! Nichts ist letztlich auf Dauer nur schlecht.

Es gibt eine Technik, den Geist nach innen zu ziehen, die ich im Zahnarztstuhl und bei vielen anderen Gelegenheiten benutzt habe, wenn mein Körper Schmerzen erlebt. Es ist wirklich eine bedeutsame Technik, um die eigene Meditation zu vertiefen, aber sie illustriert auch, wie diese Meditationsübungen auf Situationen im Außen angewandt werden können. Wenn man sie so anwendet, dann entwickeln wir Haltungen, die uns auch bei unseren meditativen Bemühungen weiterhelfen.

Diese Technik beinhaltet die Wiederholung eines *mantra* (ich habe dieses Wort zwei Kapitel weiter oben diskutiert). Das *mantra* hat eine Schwingungsverbindung mit dem Atem, durch seine Resonanz in der Medulla oblongata, die den Atem kontrolliert (ebenso wie die Pulsfrequenz und den Blutdruck). Die Medulla oblongata, wie ich weiter oben schon erläutert habe, ist der Sitz des Ego-Bewusstseins. Und der spirituelle Weg kann definiert werden als der Prozess der Transzendenz des Ego-Bewusstseins zur Verwirklichung des Wahren Selbst: der Seele.

Das *mantra* bedeutet im Sanskrit „Ich bin Er", das heißt: „Ich bin das Höchste Bewusstsein." Um ihm jedoch eine besondere Kraft zu geben, wird es ein wenig anders ausgesprochen als im normalen Sanskrit, um seine Schwingungswirkung zu verstärken.

Die Sanskrit-Worte sind „Aham (Ich) Saha (Er)."[18] Als *mantra* jedoch werden die Worte „Hong So" ausgeprochen. „Hong" ist wie das Läuten einer Glocke, es klingelt nach außen, als ob der Klang sich die umgebende Atmosphäre auflösen würde. Dieser Nachhall schmilzt in das Höchste Bewusstsein mit dem nächsten Klang: „So". Der Klang „So" betont das Bewusstsein des Friedens. „Hong" schwingt mit dem einströmenden Atem, „So" mit dem ausströmenden. Die beiden Klänge zusammen bringen unsere Atmung nach und nach in einen Zustand des Friedens und des Gleichgewichts.

Es gibt eine feinstoffliche Verbindung zwischen dem körperlichen Atem und der Energiebewegung des Astralkörpers. Denn entlang der Wirbelsäule, auf jeder ihrer Seiten, verlaufen die beiden mit Ganglien versehenen Stränge des sympathischen Nervensystems. Diese Stränge haben ihren Gegenspieler im Astralkörper, wo sie in den Yogalehren als *ida* (der linken Seite der Wirbelsäule) und *pingala* (der rechten Seite) bekannt sind. Wenn wir einatmen, dann gibt es eine korrespondierende Aufwärts-Bewegung der Energie im Nervenkanal *ida*. Wenn wir aus atmen, dann gibt es eine Abwärtsbewegung in der *pingala*.

Es gibt auch eine Korrespondenz zwischen diesem Energiefluss und unseren emotionalen Reaktionen. Wenn wir voll Glück auf etwas reagieren, dann fließt unsere Energie durch *ida* nach oben, und gleichzeitig atmen wir meist tief ein. Wenn wir voll Unglück auf etwas reagieren, dann fließt unsere Körperenergie durch *pingala* nach unten, und wir atmen dabei aus.

Man kann die Beziehung zwischen deinen emotionalen Reaktionen und dem Atem leicht testen. Denn ist nicht deine erste Reaktion, wenn du eine gute Nachricht bekommst, tief einzuatmen? Und ist deine erste Reaktion auf eine schlechte Nachricht nicht ein tiefer Seufzer? Natürlich ist das Thema komplexer als dies. Zum Beispiel können schlechte Nachrichten auch eine Einatmung und keine Ausatmung verursachen, wenn unsere Reaktion darin besteht, uns entschlossen zu erheben, um der schlechten Nachricht zu widerstehen. Gute Nachrichten dagegen können uns auch dazu bringen, auszuatmen, wenn wir ihnen mit einem Gefühl der Erleichterung begegnen – mit dem Gedanken zum Beispiel: „Gott sei Dank ist es vorbei!"

Wenn wir die Energie beim Einatmen hochbringen, dann gibt es mit anderen Worten auch eine Affirmation äußerer Beteiligung. Mit der absteigenden Energie beim Ausatmen gibt es auch ein Zurückziehen von der äußeren Beteiligung, nicht notwendigerweise begleitet von Gefühlen der Traurigkeit oder Depression. *Ida* und *pingala* sind Kanäle reaktiver Energie. Diese Energie ist oberflächlich. *Innerhalb* der Wirbelsäule liegt das, was wir als *shushumna* kennen, wo ein aufwärts gerichteter Energiefluss zum spirituellen Erwachen führt.

Indem wir unser Bewusstsein in der oberflächlichen Wirbelsäule zentrieren (also in *ida* oder *pingala*), konzentrieren wir auch unsere Vorlieben und Abneigungen dort, wo unsere Gedanken und Emotionen ihre Reaktionen auf äußere Umstände manifestieren. Diese Reaktionen bringen den Geist nach außen, indem sie seine Aufmerksamkeit auf die Umstände richten, statt nach innen, auf die Reaktionen selbst.

Wenn wir Freude und Schmerz von ihrer Wirkung im Außen auf ihre Ursachen im Inneren zurückverfolgen – auf den reaktiven Prozess selbst in seinem Ursprungsort in der Wirbelsäule – lernen wir, unsere Beteiligung an den Höhen und Tiefen unseres Lebens zu kontrollieren. Wir entwickeln dadurch Gleichmut, statt unsere Vorlieben und Abneigungen auf eine Welt zu projizieren, die wir sowieso nicht oder nur ganz wenig verbessern können. Statt beispielsweise zu denken: „Oh, wie traumhaft, dass wir heute einen Ausflug machen!“ oder „Oh, wie ich es hasse, heute zur Arbeit zu gehen!“, können wir den reaktiven Prozess in uns beruhigen und auf diese Weise stets friedlich und glücklich bleiben, ganz unabhängig davon, wie die äußeren Umstände sind.

Denn auch positive Reaktivität ist immer noch Reaktivität, und wenn wir darin gefangen sind, identifizieren wir uns mit dem Außen. Da das Universum zudem auf Dualität basiert, muss jede positive Reaktion notgedrungen von einer negativen gefolgt sein; jeder Aufstieg in der oberflächlichen Wirbelsäule durch *ida* muss von einer Abwärtsbewegung durch *pingala* gefolgt sein – und selbst ein Ball, den man in die Luft geworfen hat, muss wieder herunterkommen. Der Yogi lernt dagegen, immer im Inneren zu verweilen, „gleichmütig und fröhlich.“

Interessanterweise finden wir dadurch, dass wir unsere emotionalen Reaktionen beruhigen, heraus, dass wir in der Lage sind, die äußeren Umstände in weit größerem Maße zu beeinflussen, als dies Menschen können, die unentwegt in Reaktion zu ihnen herumtanzen.

Das bedeutet, dass *titiksha* dich nicht apathisch oder gleichgültig macht. Es geht nicht darum, dass du dir nicht erlaubst, dich an etwas zu erfreuen. Nein, du lebst in der Quelle der Freude in dir selbst. Wenn einmal der reaktive Prozess zum Stilstand gekommen ist, wirst du in der Tiefe deiner Wirbelsäule ständig Freude in dir aufwallen fühlen. Es ist eine Freude, die kein neutralisierendes Gegenteil in sich trägt, weil sie im Selbst existiert und nicht im Außen, in der Dualität.

Eine Haltung des *titiksha* ist der erste Schritt zum Nach-innen-Richten des Geistes und dazu, seine Reaktionen unter Kontrolle zu bringen. Um *titiksha* zu praktizieren, konzentriere dich auf deine Reaktionen auf Dinge, statt dich auf die Dinge zu konzentrieren, von denen du glaubst, dass sie deine Reaktionen hervorrufen. Tobe nicht mit deinen Gefühlen herum. Sage dir, wenn das Glück dir hold ist, dass das Gute nie für immer anhält, und wenn Unglück die Stirn runzelt, dass Unglück niemals dauerhaft ist oder unvermischt.

Eine wichtige Art und Weise, wie man *titiksha* praktiziert, besteht darin, den Atem zu beobachten. Wenn man den reaktiven Prozess von der Peripherie des Bewusstseins immer tiefer bis zum Zentrum in der Wirbelsäule zurückverfolgt, dann entwickeln wir die Geisteshaltung, die uns letztlich zum *pratyahar* bringt: zum Nach-innen-Richten des Geistes.

Das fünfte Stadium: Pratyahar

Der Prozess des *pratyahar* beginnt damit, dass man seinen Atem beobachtet. Das Bewusstsein des Atems wird zurückverfolgt zu den korrespondierenden Bewegungen der Energie in der Wirbelsäule. Nach und nach wird der Atem ruhiger, und die reaktiven Energien werden unter Kontrolle gebracht. Wenn der Meditierende geistig aufhört, den Tanz der Aufs und Abs des Lebens mitzutanzen, dann entwickelt er eine Zentriertheit im inneren Selbst. Erst nachdem dieser Punkt erreicht ist, kann eine Meditation beginnen, die wirklich so genannt werden kann.

In seinem Buch „The Rubaiyat of Omar Khayyam Explained“[19] macht Paramhansa Yogananda eine außergewöhnliche Bemerkung im Hinblick auf die innere Welt der Seele. Nachdem er die gegenseitige Bezogenheit des Geistes mit dem Körper durch die Nerven beschrieben hat, schreibt er:

„Wenn die Lebenskraft abwärts durch die Wirbelsäule und aus dem Körper und den mit ihm verbundenen Sinnen herausfließt, wird der Geist ebenso nach außen gezogen. Sinnesstimulation von innen treibt einen dazu, Erfüllung in Sinnesgenüssen zu suchen. ...Dasselbe Nervensystem jedoch begründet *den einen und einzigen Weg* zur spirituellen Erleuchtung, unabhängig von einer formellen religiösen Zugehörigkeit. Wenn die Energie überredet werden kann, ihre Fließrichtung von den Sinnen zum Gehirn umzukehren, dann offenbart sie unserem Bewusstsein eine andere Welt."

Ich habe diese Diskussion damit begonnen, dass ich bemerkt habe, wie das Mantra „Hong So" eingesetzt werden kann, um das Schmerzbewusstsein aufzulösen. Jeder Schmerz hat seinen Ursprung im Denken des Ego („Was passiert hier mit *mir*?"). Wenn man geistig „Hong-So" am Sitz des Schmerzes chantet, dann löst man die Verbindung des Ego mit dem Schmerz auf und vermindert oder schmilzt dadurch den Schmerz.

Versuch dies einmal, während du in einem Zahnarztstuhl sitzt (ich erwähne den Zahnarztstuhl hier, weil er für mich das erste Beispiel hierfür darstellte), oder zu einer anderen Zeit, in der du Schmerz erlebst, ob dieser nun körperlich, geistig oder emotional ist. Begrenze deine Praxis nicht auf solche Zeiten, wenn du verzweifelt versuchst, dich über den Schmerz zu erheben. Praktiziere es vielmehr bei allen Empfindungen, ob sie nun leicht oder intensiv sind, angenehm oder unangenehm – ganz einfach als Übung des Nach-innen-Verlagerns des Geistes.

Konzentriere dich auf das Zentrum der Empfindung. Dann beobachte deinen Atem in diesem Zentrum. Kontrolliere ihn nicht. Beobachte ihn einfach. Wenn er ganz von allein einströmt, dann folge ihm geistig mit dem Chant „*Hong*". Während du dies tust, nimm wahr, dass das Wort selbst entspannend ist und deine Identifikation des Ego mit dieser Empfindung löst. Dann, während der Atem ausströmt, folge ihm geistig mit dem Chant „*So*". Spüre, wenn du dieses Wort aussprichst, dass du immer tiefer im inneren Frieden zu ruhen beginnst.

Das *Mantra Hong-So* ist kein speziell für die Schmerzverminderung gegebenes *Mantra*. Ich zeige hier nur auf, wie es für diesen Zweck eingesetzt werden kann, um so den Punkt zu klären, dass ein Nach-innen-Verlagern des Geistes auch im täglichen Leben praktiziert werden muss, wenn wir Erfolg dabei haben wollen, eine Verinnerlichung in der Meditation zu erreichen.

Was ich dir jedoch gleichzeitig damit gegeben habe, ist eine wunderbare Technik zur Entwicklung von Konzentration in der Meditation. Der Sinn dieser Technik besteht, wie ich bereits erwähnt habe, darin, dich bei der Verinnerlichung des Geistes zu unterstützen. Sein grundlegenderer Sinn besteht darin, dich dabei zu unterstützen, dass du vollkommen über das Körperbewusstsein hinauswächst, indem du den Atem zum Stillstand bringst.

Hong-So als Meditationstechnik

Setze dich aufrecht zur Meditation hin. Spanne den Körper an und entspanne ihn wieder, wie ich es dir in den früheren Kapiteln beigebracht habe. Entspanne den Körper tief. Dann entspanne auch deine Gedanken und deine Emotionen.

Um mit der Technik zu beginnen, atme zunächst tief ein und dann langsam aus. Warte darauf, dass der Atem ganz von allein wieder einströmt. Folge ihm geistig mit dem Wort *Hong*. Wenn der Atem ausströmt, beobachte ihn und folge ihm geistig mit dem Wort *So*. Erinnere dich daran, dass dies hier keine Atemübung ist. Atme nicht gewollt ein und aus. Beobachte einfach deinen Atem. Beobachte nicht deinen Körper, wie er atmet. Beobachte den Atem selbst. Setze deinen Atem mit dem *Mantra Hong-So* gleich.

Sei dir besonders der Atempausen bewusst. Genieße den Frieden und das Gefühl des inneren Loslassens und des Friedens, den du spürst, wenn dein Körper ohne Atem ist.

Praktiziere diese Technik, solange du Lust dazu hast. Als Junge praktizierte Paramhansa Yogananda diese Technik stundenlang und zog sich dabei immer tiefer in die Wirbelsäule zurück, bis er sich ohne jeden Atem wiederfand. Er war in das Seelenbewusstsein aufgestiegen, wo die Körperfunktionen aufhören und man in eine höhere Wirklichkeit eintritt, die die Seele zeitweise von der Herrschaft des Körpers befreit.

Du magst vielleicht „*Hong-So*“ anfangs an der Medulla chanten und dabei das Ego-Bewusstsein in den inneren Frieden auflösen. Nach einiger Zeit, wenn du ihn immer mehr verinnerlichst, konzentriere dich auf das Spirituelle Auge zwischen den Augenbrauen: Fühle das Ego nur in seiner Beziehung zum Seelenbewusstsein. Tatsächlich bringt die Konzentration am Punkt zwischen den Augenbrauen die Achtsamkeit näher zum oberen Teil der Nasenwurzel, wo der Atem in den Körper eintritt. Das Bewusstsein hier zu zentrieren, macht es leichter, den Atem zu beobachten und ihn zur selben Zeit in Harmonie mit der spirituellen Achtsamkeit zu bringen.

Wenn du die spirituelle Erleuchtung erreichst, wird der Chant *„Hong-So“* in das *Mantra „So Ham*“ verwandelt: „Ich bin Er“ wird transformiert in das Erkennen von „Er ist Ich, Er ist mein Wahres Selbst.“ Paramhansa Yogananda erläuterte, dass ein unerleuchteter Mensch jede Handlung vom Zentrum des Ego-Bewusstseins aus vollbringt, das in der Medulla liegt. Ein erleuchteter Meister dagegen vollbringt alle seine Handlungen aus dem Zentrum des Seelenbewusstseins heraus, das im Spirituellen Auge zu finden ist.

Hong-So wird dir helfen, dein Ego-Bewusstsein in das vollständige Bewusstsein darüber zu verwandeln, wer und was du wirklich bist: eine Manifestation Reinen Bewusstseins.

Meditationsübung

Um die Verinnerlichung des Geistes im normalen Wachbewusstsein zu praktizieren, versuche diese Geh-Meditation. Gehe dabei, wenn möglich, allein, denn ihr Sinn liegt darin, dass du deinen Geist nach innen verlagern kannst, nicht darin, dass du ihn in der Gesellschaft mit anderen nach außen verlagerst. Gleichzeitig bin ich mir darüber bewusst, dass Gehmeditationen oft in der Gruppe geübt werden. Eine solche Praxis hat den Vorteil, dass die eigenen Übungen bis zu einem gewissen Grad formalisiert werden, und sie können dazu führen, dass du dich richtig darin fühlst. Deshalb nimm es, wenn du magst, als meine persönliche Vorliebe an. Für mich ist diese Praxis zu intim, als dass ich sie mit anderen zusammen üben würde.

Während der ganzen Zeit der Praxis mache es dir zum Prinzip, dich auf Gott zu beziehen, auf Gott durch die Natur und auf dein Höheres Selbst. Gehe nicht zu schnell und nicht zu kraftvoll. Mit anderen Worten, wandere nicht. Gehe leicht. Bringe den Frieden, den du in der Meditation fühlst, in deiner äußeren Handlung zum Ausdruck.

Sei dir dann der Energie bewusst, wie sie sich durch deinen Körper bewegt. Fühle dich umgeben von einem großen umgekehrten Wirbel kosmischer Energie, die langsam um dich herum kreist und dich nach oben zu ihrer Quelle in der Unendlichkeit zieht.

Bringe diese Energie nach einiger Zeit nach unten, in ein Bewusstsein, wie es sich in deiner materiellen Umgebung manifestiert. Lausche auf den Gesang der Vögel: Höre das Göttliche Bewusstsein, das durch sie singt. Bitte die Göttliche Mutter, ob Sie nicht irgendeine besondere Botschaft in diesem Gesang für dich hat. Lausche auf die Geräusche in deiner Umgebung: auf die bellenden Hunde, auf die Stimmen der Menschen in der Entfernung, auf die Geräusche der fahrenden Autos. Fühle, wie die Göttliche Mutter durch all diese Geräusche mit dir kommuniziert.

Schaue auf das Sonnenlicht, wie es auf einem Blatt zittert, auf die Wolken, die über dir dahinsegeln, auf die Bäume und Büsche, auf die zahllosen Objekte, die dich umgeben. Teile diese visuellen Eindrücke mit der Göttlichen Mutter und auch mit deinem Höheren Selbst.

Spüre den Wind auf deiner Haut, die Wärme des Sonnenlichts oder die Kühle der Abendluft. Mach die Göttliche Mutter bei jedem Gedanken, bei jedem Eindruck, zu deiner Begleiterin dabei. Wenn Gedanken in Form von Worten zu dir kommen, dann teile sie mit der Göttlichen Mutter, als ob du *mit* Ihr sprechen würdest. Denke nicht nur *über* Sie nach, in der dritten Person. Sprich *mit* Ihr.

Spüre, wie du der Atem göttlicher Liebe und Freude bist. Spaziere voll Freude auf dieser Erde, wo alle Wesen in Ihrem unsichtbaren, himmlischen Ursprung frohlocken.

16

Die höheren Stadien

Wahre Meditation beginnt erst dann, wenn der Geist dich verinnerlicht hat. Bis zu diesem Punkt bereitet der Meditierende sich lediglich vor, den Angriff auf die innere Stadt zu beginnen.

Es scheint vielleicht seltsam, solche militärischen Bilder für einen Prozess zu verwenden, der so vollständig gewaltlos ist. Es geht hier aber nicht um einen militärischen Angriff, über den wir letztlich sprechen, sondern um den letzten Vorstoß der Seele in Richtung auf die Selbstverwirklichung. Und dennoch müssen wir dazu in gewissem Sinne all unsere inneren Streitkräfte zusammenrufen. Es gibt tatsächlich eine Ähnlichkeit zwischen dem spirituellen Weg und einer militärischen Operation. Militärische Analogien sind nicht wegen der Aggressivität, die sie erwecken könnten, geeignet, sondern aufgrund der Tatsache, dass man schon heroische Anstrengungen unternehmen muss, um den Geist aus den bequemen Täuschungen eines ganzen Lebens (oder besser: vieler Leben) herauszuheben.

Die äußeren Stadien des Lebens sind im Verlauf der menschlichen Entwicklung Vorläufer der Stadien des inneren Fortschritts. Spirituelle Suchende fallen ebenso in vier Kategorien: die *sudra* (Bauern), die *vaisya* (Händler), die *kshatriya* (Krieger) und *brahmin* (Priester, Weise).

Der *sudra*-Typ des Jüngers zögert und zaudert und sagt dabei: „Wenn ich mal nicht so viel zu tun habe…“ oder „Wenn die Gäste endlich gegangen sind“ oder: „Wenn ich mich besser fühle: Dann werde ich meditieren.“

Der *vaisya*-Typ gleicht Mühen mit Ergebnissen ab, etwa damit, dass er dadurch „Verdienste erwirbt“. Ob solche Ergebnisse in Form spiritueller Erfahrungen gesucht werden oder in Form materiellen Überflusses oder in Form guten Karmas – in all diesem Suchen steckt das Element des Handelns.

Der *kshatriya*-Typ ist der willensstarke Jünger, der alles Gott widmet, der nicht an Belohnungen denkt, sondern der sein Ego und sogar sein Leben dem Kampf um die Selbstüberwindung widmet.

Der *brahmin*-Typ schließlich ist der, der den Kampf letztlich gewinnt. So jemand ist schließlich und auf ewig mit sich im Frieden. Bei ihm hört der Vergleich mit kriegsähnlichen Bildern auf – Festungen, Waffen, Invasionsarmeen, der Antrieb zu siegen. Verteidigungswälle sind schon abgebaut worden und zufriedene Geistbürger wandeln friedlich umher. Felder blühen mit wunderbar duftenden Kräutern, und Vögel singen ohne Furcht vor den Kugeln eines Jägers ihre Lieder. Vergangen ist jetzt das Verlangen nach der tapferen Haltung eines Helden. Der „Feind" war immer schon kein Gegner im Außen: Es war sein eigenes Ego, das im Weg stand, um den Sieg zu erreichen.

Der kriegerische Jünger entdeckt bald, dass es keine göttliche Festung zu erobern gilt, sondern die Kräfte seiner eigenen Täuschung, die an den Toren seiner eigenen Stadt stehen und ihn daran hindern, sie zu verlassen. Dem Krieger-Bild kommt an dieser Stelle eine besondere Bedeutung zu. Denn Satan – der täuschende Versucher in jedem von uns – ist nun wirklich kein Gentleman. Er spielt kein Spiel, bei dem er auch nur im Entferntesten die Marquis-von-Queensberry-Regeln (die Fairness-Regeln des modernen Boxsports, die Übersetzerin) einhält. Wenn er uns mit fairen oder unfairen Mitteln austricksen kann (und er liebt besonders die unfairen Mittel), dann wird er nicht zögern, dies auch zu tun. Wenn dein Ziel darin besteht, die Wahrheit zu erkennen, dann wirst du den Punkt erreichen müssen, wo kein cleverer Feind dich mit seinen Mitteln je wieder austricksen kann.

Und du wirst diesen Kampf nicht dadurch gewinnen, dass du Tintenfässer nach ihm wirfst, wie Martin Luther es versuchte (die Spuren davon sind immer noch an der Wand zu sehen, sodass Besucher sie bemerken können). Du wirst die Waffen der Wahrheit einsetzen müssen, der Ehre, der göttlichen Festigkeit und des großen Mutes. Aber du wirst akzeptieren müssen, dass es ein Kampf auf

Leben und Tod ist. Du kannst dem alten Mann nicht einmal eine feuchte Matratze in der Scheune anbieten, auf der er schlafen kann. Er wird sich nachts ins Haus schleichen und dich im Schlaf ermorden.

Es gibt viele Gelegenheiten, bei denen Mitgefühl und Milde Tugenden von höchster Qualität sind. Im Kampf mit deiner niedrigen Natur jedoch sind sie das beste Mittel zur Täuschung. „Sei nett zu mir!", ruft die Täuschung dir zu. „Hast du denn kein Herz?" Die *Bhagavad Gita* sagt uns: „Widerstehe der falschen, weichen Zartheit, die den jugendlichen Elan der Seele auslaugt."

Diese ganze heilige Schrift ist auf ein Schlachtfeld platziert worden, um die wahre Natur des Kampfes um Erleuchtung hervorzuheben.

Wenn einmal deine innere Armee in vollem Ernst zum Angriff auf die Stadt Gottes zusammengezogen ist, dann denke daran, dass es nicht Gott ist, den du hier bekämpfst. Gott steht vielmehr an deiner Seite! Tiefe, andächtige Meditation auf Ihn wird dir die Stärke geben, den Krieg zu gewinnen.

In der *Mahabharata*, dem langen epischen Gedicht, von dem die *Bhagavad Gita* ein Teil ist, bietet Krishna (der in einem inneren Dialog mit der Seele Gott repräsentiert), den beiden Hauptkämpfern eines Krieges, Arjuna und Duryodhana[20], zwei Wahlmöglichkeiten an. „Wählt", so sagt er ihnen, „zwischen mir auf der einen Seite und meiner Armee auf der anderen. Wenn eure Wahl auf mich fällt, werde ich im Kampf an eurer Seite stehen, aber ich werde keinen persönlichen Anteil an dem Kampf nehmen. Wenn ihr euch für meine Armee entscheidet, werdet ihr eine riesige Kraft besitzen, die auf eurer Seite kämpft, mich aber werdet ihr nicht dabei haben."

Arjuna, der sich als Erster entscheiden soll, antwortet: „Ich wähle Dich, Herr. Denn wo Du bist, dort allein ist der Sieg." Duryodhana, andererseits, ist entzückt darüber, dass er die Unterstützung der gesamten Armee von Krishna bekommt. Und natürlich ist es Arjuna, der den Krieg gewinnt.

Wenn einmal der Geist erst nach innen gezogen ist, kann er sich aus vollem Herzen darauf konzentrieren, die Tore zu erstürmen. Das Wichtige an dieser

Stelle ist jedoch, noch mehr als je zuvor danach zu streben, sich immer tiefer mit dem Gottesbewusstsein zu verbinden.

Das Gottesbewusstsein – mit dem ich denjenigen Aspekt des Kosmischen Geistes meine, der in die äußere Manifestation eingetreten ist – enthält acht Eigenschaften: Licht, Klang, Liebe, Weisheit, Macht, Seligkeit, Frieden und Ruhe.

Frieden unterscheidet sich von der Ruhe in einem wichtigen Aspekt: Er ist wohltuend und erholsam, ein zutiefst erfreuender Zustand nach dem langen, harten Kampf des Geistes. Ruhe andererseits ist dynamisch. Sie kann im starken Sonnenlicht zu finden sein, aber auch in einem reinigenden Regen.

Die acht Eigenschaften des Gottesbewusstseins erscheinen nur selten, wenn überhaupt, zur selben Zeit. Sie ähneln stattdessen den Facetten eines Diamanten. Jede zeigt sich im richtigen Augenblick und dem richtigen Menschen. Menschen, die meditieren, fühlen sich meist angezogen von einer Eigenschaft oder einer anderen, und sind deshalb oft mehr dazu geneigt, diese Eigenschaft auch in sich selbst zu entdecken. Die höheren Meditationsstadien bringen es mit sich, dass man nach und nach immer tiefer in eine Eigenschaft oder eine andere eintaucht, die zum Gottesbewusstsein gehören, so lange, bis die Seele sich ausdehnt und zu allen wird.

Das sechste Stadium: Dharana, die erste Wahrnehmung

Es ist wichtig zu erkennen, dass die Erfahrungen höherer Meditation überhaupt nicht aus dem Geist entstanden sind. Sie werden empfangen, und das bedeutet, nicht erschaffen. Wenn der Geist erst einmal nach innen gelenkt ist, dann wird er wie ein nach oben gerichteter Kristallkelch, der darauf wartet, gefüllt zu werden. Ruhig, nach innen gerichtet und emporgehoben, empfängt er die ersten klaren Anzeichen der Ekstasen, die auf ihn im Gottesbewusstsein warten.

Ich meine damit nicht, dass dem Meditierenden keine spirituellen Erlebnisse gewährt werden, bevor er nicht das sechste Meditationsstadium erreicht. Innere Klänge und Licht, Tränen hervorrufende Liebe und Freude, heilender

Friede – diese alle und noch mehr werden von vielen Meditierenden gleich von Anfang an erfahren. Sie jedoch klar und beständig wahrzunehmen, statt nur in vergänglichen kurzen Eindrücken, ist etwas ganz anderes.

Der Mond, der sich auf der Oberfläche eines Sees spiegelt, erscheint einem nur selten so, wie er sich im Himmel zeigt. Was man wahrnehmen kann, sind Spiegelungen, hier und da hervorspringend, aufglimmend, hervorstechend in tausenden kleiner Wellenbewegungen, wobei sein Licht nie genau auszumachen ist. Nur wenn die Oberfläche des Sees vollständig ruhig ist, sind die Spiegelungen darin vollkommen klar. Wenn dies geschieht, dann kann man beinahe den Mond selbst sehen.

Dharana, das sechste Stadium, bedeutet „Konzentration". Diese Konzentration jedoch meint nicht nur einen auf einen bestimmten Punkt ausgerichteten Geist. Sie bedeutet die wellenlosen ersten Stadien des Gottesbewusstseins, wenn das Ego klar wenigstens einige Ebenen der Wirklichkeit erkennt, von denen es zuvor lediglich flackernde, flüchtige Blicke erhaschen konnte.

In diesem Stadium ist schon der Gedanke „Ich konzentriere mich gerade" eine Ablenkung und verrät die Unvollkommenheit der geistigen Ausrichtung.

Der positive Aspekt des Ego

Hier möchte ich ein Wort über das Ego verlieren, das von denen, deren Job es ist, die spirituellen Lehren zu erklären, so viele scharfe Kritik einstecken musste und nur wenige Rosen gewonnen hat. Es ist schon wahr, dass das Ego einem spirituellen Fortschritt im Wege steht. Und wirklich ist das Ego-Bewusstsein der Grund all unserer spirituellen Erkrankungen: Stolz und Selbstsucht, Aggression und, noch negativer, Selbstzweifel, Unsicherheit und Furcht. Aber es ist leicht zu vergessen, dass es bei allem eine gute und eine schlechte Seite gibt.

Die drei *gunas*, die Eigenschaften, existieren zusammen auf allen Ebenen der Schöpfung. Obwohl das Ego am Ende besiegt werden muss, um dem Gottesbewusstsein Raum zu geben, ist es auch unser Ego, das es uns erst möglich macht, dieses Gottesbewusstsein überhaupt zu erlangen – die höchste Ebene der Vollendung, die für die menschliche Natur erreichbar ist.

Wenn man abwertend über jemanden sagt: „Oh, das ist nur sein Ego,", dann bedeutet das, folgende Antwort von jemandem zu bekommen, der sich mit diesen Dingen auskennt: „Ja, *natürlich* ist es sein Ego! Was sollte es auch sonst sein?"

Die Heilung des Ego-Bewusstseins geschieht nicht durch Selbstunterdrückung. Sie geschieht dadurch, dass wir unser Selbstbewusstsein als Antrieb zur Ausdehnung benutzen, und zwar nicht, um persönliche Macht und Stolz zu gewinnen.

Das Ego ist wie das Gravitationsfeld eines Planeten, das von Weltraumforschern genutzt wird, um ihnen die zusätzliche Kraft zu geben, die sie brauchen, um ihre Reisen in den entfernt liegenden Weltraum fortzusetzen. Das Ego magnetisiert einen Gedanken oder einen Einfall, indem es ihn um das „Ich"-Bewusstsein kreisen lässt, damit er sich dem Spirituellen Auge und damit dem Ort des Gottesbewusstseins nähert.

Das Ego kann jedoch auch den Kreativitäts- und Inspirationsfluss blockieren, indem es ruft: „Warte doch eine Minute! Hej! Das habe ich allein vollbracht." In diesem Fall ist der Vergleich, der einem einfällt, ein Gummischlauch, wie man ihn manchmal in einem Wissenschaftslabor sieht. Wenn man den Schlauch an einem Punkt fest zusammendrückt, dann lässt die Substanz, die ihn passiert, den Schlauch anschwellen oder sogar platzen. Dieser Vergleich ist in Wirklichkeit gemeint, wenn man umgangssprachlich von Egoisten sagt, dass sie „aufgeblasene" Menschen seien.

Um den Schlauch vom Platzen abzuhalten, kann man entweder den Druck vermindern, mit dem man ihn zusammendrückt, oder den Fluss der Substanz am Hahn abstellen. Im Fall von Menschenwesen kann man entweder den Druck auf die Medulla vermindern, indem man den Gedanken an das „Ich" vermindert oder indem man weniger Energie zum Gehirn schickt.

Um den Druck zu vermindern, müssen wir aufhören, es uns als persönlichen Verdienst anzurechnen, wenn wir etwas tun, damit unsere schöpferische Energie weiter zu ihrem natürlichen Zielpunkt am Spirituellen Auge weiterfließen kann. Die Art und Weise, wie wir weniger Energie zum Gehirn senden können, besteht darin, es mit materiellen Vergnügungen und Befriedigungen beschäftigt zu halten, Apathie als einen normalen geistigen Zustand zu akzeptieren und uns davon zu überzeugen, dass Mittelmäßigkeit ein normaler Seinszustand ist.

Viele Menschen, die das Ego in anderen brandmarken (und niemals in sich selbst), scheinen anzunehmen, dass Mittelmäßigkeit eine durchaus annehmbare Alternative zum Streben nach Höherem darstellt. Dies ist aber die Lösung, die deine Täuschung dir vorschlägt: Vermindere deinen Energie-Output, und du wirst dich viel wohler fühlen, wenn du die Herausforderungen des Lebens vermeidest.

Es ist sicherlich in diesem Zusammenhang interessant zu bemerken, dass das Verbeugen die universelle Geste der Demut ist. Sich vor anderen oder vor Gott zu verneigen, vermindert die Spannung in der Medulla und versetzt die Energie in die Lage, weiter zum positiven Pol der Medulla am Punkt zwischen den Augenbrauen zu fließen.

Die Auflösung des Ego

Im Stadium des *dharana* ist das Ego immer noch vorhanden. Man kann das Ego nicht einfach durch Affirmationen zum Verschwinden bringen, genauso wenig, wie ein fliegender Vogel affirmieren kann, dass es keine Luft gibt. Von wo sonst würde ein Mensch denn seine spirituelle Reise beginnen, wenn nicht von einem Punkt seines menschlichen Selbstgefühls aus, den das Ego darstellt?

Wenn das Ego den Punkt des *dharana* erreicht, dann hält es in einem Zustand der Überhöhung diese stolze Wahrheit aufrecht, auf die es so lange hingearbeitet hat. Ganz klar sieht es jetzt das innere Licht oder es hört die inneren Klänge. Dennoch ist es immer noch getrennt von diesen Erfahrungen durch den Gedanken: „Ich, dieses menschliche Wesen, erfreue mich an dieser Erfahrung."

Das siebte Stadium: Dhyana

Das siebte Stadium auf dem Weg wird *dhyana* oder „Meditation" genannt. Der Grund, warum ich die Sanskrit-Bezeichnung statt der deutschen Form benutze, liegt nicht darin, dass sie feinstoffliche Inhalte enthält, die das deutsche Wort vermissen lassen würde, sondern weil es Inhalte ausschließt, die im deutschen Wort eingeschlossen sind.

Denn das Wort „Meditation" beinhaltet alle Übungen, die in diesem Buch enthalten sind. *Dhyana* andererseits bezieht sich nur auf dieses besondere Stadium auf dem Meditationsweg. *Dhyana* bedeutet dasjenige Stadium, in dem der Geist, der ruhig und vollständig aufnahmebereit geworden ist, sich selbst im Licht (oder in einem anderen göttlichen Attribut) verliert und bemerkt, dass sich sein Ego-Bewusstsein in diesem Licht auflöst. Die Seele wundert sich in der Erkenntnis: „Das also bin ich! Kein physischer Körper, sondern eine selige Manifestation von OM!"

Das Licht, das man in tiefer Meditation erblickt, oder die Klänge, die man hört, oder die Liebe oder die Freude definieren die Selbstwahrnehmung neu. Man erkennt sich selbst als Manifestation der Unendlichen Wahrheit und sehnt sich danach, sich darin aufzulösen.

Spirituelles Erwachen ist letztlich ein „Verlernen" – in dem Sinne, dass es ein Prozess des göttlichen Erinnerns ist. „Ah, *ja*!", murmelt die Seele. „Ich erinnere mich nun an alles. Das also *bin* ich!"

Dhyana, das siebte Stadium, ist das wahre Stadium der Meditation. An diesem Punkt vergisst das Ego, das die überirdische Wirklichkeit kontempliert, seine getrennte Identität und *wird* zur Seele.

Das achte Stadium: Samadhi

An diesem Punkt wird der spirituelle Fortschritt zu einer stets zunehmenden und tieferen Selbst-Erinnerung. Die Seele, die sich an ihre wahre Natur erinnert, identifiziert sich immer vollständiger und vollkommener mit dieser göttlichen Erinnerung. Sie erkennt sich selbst, zunächst als eine reine Projektion des Reinen Bewusstseins. Dann schließlich erkennt sie sich als wirklich Reines Bewusstsein selbst.

Samadhi (Einssein), das achte und letzte Stadium auf der meditativen Reise, stellt sich ein, wenn die Seele, die ihre Körper-Identität vollkommen verloren hat, mit der größeren Wirklichkeit eins wird, von der der Körper und alles andere in der Schöpfung nur Erscheinungsformen sind. Die Identität, die sie verlässt, ist nicht nur ihr physischer Körper, sondern auch ihre feinstofflichen Körper. Wenn erst einmal die feinstofflichste Wand der Trennung eingerissen ist, dann gibt es nichts mehr, was sie von der Vereinigung mit dem Unendlichen abhalten könnte. Die Welle, die auf der Oberfläche des Meeres so viele Leben lang gespielt hat, vereinigt sich endlich wieder vollständig mit dem Meer – und ihre Bewegung löst sich auf zu vollkommener Stille.

Samadhi ist kein Bewusstseinszustand. Es ist das kosmische Bewusstsein, der Zustand, in dem die Seele sich selbst erkennt als das „wahre Zentrum von allem, und nicht und überhaupt nicht mehr die Peripherie". In diesem Zustand bleibt keine einzige kräuselnde Bewegung auf dem Meer des Bewusstseins übrig. Diese Leere ist der Zustand des *nirwana*. Die Seele weiß in dieser Leere nur, dass sie existiert. Sie ist bis auf ihre letzte, unreduzierbare Essenz abgestreift: die gänzliche Erkenntnis: „ICH BIN."

Dies ist jedoch nicht das allerletzte Stadium. Es ist ein Loslassen: Es ist nicht das letzte Erreichen. In diese Leere bricht nun eine neue Wirklichkeit ein: absolute Seligkeit, ewige Liebe. Aus der Erkenntnis heraus, dass sie nichts als die Existenz selbst ist, entdeckt die Seele, dass sie alles weiß. Von dem Moment an, wo sie die Zwiebel ihrer letzten Schale entkleidet hat – des letzten *kosha*, das das Herz bedeckte – ‚schreitet die Seele fort zu entdecken, dass sie alles *ist*.

Indem sie nichts besitzt, entdeckt sie, dass sie alles besitzt. Das ist *Satchitananda* – ewig-existierende, ewig-bewusste, allzeit-*neue* Seligkeit.

Es gibt verschiedene Stadien von *samadhi*. Um die göttliche Vollkommenheit zu erreichen, muss nicht nur das Ego sich zum Seelenbewusstsein umformen: Die Seele muss sich selbst überzeugen, dass sie wahrhaftig in der Unendlichkeit frei *ist*.

Diejenigen, die sich vorstellen, dass Gott versucht, der Seele einen Zustand von Egolosigkeit aufzuzwingen, haben keine Vorstellung davon, wie vollständig wir Ihn davon überzeugen müssen, dass wir uns nur nach Ihm sehnen.

Anfänglich erlaubt die Sucht des Ego, eine getrennte Existenz zu sein, nur kurze Einblicke in die Ekstase, bevor die Ichheit sich wieder durchsetzt. Der Vogel, der Äonen lang in seinem kleinen Käfig eingeschlossen war, hat Angst davor, den Käfig zu verlassen, selbst wenn die Türen weit offenstehen. Nach einiger Zeit, und wenn er entscheidet, dass durch diese Offenheit keine Gefahr droht, hüpft der Vogel nach draußen, für kurze Zeit – zwei bis drei Hüpfer, höchstens – schüttelt einmal seine Flügel und hüpft dann geschwind zurück in die scheinbare Sicherheit seines Käfigs. Und wieder hüpft er dann nach draußen, und kehrt wieder und wieder zurück, weil er seine täuschende Sicherheit immer noch der Freiheit vorzieht. Dann, ganz zuletzt, fängt er an zu denken: „Nun, gehöre ich nicht eigentlich dorthin, wo kein Käfig mich begrenzt?!" Und letztlich, mit großem Mut, verlässt er den Käfig vollständig und fliegt aus dem Fenster, um die Freiheit anzunehmen, die er so lange selbst verleugnet hatte.

Im Osten und im Westen werden unterschiedliche Begriffe benutzt, um dieses letzte Stadium der Befreiung zu beschreiben. Paramhasa Yogananda benutzte den Begriff *sabikalpa* und *nirbikalpa samadhi*.

Sabikalpa samadhi, sagte er, beschreibt dasjenige Stadium, in dem die Seele erstmals aus ihrem Käfig des Ego auftaucht und mit dem kosmischen Licht oder Klang verschmilzt (oder mit irgendeinem anderen der sechs Eigenschaften göttlichen Bewusstseins). *Sabikalpa samadhi* ist die vorübergehende, nicht dauerhafte Einheit. Die Seele hat in diesem Zustand die Freiheit kennengelernt, aber die Erinnerung an die Bindung des Ego ist noch vorhanden und fleht, als wäre sie im Hintergrund einer tiefen Höhle: „Erfreue dich an deinem Selbst eine Zeitlang, wenn du musst, aber, bitte, erinnere dich an mich!"

Wiederholte Trennungen vom Ego sind notwendig, bevor die Seele ihren göttlichen Bewusstseinszustand erhalten kann, selbst nachdem sie vom äußeren Bewusstsein zurückkehrt. An diesem Punkt ist sie sich des Ego nicht mehr in menschlichen Begriffen bewusst, sondern weiß, dass sie eine Manifestation der unendlichen Wirklichkeit ist. In diesem Stadium ist sie schließlich in der Lage, dieses Bewusstsein innerer Freiheit auch zu behalten, wenn sie ihre normalen menschlichen Funktionen in der Welt ausführt. Dies ist letztlich der Zustand von *jivanmukta*, einem Zustand ewiger Freiheit, da die Seele von ihrer Bindung an ihr früheres Bewusstsein des „Ich" und „Mein" befreit ist. Dieses höchste *samadhi* nannte Paramhansa Yogananda *nirbikalpa samadhi*. Andere große Lehrer haben es auf unterschiedliche Weise bezeichnet: *sahaja samadhi*, zum Beispiel: „müheloses Samadhi".

Nirbikalpa samadhi stellt noch keine letztendliche Befreiung dar, da die Seele immer noch nicht von allem vergangenen Karma frei ist. Letzte Befreiung wird erreicht, wenn alle alten Karma-Samen zerstört worden sind. Dieses letzte Stadium der Befreiung wurde von Buddha, von Jesus Christus, Krishna und anderen erreicht, darunter von einigen großen Meistern der Gegenwart. Andere Meister sind nicht weniger im Zustand ihrer Verwirklichung, nur dass sie vielleicht noch etwas Karma tragen, das sie auflösen müssen. Viele solcher Meister, sagte mir mein Guru, behalten ihr altes Karma willentlich, damit sie zurückgehalten werden und ihren Schülern besser helfen können. Denn in diesem Zustand, so erklärte er, macht es nichts aus, ob altes Karma nun noch zerstört wird. Warum sollte man sich hier beeilen, wenn man letztlich das kosmische Bewusstsein bereits erlangt hat? Im *nirbikalpa* gibt es keine Gefahr mehr, dass man die Leiter wieder herunterrutscht, wenn man nostalgisch auf das kleine Selbst hereinfällt. Das Ego existiert nicht mehr. Es gibt nur noch seine erinnerte Wirklichkeit und die vieler Inkarnationen. Lange vergrabene Eindrücke brauchen es vielleicht noch, dass man auch sie als Teile des göttlichen Spiels anerkennt – Gott allein, der die gesamte Folge erträumt hat: Schlachter, Bäcker und Kerzenmacher.

Erst wenn die Seele bis in ihre letzte Bewusstseinsschale davon überzeugt ist, dass sie frei ist, wird die letzte Befreiung erreicht.

Viele Menschen, die ein wenig Ahnung von den indischen Lehren haben, kennen den Terminus *Avatar.* Wenige Menschen jedoch – selbst in Indien – verstehen ihn mehr als nur oberflächlich. *Avatar* bedeutet „göttlicher Abstieg in die materielle Ebene". Ein *Avatar* ist jemand, der – nachdem er die letzte Befreiung erlangt hat – aus Mitgefühl in diese Welt zurückkehrt, um der Menschheit dabei zu helfen, ihre spirituelle Aufgabe zu erfüllen. Ein *Avatar* hat – im Unterschied zu den geringeren Heiligen und Meistern – eine universelle Mission. Er oder sie hat auch die Macht, so viele Seelen zur Freiheit zu bringen, wie zu ihm oder ihr kommen und um Führung und Erleuchtung bitten. Seine Macht ist nicht länger beschreibbar. Wie die Macht Gottes selbst, ist sie unendlich.

Eins-sein ist also das letzte Ziel der Meditation. Lange vor diesem letzten Ziel jedoch erreicht man einen Punkt, an dem Meditation nicht mehr als eine formale Praxis notwendig ist, da jeder Moment des Lebens, jedes Flackern menschlichen Bewusstseins, jedes Atom des eigenen Körpers durchdrungen ist von göttlicher Seligkeit.

Narada und Vishnu

Die indischen heiligen Schriften erzählen dazu eine Geschichte, die auf allegorische Weise die illusionäre Natur der menschlichen Existenz beschreibt.

Der Weise Narada wurde nach vielen Jahren der Meditation mit der Vision Gottes in menschlicher Form als Vishnu gesegnet, dem Erhalter des Universums. Vishnu sagte zu ihm: „Narada, bitte mich um irgendeine Gnade."

Narada antwortete: „Ich sehe so klar, Herr, dass du die einzige Wirklichkeit im Universum bist. Hilf mir die Macht der Täuschung zu verstehen, die die Menschheit schon seit so vielen zahllosen Inkarnationen in der spirituellen Ignoranz festhält."

Vishnu sagte: „Komm mit, Narada, lass uns spazierengehen."

Nachdem sie eine längere Strecke zurückgelegt hatten, kamen sie an eine große, sandige Wüstenei. Als sie diese durchquert hatten, sahen sie in einiger Entfernung schließlich ein Dorf.

„Narada", sagte Vishnu, „ich bin sehr durstig. Würdest du bitte zu diesem Dorf gehen und mir etwas Wasser holen?"

„Sofort, Herr!" Narada ging ins Dorf und klopfte an die Tür des ersten Hauses, das er erreichte. Eine junge Frau öffnete ihm die Tür. Zu seinem großen Erstaunen gab es ein spontanes Wiedererkennen zwischen ihnen. Er betrat das Haus und wurde von der Familie des Mädchens willkommen geheißen. Nach kurzer Zeit schon waren die beiden verheiratet und bauten ein Haus im Dorf.

Narada begann einen kleinen Betrieb aufzubauen. Zwei Kinder wurden geboren. Die Familie war sehr glücklich. Zwölf Jahre vergingen, und ein drittes Kind wurde geboren. Dann, plötzlich, stürmte ein schreckliches Gewitter über das Dorf, das eine Überflutung verursachte. Ihr kleiner Betrieb, ihr Zuhause, all ihr Besitz – alles wurde zerstört. Nur die Familie blieb unverletzt.

Als die Wasserfluten um sie herum noch höher stiegen, sprangen sie alle hinein in dem verzweifelten Versuch, festen Boden zu erreichen. Narada hielt an jeder Hand ein Kind und balancierte das Baby auf der Schulter. Sie kämpften heldenhaft gegen das Wasser, als sein Fuß gegen einen überfluteten Felsen stieß. Er stolperte. Genau in diesem Moment rutschte ihm das Baby von der Schulter und wurde von den wirbelnden Fluten davongetragen. In dem verzweifelten Versuch, das Baby noch zu retten, löste er den Griff von den beiden anderen Kindern und griff nach ihm. In diesem Moment wurden die beiden anderen Kinder auch von der Flutwelle davongetragen. Seine Frau, überwältigt von ihren Gefühlen, verlor den Grund unter ihren Füßen und wurde auch weggeschwemmt.

Alles war verloren! Narada, dessen Herz sank, erlaubte, dass auch er von den Wassermassen davongetragen wurde. Als er in den tobenden Strom gezogen wurde, verlor er das Bewusstsein.

Einige Zeit später – wie lange? Er wusste es nicht – wachte er auf. War er noch am Leben? War er in irgendeiner anderen Welt wach geworden? Er schaute sich um und sah überall in seiner Umgebung ein riesiges Gebiet voll braunem Wasser. Offenbar war er auf festen Untergrund geschwemmt worden. Dann fiel ihm die Größe seines Verlustes ein und er begann leise zu weinen.

Genau da hörte er eine Stimme, die ihn rief. „Narada?“ Aus weit entfernter Zeit schien ihm diese Stimme bekannt vorzukommen. „Narada?“, rief die Stimme erneut. Plötzlich merkte Narada, dass es nicht schlammiges Wasser war, das ihn umgab, sondern endlose Weiten aus braunem Sand. Er schaute auf. Voll Erstaunen bemerkte er, dass Vishnu neben ihm stand. „Narada?“ Vishnu sprach ihn zum dritten Mal an. „Was ist denn mit dir los? Vor einer halben Stunde habe ich dich ausgesandt, um einen Schluck Wasser zu holen Und nun finde ich dich hier, schlafend, im Sand.“

Meditation zum Mondaufgang

Ich habe diese Meditation vor vielen Jahren geschrieben und aufgenommen, mit einer Sitar-Begleitung.[21] Aufgrund der Länge dieser Meditation ist es wahrscheinlich leichter für dich, wenn du sie in einer Aufnahme anhörst.

„Es ist Abend. Beobachte in deinem Geist, wie der Mond über einem unermesslich großen See aufgeht. Kleine Wellen folgen auf andere Wellen, in einem endlosen Kontrapunkt rastloser Rhythmen. Jetzt hier, dann dort – sieh, nun sind ein paar Gipfel dazugekommen! Und all die Wellen schwellen stolz an, und sie werden Wogen. Aber wie sehr fließend ist doch ihr Stolz! Beobachte und schau zu, wie die Wogen sich nach oben bäumen, aber bald nach unten fallen, um demütige Wellentäler zu bilden. In ihrer Auf- und Abwärtsbewegung erzählen uns die Wasser: „Alles ist Wandel.“

Helles Mondlicht tanzt auf dem Wasser. Wie ein lachendes Kind rennt es fröhlich auf einer spielerischen Welle entlang, pausiert atemlos in strahlendem Triumph auf dem Wellengipfel, sinkt dann wieder herab in die Dunkelheit, nur um auf neues Leben, auf einen neuen Anstieg zu warten. Auch hier sagen die flackernden Formen des Mondlichts: „Alles ist Wandel".

Und nun, sieh deinen Geist, wie er enthalten ist in diesen endlosen, dunklen Wassern. Die kleinen Wellen sind deine rastlosen Gedanken – bewusst und unbewusst. Deine Emotionen und Gefühle – tanzend, spielend, sich hoffnungsvoll erhebend oder herabsinkend voll Enttäuschung. Stolz in einem Moment, gedemütigt im nächsten. Und auch hier erzählen dir die Wasser: „Alles ist Wandel."

Aber das Mondlicht darüber, unvollkommen auf der Oberfläche des Wassers gefangen, bleibt immer ruhig, freundlich, unverändert. Dies ist das Licht des Geistes. Wir spiegeln es so flüchtig, so verzerrt, in unserem ruhelosen Geist!

Nun spüre, dass der ruhige Himmel einen einzigen strahlenden Tropfen flüssigen Friedens gebildet hat. Dieser Tropfen fällt und erreicht das Wasser. Kleine Friedenswellen breiten sich in alle Richtungen aus und bringen die tanzenden Rhythmen unserer Gedanken zum Stillstand. Welle auf Welle verbreitet sich der Frieden über dich, bis dann, ganz langsam, dein Geist keine einzige Welle mehr bildet. Weit, weit draußen in der endlosen Nacht – kein bewegtes Zittern mehr, das deine Ruhe stören könnte! Und überall scheint das Mondlicht auf das Wasser, fast so bewegungslos wie der Himmel darüber.

Schau nach oben: Entspanne deinen Geist von seiner wässrigen Schwere. Du bist jetzt der Himmel! Mondstrahlen des Friedens breiten sich ruhig über den Himmel aus, und ihre Stille greift hinein in die Unendlichkeit.

Du hast keine Grenzen. Kein körperliches oder geistiges Gewicht. Kein Grund zur Sorge, zum Kämpfen, zum Wettstreiten. Du bist der endlose Himmel! Mit den kühlen Mondstrahlen deiner Ruhe hast du das Universum hinter dir und hast es zu deinem gemacht. Du und das endlose, göttliche Licht sind endlich eins!

17

Schlüssel zur Meditation

Wie lange solltest du meditieren? Die erste Regel ist: Lass dich nicht davon lenken, was andere tun. Was für sie gut ist, kann möglicherweise für dich überhaupt nicht gut sein. Akzeptiere, dass du in gewisser Weise einzigartig bist. Hier sind einige Grundregeln:

Die Intensität deiner Mühe ist weit wichtiger als die Zeit, die du in der Meditation verbringst.

Meditiere niemals so lange, bis du geistig erschöpft, ausgebrannt oder gelangweilt bist. Hab Freude an dem, was du tust. Hab Freude an jedem Aspekt deines Lebens – was nicht leicht zu erfüllen ist, wenn man über all die einzelnen Aspekte nachdenkt, aber andererseits auch nicht so schwer zu erfüllen ist, wenn du dich darauf konzentrierst, dass du Freude an deinem inneren Selbst haben willst. Wenn du Freude in der Meditation spürst, dann höre auf zu meditieren, wenn die Freude nachlässt. Eine Regel, um richtig zu essen, besagt, dass man vom Essen aufstehen soll, wenn man noch nicht ganz satt ist. Wende diese Regel auch auf die Meditation an. Auf diese Weise wirst du dich immer auf deine nächste Meditationszeit freuen.

Andererseits bemühe dich, wenigstens einmal die Woche ein wenig länger zu meditieren. Vier bis sechs Stunden sogar, das ist nicht übertrieben! Und das einmal die Woche zu tun, wird dich nicht umbringen. Nach und nach wirst du die Gewohnheit verlieren, zu denken, dass du nur kürzere Zeitabschnitte meditieren kannst.

Bei längeren Meditationen, imitiere die Meeresgezeiten der Ebbe und der Flut. Lass Perioden intensiver Konzentration sich mit Perioden abwechseln, bei denen du dich entspannst und nur auf friedliche Weise offen und empfänglich bist. Wie Wellen, die auf das Ufer treffen, wird sich eine hohe Intensität mit niedriger bei langen Meditationen abwechseln, und es kann auch Pausen geben, bei denen überhaupt keine Welle da ist. Bis du dein Körperbewusstsein in das Gottesbewusstsein überführt hast, ist es unwahrscheinlich, dass du in der Lage sein wirst, lange Zeit wirklich tief zu meditieren. Stell dir deine Gedanken als Schmutz vor, der in einem Glas aufgewirbelt worden ist. Hör auf, darin herumzurühren, und er wird sich nach und nach wieder absetzen.

Die größte Schwierigkeit, besonders bei langen Meditationen, besteht in der körperlichen Anspannung. Gib dir ein wenig Extramühe und versuche, deinen ganzen Körper entspannt zu halten, indem du den Entspannungsmethoden folgst, die ich in diesem Buch beschrieben habe.

Als Grundregel schlage ich dir vor, dass du zweimal am Tag wenigstens eine halbe Stunde lang zu meditieren versuchst – am Morgen, wenn du aufgestanden bist, und am Abend, ehe du zu Bett gehst. Eineinhalb Stunden zweimal am Tag ist sogar noch besser. Aber wenn du ein Anfänger beim Meditieren bist, dann könnte mehr als eine Stunde pro Tag schon sehr extrem sein. Es ist besser, nur einige Minuten lang in wirklich tiefer Konzentration zu meditieren als eine ganze Stunde, bei der du nur halb da bist. Aber mir macht es nichts aus, mit dir ein wenig zu verhandeln! Denn obwohl, sagen wir mal, fünf Minuten nicht viel für jemanden sind, der den Geschmack der Meditation für sich entdeckt hat, kann es sich für dich jedoch so anfühlen, als ob du mehr wirklich nicht erübrigen könntest. Dann sei es drum! Denke dir die Meditation, wenn es dir gefällt, als eine Art täglicher, geistiger Hygiene. Du putzt dir die Zähne, du badest und bürstest dir jeden Tag deine Haare. Warum also nicht weitere fünf Minuten zu diesem Ablauf hinzufügen und meditieren?

Das Meditieren wird dir im Laufe der Zeit Spaß machen. Dann wirst du entdecken, dass du länger meditierst, und zwar, weil du es möchtest, und nicht, weil jemand dich damit nervt, dass du es tun sollst. Aber wenn du glaubst, dass du zu beschäftigt bist, dann denke doch einmal über Folgendes nach: Du findest doch immer die Zeit, etwas zu tun, was dir Spaß macht, nicht wahr? Nach und nach wirst du dich wundern, wie du jemals ohne das tägliche Meditieren ausgekommen bist. Und die Antwort darauf heißt, natürlich: Bist du nicht! Was du getan hast, war eben eigentlich kein richtiges Leben.

Sei natürlich in deinen Bemühungen. Renne langsam, wie das Sprichwort sagt. Strenge dich nicht an zu meditieren, wenn du gerade voll damit beschäftigt bist, etwas anderes zu tun.

Aber höre andererseits aber auch nicht mit der Entschuldigung auf zu meditieren, dass du eben andere Dinge zu tun hast. Denke daran, es gibt nur eine Richtung, die auf Dauer Sinn macht: die in Richtung auf dein Selbst, zum Gottesbewusstsein. Kein Ersatz wird dir das jemals verschaffen können, das hat noch nie bei jemandem geklappt. Keine Verabredung ist wichtiger als die Verabredung – nein, nicht mit dem Tod –, sondern mit dem Leben!

Sei *ein wenig* streng mit dir. Erfolg stellt sich nicht bei Menschen ein, die es niemals auch nur versuchen. Versuche im Kopf zu behalten, dass Spannung kontraproduktiv ist. In der Meditation konzentriere dich am Anfang darauf, dich zu entspannen.

Erinnere dich auch an Folgendes: Je mehr du meditierst, desto mehr wirst du meditieren wollen, aber je weniger du meditierst, desto weniger Spaß wirst du daran haben.

Und noch eine Regel: Sobald du dich zur Meditation hinsetzt, fang wirklich damit an. Daddele nicht herum, so, als ob du dir sagen würdest: „Oh, ich habe doch eine halbe Stunde – warum soll ich mich jetzt hier so beeilen?"

Sei regelmäßig in deinen Stunden und Praktiken der Meditation. Wenn ich das sage, erinnert mich das an eine Schreibmaschine, die ich kaufte, als ich 17 war. Zu der Zeit kaufte ich auch ein Lehrbuch, das mir erklärte, wie ich das Zehnfingersystem lernen konnte. Eine Woche lang oder so praktizierte ich die Übungen in dem Lehrbuch gewissenhaft und meisterte das System bis zu einem Punkt, an dem ich schließlich lernte, ziemlich schnell zu tippen. An diesem Punkt war ich so heiß darauf, endlich das Zehnfingersystem einzusetzen, dass ich die Übungen für die Zahlen übersprang. „Ich werde sie schon lernen", sagte ich mir, „wenn ich weitermache." Die Folge: Heute, mehr als 50 Jahre später, muss ich immer noch die Zahlentasten anschauen, wenn ich sie benutzen will.

Also, seid gewissenhaft bei euren Übungen. Sagt euch nicht, dass sie sich schon eines Tages zurechtlaufen werden, wie durch einen Prozess geistiger Osmose.

Es ist eine gute Praxis, immer zur selben Stunde am Tag zu meditieren. Routine konditioniert den Geist. Du wirst merken, dass du selbst anfangen *willst* zu meditieren, wenn diese Stunde wieder kommt. Es wird dann viel einfacher für dich sein, alle Ablenkungen beiseitezuschieben.

Bleib am besten bei deinem Ablauf und halte daran so gut fest, wie du kannst. Um deinen Ablauf festzulegen, sind hier ein paar Vorschläge:

1. Mache die Energetisierungsübungen aus Kapitel 10. Wenn du das gesamte Übungssystem auswendig kannst, dann übe es täglich – entweder vor oder nach der Meditation (Paramhansa Yogananda empfahl, es vorher zu üben).

2. Sobald du dich zum Meditieren hingesetzt hast, bete um Tiefe und Führung in deiner Meditation. Bete auch um Frieden für die gesamte Menschheit. Grenze niemanden aus deinem Gebet aus – schließe alle in deiner göttlichen Liebe ein.

3. Chante und wiederhole Affirmationen, je nach deiner persönlichen Vorliebe.

4. Spanne deinen ganzen Körper an und entspanne ihn wieder, zwei- bis dreimal. Atme ein, bevor du ihn anspannst, und atme aus vor der Entspannung. Diese Übung wird dir helfen, dich geistig zu entspannen, ebenso auch körperlich.

5. Dehne dein Bewusstsein aus, indem du eine der Visualisationsübungen in diesem Buch machst.

6. Praktiziere das *navi kriya*.

7. Praktiziere Hong-So eine gewisse Zeitlang – nicht weniger als eine halbe Stunde, wenn das möglich ist.

8. Nachdem du die Techniken geübt hast, und wenigstens ein Viertel deiner gesamten Meditationszeit, übe Andacht oder lausche auf die inneren Klänge oder hebe die Energie aus dem Herzzentrum an zum Punkt zwischen den Augenbrauen. Übe erneut eine der Visualisationstechniken.

„Wir entwickeln unsere Intuition", sagte Paramhansa Yogananda, „indem wir die friedlichen Folgen der Meditationstechniken verlängern."

Schalte nach der Meditation deine geistige Gangschaltung nicht zu schnell hoch, indem du dich überhastet in äußere Aktivitäten stürzt. Versuche, den meditativen Frieden in alles zu tragen, was du tust. Um diese Gewohnheit zu entwickeln, könnte es hilfreich für dich sein, mit solchen Aktivitäten zu beginnen, die deinen Geist nicht allzu sehr beanspruchen. Während du sie verrichtest, chante innerlich weiter zu Gott.

Die Gehmeditation ist zudem eine ausgezeichnete Praxis, um die Lücke zwischen der meditativen Praxis und äußeren Tätigkeiten zu füllen. Wenn du keine Zeit hast, um nach der Meditation langsam und ruhig zu gehen, versuche wenigstens, die Dinge, die du tust, eine Zeitlang langsamer zu machen und bewusst Frieden und Energie in deine Muskeln und Körperbewegungen zu bringen.

Als Fokus für deine Andacht könntest du es hilfreich finden, einen Altar an deinem Meditationsplatz zu errichten. Stelle auch Fotos auf den Altar, wenn du magst, von Heiligen oder Bilder von Gott oder von unendlichem Licht und Raum. (Du könntest sogar Fotos von Sternen oder Galaxien hilfreich finden, da sie dich an die Größe des Weltraums erinnern).

Eine weitere hilfreiche Praxis – wenn sie dir gefällt – besteht darin, dass du ein wenig Räucherwerk als ein andächtiges Opfer verbrennst. Der Geruchssinn ist eng verbunden mit dem Gedächtnis. Du könntest dich beispielsweise an eine Episode deiner Kinderzeit erinnern, wenn du etwas vorbeifließenden Duft riechst, und so damit verbundene Erinnerungen wecken. Räucherwerk, wenn man es regelmäßig in der Meditation verwendet, will dir helfen, meditative Gedankenverbindungen in dir zu erzeugen, und dich damit schneller zu einer inneren Ruhe bringen.

Allgemein gesagt ist es am besten, an ruhigen Orten zu meditieren und an stillen Zeiten des Tages. Es ist auch gut, wenn du gelegentlich übst, deinen Geist zu disziplinieren. Lass es ihm nicht nur gutgehen. Das bedeutet, du könntest auch überlegen, ob du als Mittel zur geistigen Disziplin einmal an einem besonders lauten Ort meditieren willst. Setze dich nicht dahin, wo Menschen dich sehen und sich wundern, was du da tust. Oder wenn der Ort schon öffentlich ist, sitze nicht so, dass du Aufmerksamkeit auf dich ziehst. In diesem Fall könntest du üben, mit offenen Augen dazusitzen.

Ein Weg, wie man in der Öffentlichkeit praktisch unsichtbar wird, ist, den Gedanken nach außen zu senden: „Ich bin nicht da!“ Schicke keine geistigen Ranken in deine Umgebung. Stattdessen schicke eine Schwingung des Nichtdaseins nach außen – etwas wie das Prinzip der modernen geräuschunterdrückenden Technologie, bei der Schallwellen durch projizierte Klänge mit einem entgegengesetzten Wellenmuster aufgehoben werden. Lösche „Menschen-Bewusstsein“ aus deinem Geist. Du wirst überrascht sein, in welch geringem Ausmaß Menschen dich überhaupt bemerken. Sehr wahrscheinlich werden sie dich überhaupt nicht wahrnehmen: Das bedeutet, sie sehen dich wahrscheinlich, aber sie werden dich nicht bemerken.

Warte nach einem opulenten Mahl zwei bis drei Stunden, bevor du zu meditieren beginnst. Wenn dieser Aufschub unmöglich ist oder unpraktisch, dann mach dir einfach keine Sorgen darüber.

Hindernisse, die unvermeidlich sind, sollten willkommen geheißen werden: Sie können dir helfen, deine Willenskraft zu stärken.

Sei dir immer mehr bewusst, dass du in einer Welt lebst, die aus Energie und Schwingungen besteht. Erinnere dich daran, dass du nicht dein Körper bist. Du bist funktionierendes Bewusstsein, das durch Energie deinen Körper beseelt.

Vor allem aber, sei glücklich in deiner Meditation! Wenn du Frieden erfahren willst, dann meditiere friedlich. Wenn du Liebe erfahren willst, biete in der Meditation als Erstes Liebe an. Es ist nicht so, dass überbewusste Zustände durch die richtigen Haltungen hervorgerufen werden. Sie erscheinen auch nicht auf Befehl, wenn man ihnen bewusst befiehlt zu erscheinen, sie sind vielmehr die Früchte rechter Meditation. Dennoch kannst du dich darauf vorbereiten, dass solche Erfahrungen vorkommen, indem du dich auf die richtige „Wellenlänge“ bringst, anstatt an einer „wissenschaftlichen Objektivität“ bezüglich gegensätzlicher Bewusstseinszustände festzuhalten.

Es gibt Meditationstechniken, die ich in dieses Buch hätte aufnehmen können. Es gibt jedoch Einschränkungen, die ich ehren muss und die verbieten, dass man diese Techniken zu öffentlich macht. Ich freue mich, dass ich so viel von der Lehre mitteilen darf, wie es möglich ist, aber was bestimmte andere Techniken angeht, muss ich damit zufrieden sein, dass es in deinem Bedürfnis eine tiefe Ernsthaftigkeit gibt. Je mehr ich gebeten werde, desto mehr werde ich auch in der Lage sein zu geben. Und wo meine eigene Fähigkeit nicht ausreicht, da gibt es große Meister hinter mir, deren Macht weit größer ist als meine eigene. Aber die Bitte darum muss die richtige sein.

Für den ernsthaft Suchenden ist eine Initiation von großer Wichtigkeit. Wenn du diese Lehren mehr in der Tiefe erkunden willst, lade ich dich ein, an das „Expanding Light“ zu schreiben. Wenn du aber zufrieden bist mit dem, was in diesen Seiten enthalten ist, dann bin ich auch zufrieden.

Der Pfad, auf den Gott dich zieht, ist eine heilige Angelegenheit. Er besteht zwischen dir und Ihm. Für diejenigen, die irgendeinem Pfad folgen, sollte es niemals einen Geist der Konkurrenz geben, sondern nur gegenseitige Wertschätzung. Ich werde niemals versuchen, dich in diesen Angelegenheiten zu beeinflussen. Mein Verlangen in dieser Hinsicht ist einfach dies: dass du dein eigenes Selbst in deinem Inneren findest.

Meditationsübung: Lichtausdehnung

Sitze aufrecht. Sitze ganz still. Spüre, dass um deinen Körper herum eine Unendlichkeit dunklen Raumes ist. Lausche aufmerksam: Lausche auf die flüsternde Stille!

Aus der Stille heraus wurde der Klang geboren. Aus der Dunkelheit heraus entstand das Licht. Aus dem Licht heraus zogen Sonnen und Galaxien ihre Masse. Licht, nicht Form, ist die Wahrheit, die das Universum durchdringt.

Umgib deinen Körper nun mit einem Schein aus blauem Licht – sanft, wohltuend – ein leuchtender Frieden. Licht kommt zu dir herein, es durchdringt die Poren deiner Haut, Raum liegt nicht länger außerhalb von dir: Er macht dich zu seinem eigenen. Er greift tief in deine Muskeln, in deine Knochen. Das Gefühl von Schwere ist von dir genommen worden. Du bist aus reinem Licht gemacht.

Wie das grenzenlose Himmelsgewölbe beginnt das Licht nun zu wachsen. Scheinende Freiheit – mach sie zu deiner eigenen! Licht und Freude durchdringen die Luft hier im Zimmer. Die Menschen, die nahegelegenen Objekte – all sie sind in der Friedlichkeit des blauen Lichts und der Freude eins mit dir.

Schau: Das Licht umgibt das Haus, in dem du lebst. Es greift auch bis zu deinen Nachbarn – bis in deine Stadt. Wie ein sich entfaltendes Segel, immer weiter. Das Licht wächst.

Es wird so groß wie dein Land – wie dein Kontinent – wie die Welt! Die ganze Welt sonnt sich im friedlichen Strahlen deiner Freude.

Ganz sanft löse jetzt dein Licht von den Begrenzungen dieser Welt. Nimm wahr, dass Lichtstrahlen in die Begrenzungen des Sonnensystems hinausströmen – und weiter zu entfernten Sternen, bis an den Rand unserer Galaxis. Und zuletzt bis zu zahllosen Galaxien in unendlich weit entferntem Raum, wo ihre Sterne, wie winzige Lichter einer weit entfernten Stadt, freundlich in der unendlichen Weite deines Seins funkeln.

Gottes Licht und du, ihr seid eins! Gottes Freude und du, ihr seid eins. Oh, Strahl des Unendlichen! Du bist nicht nur in diesem kleinen Körper – du bist mehr – viel mehr. Grenzenlos! Ewig! Und alle Atome der Schöpfung kommen zusammen wie durstige Kinder, um von diesem Wasser zu trinken, um im Brunnenwasser deines unerschöpflichen Friedens zu spielen!

Teil III

Leben im Gottesbewusstsein

18

Intuitive Führung

Du wirst das Gottesbewusstsein schneller erreichen, wenn du danach strebst, dich mit ihm auch bei deinen alltäglichen Handlungen in Einklang zu bringen und nicht nur in der Meditation. Je mehr du danach strebst, dich von der Intuition leiten zu lassen, die ein Aspekt des Gottesbewusstseins ist, desto größeren Erfolg wirst du bei jeder Unternehmung haben. Denn der rationale Verstand kann nur wahrscheinliche Lösungen anbieten. Die Intuition dagegen, die im Gottesbewusstsein verankert ist, wird dir klare Antworten schenken.

Aus der Perspektive des Gottesbewusstseins heraus ist das ganze Leben eine Einheit. Aus einer rationalen Perspektive heraus ist das Leben eine Uneinigkeit – ein irreführendes Puzzlespiel, das oft aus vielen Teilen besteht, die niemals zusammengehören können.

Durch die ständige Zunahme des Informationsflusses, mit dem wir es heute zu tun haben, ist Wissen so komplex geworden, dass niemand wirklich weiß, wie man es verarbeiten soll. Selbst mit solchen Helfern wie Computern und Datenbänken sind Menschen überwältigt von all den neuen Fakten, mit denen sie ständig bombardiert werden. Sie fragen sich, wie sie die Kontrolle über ihr Leben bewahren können, wenn der reine Informationsfluss ihre kleinen Boote schon in einen Whirlpool fegt.

Sie verlieren schnell ihre moralischen Überzeugungen aus dem Blick und glauben nicht länger ernsthaft daran, dass so etwas wie Weisheit überhaupt existiert.

Der griechische Philosoph Zeno stellte ein interessantes Paradox vor, das, ob er das nun so beabsichtigte oder nicht, die Unzulänglichkeit der Logik illustriert.

Der Flug eines Pfeils, so sagte er, an irgendeinem Punkt seiner Reise betrachtet, scheint unbeweglich zu sein. Da der Flug eines Pfeils aus unzähligen solcher Punkte besteht, von denen jeder unbeweglich scheint, sei jede Bewegung nur Illusion.

Zenos Irrtum bestand natürlich darin, dass er versuchte, diese Bewegung zu analysieren, statt sie als Phänomen als solches zu erkennen. Diese Analyse aber verlangt Trennung und Kategorisierung. Sie verlangt, dass das, was sie als unbeweglich erkennt, weiter untersucht werden muss. Logik ist wie ein Wachtposten, der das Leben beherrscht: „Steh und übermittle!"

Ein Problem mit der Logik liegt darin, dass, wenn die Voraussetzung falsch ist, die Schlussfolgerung ebenso falsch sein wird. Zenos Voraussetzung war, dass diese vorgestellten Punkte unbeweglich seien. Er stellte sie sich auf diese Art und Weise vor, da es nun einmal der Weg der Logik ist, Wirklichkeit in unbewegliche Einzelteile „einzufrieren".

Die Griechen waren, soweit wir wissen, die Ersten unserer westlichen Rasse von Rationalisten. Zeno kann natürlich auch nur die Absurdität aufgezeigt haben, mit der man versucht, Dinge zu verstehen, indem man sie als zahlreiche, nichtfunktionsfähige Teile sieht – indem man also Bewegung zur Bewegungslosigkeit analysiert und lebendige Formen zu leblosen, aber kontrollierbaren „Ausstellungsstücken" einfriert. Hierin liegt auch die Schwäche der Logik. Der Intellekt mit seiner Tendenz zum Analysieren ist natürlicherweise mehr mit statischen als mit lebendigen Wirklichkeiten verbunden. Die Logik hat es schwer, überall Einheit zu sehen – das Leben als einen Fluss zu sehen, beispielsweise, und das Universum als lebendig und bewusst. Der Intellekt, der sich nur mit Fakten und Definitionen beschäftigt, kann die Wahrheit, dass das physikalische Universum nur die äußere Hülle des Lebens und des Bewusstseins ist, nicht erfassen.

Aber der Intellekt hat auch eine wertvolle Funktion. Eine vereinigende Sicht auf das Leben, gezügelt, aber nicht motiviert durch den Intellekt, ist das Geheimnis der Schöpfungskraft. Kreativität, wie das Leben selbst, kommt mit einer fließenden Bewusstheit. Sie kann aber nur durch Intelligenz kanalisiert werden. Das ist der Grund, weshalb kreative Menschen, die sich zu wenig auf den Intellekt verlassen, oft nicht geübt darin sind, ihre eigenen Arbeiten oder Kunst im allgemeinen zu analysieren. Professionelle Kritiker andererseits, die sich zu sehr auf den Intellekt verlassen, sind oft selbst nicht sehr kreativ. Für Kreativität in ihrer höchsten Form ist ein Gleichgewicht zwischen Intellekt und Intuition notwendig.

Gottesbewusst zu leben bedeutet, unsere Fähigkeiten in jedem Bereich des Lebens zu maximieren. Denn der rationale Verstand, der seinen Fokus auf die Unterschiede richtet, ist im Kern problemorientiert. Das Gottesbewusstsein mit seinem weiteren, eher vereinigenden Blick ist lösungsorientiert.

Der Einheitsblick wird von der Natur auf objektive Weise unterstützt. Jedes natürliche Problem besitzt eine korrespondierende Lösung. Amerikanische Ureinwohner behaupten, dass überall dort, wo eine Giftpflanze wächst, auch ein Gegengift steht – und oft nicht einmal weit weg.

In Indien wurde mir gesagt, dass es im Schwanz einer Kobra ein Gegengift zum Gift dieser Schlange gibt. Das ist sicher kein Heilmittel, das ich unbedingt ausprobieren würde, aber mein Informant behauptete, dass ein Mensch, der von einer Kobra gebissen wird, fest in den Schwanz einer Kobra beißen und das Gegengift heraussaugen sollte. Diese Behauptung, möge sie nun richtig sein oder nicht, basiert ganz sicher auf einem gültigen Prinzip.

Leben im Gottesbewusstsein bedeutet, dem eigenen Leben zu vertrauen, und darauf, dass es in Richtung auf eine höhere Weisheit fließt. Das Gottesbewusstsein arrangiert Dinge in einer Art und Weise, die wir uns niemals vorstellen können.

Ich habe bei zahllosen Gelegenheiten gesehen, wie dieses Prinzip arbeitet. Es hat immer viel besser funktioniert als jede Lösung, die ich mir hätte ausdenken können.

Vor Jahren flog ich von Neu Delhi nach Kalkutta. Freunde von mir hatten mir versprochen, dass sie mich am Dum-Dum-Flughafen treffen wollten, aber wie es nun sein sollte, flogen wir wegen einer großen Verkehrsdichte zu spät ab und kamen deshalb auch sehr viel später an. In der Zwischenzeit, und weil ich nicht wusste, was ich tun sollte, stand ich einen Moment ganz still da und fragte die Göttliche Mutter: „Was brauchst Du von mir?“

Nun, ich sollte vielleicht erwähnen, dass mein einziges Bedauern, nach Kalkutta fliegen zu müssen, darin bestand, dass ich nicht in der Lage gewesen war, die Adresse eines Freundes von mir, eines Dr. Mishra, herauszufinden, den ich in Amerika gut gekannt hatte, wo er seine Doktorarbeit geschrieben hatte. Er war nämlich seither längst wieder nach Indien zurückgekehrt und lebte in Bhubaneswar, das 300 bis 400 Kilometer südlich von Kalkutta liegt. Ich hatte gehofft, ihn diesmal während meines Indienaufenthaltes zu treffen, aber nun schien es unmöglich zu sein, das zu schaffen.

Als ich also so dastand und mein Gebet an Gott richtete, geschah plötzlich etwas Unerwartetes. Ein indischer Gentleman, der auf dem Weg durch die Menge zum Ausgang war, hielt plötzlich an und inspizierte mich genau. Dann sprach er mich an und sprach dabei in der Art, wie Inder dies tun: „Bitte entschuldigen Sie, mein Herr, aber wie heißen Sie?“ Überrascht von der Frage, antwortete ich. „Ah!“, antwortete er erfreut. „Ich dachte mir schon, dass Sie das sein müssten. Ich habe Sie auf einem Foto gesehen und wiedererkannt. Ein guter Freund von mir, Dr. Mishra, zeigte mir dieses Foto, als er aus Amerika zurückgekommen war.“

„Dr. Mishara!“, rief ich erstaunt aus. „Wenn es der Dr. Mishra ist, den ich meine, dann lebt er in Bhubaneswar.“ – „Ja, genau, von dem spreche ich auch. Wie schon gesagt, ich habe Sie auf dem Foto gesehen und wiedererkannt, das er von Ihnen gemacht hatte.“ – „Das ist ja erstaunlich – ich hatte so gehofft, ihn einmal wiederzusehen. Würden Sie so freundlich sein und mir seine Adresse geben?“ – „Es gibt aber gar keinen Grund, nach Bubaneswar zu fahren“, antwortete der Gentleman. „Dr. Mishra besucht gerade Kalkutta. Ich bin hierher geflogen, weil ich ihn hier treffen wollte. Ich kann Sie sofort zu ihm bringen.“

Und so war ich in der Lage, meinen Freund zu sehen, der mich auch noch für die Nacht bei sich unterbrachte. (Ein glücklicher Extrabonus, wie sich herausstellte. Denn ich erfuhr später, dass alle Hotels in jener Nacht ausgebucht waren).

Meine anderen Freunde, die ich vergeblich vom Flughafen aus zu kontaktieren versucht hatte, kamen lange nach meiner Abreise an. Wir trafen uns später wieder, und mein ursprüngliches Programm konnte bald wieder „normal" weiterlaufen.

Nun stell dir einmal vor, was geschehen wäre, wenn ich reagiert hätte, wie es die meisten Menschen in einer solchen Situation getan hätten. Sie wären hin- und hergeeilt, hätten überall herumgefragt, hätten herumtelefoniert und insgesamt ein Maximum an Verwirrung erzeugt. Dann wären sie vermutlich mit dem Taxi umhergefahren und hätten alle ausgebuchten Hotels abgefahren. Meine kurze Pause, bei der ich die Sache in Gottes Hände gelegt hatte, löste das gesamte Problem.

Ich kann mir jetzt vorstellen, wie dein analytischer Verstand dagegen argumentiert: „Nun, was wäre passiert, wenn dieser Mann nicht dagewesen wäre? Es war doch Zufall, dass er gerade zu diesem Zeitpunkt in Kalkutta ankam und dass er dich dann gesehen hat. Sein Zeitplan war doch ganz anders als deiner und hatte nichts damit zu tun, dass er dich treffen wollte." Meine Antwort hierauf würde lauten, dass etwas anderes geschehen wäre, wenn der Mann nicht zufällig vorbeigekommen wäre. Und selbst wenn nichts geschehen wäre – ich selbst wäre in einem besseren Bewusstseinszustand gewesen, um die Situation zu retten, viel besser jedenfalls, als wenn ich mich den Sorgen und der Verzweiflung hingegeben hätte.

Ich habe in meinem Leben gelernt, dass die Dinge sich grundsätzlich zum Besten entwickeln, wenn man sie vertrauensvoll in Gottes Hände legt. Manchmal ist alles, was man davon hat, dass man so ruhig wird, dass man das Beste aus einer Situation macht, die ansonsten schlimm ausgegangen wäre. Das geschieht, weil viele Lebensprobleme dadurch gelöst werden können, dass man sie einfach aus einem anderen Blickwinkel betrachtet. Oft jedoch ist die Veränderung auch real. Ereignisse entwickeln sich so erstaunlich gut, dass Menschen sie später als Wunder bezeichnen. Und dennoch ist es nicht wirklich eine Sache von Wundern. Es ist einfach so, dass das Gottesbewusstsein eben so arbeitet: Es bringt Dinge zusammen. Es löst Schwierigkeiten auf. Es bietet praktische Lösungen an, wo der rationale Verstand nichts als Probleme erkennt.

Wo Menschen Uneinigkeit sehen, erkennt der gottesbewusste Geist das Einssein in allem. Für das Gottesbewusstsein ist alles mit allem verbunden. Nicht bezogen, sondern verbunden. Du musst nicht im Gottesbewusstsein sein, um gottesbewusst zu denken. Du brauchst nicht mehr zu tun, als deinen Verstand so zu trainieren, dass er dein Denken in einen gottesbewussten Wahrnehmungsmodus versetzt.

Denke einfach vereinigender, weniger analytisch. Konzentriere dich darauf, die Beziehungen zwischen Dingen zu finden, kümmere dich nicht so langatmig um die Unterschiede. Erkenne andere als dein eigenes größeres Selbst. Sie sind dir nicht fremd. Sieh sie wie einen Freund, selbst wenn sie äußerlich wie Fremde erscheinen mögen.

Vor Jahren erhielt ich einmal eine wunderschöne Demonstration der praktischen Vorteile einer verbindenden Haltung. Ich war in Paris und zufällig war es da gerade mein Geburtstag. Ich wollte gerne in ein Konzert gehen und mir das selbst zum Geburtstag schenken.

Ich kam in der Kirche an, wo das Konzert stattfinden sollte, sah aber, dass beinahe 50 Menschen von einem Beamten zurückgeschickt wurden, mit der Erklärung, dass es keinen Platz mehr gebe.

„Mai c'est mon anniversaire!", rief ich laut („Das ist aber doch mein Geburtstag!") Ich konnte gar nicht glauben, dass ich bei dieser besonderen Gelegenheit so enttäuscht werden sollte. „Alors, monsieur, bon anniversaire! Entrez, s'il vous plait", erwiderte er („Nun, in diesem Fall, mein Herr, herzlichen Glückwunsch, kommen Sie herein."). Und er öffnete mir die Tür.

Die Hauptsitzreihen waren vollständig besetzt, deshalb gab man mir einen Platz auf einem Klappstuhl hinter dem Altar, wo eine Handvoll anderer Zuhörer schon saßen. Wir saßen mit dem Gesicht zum Zuschauerraum, auf der anderen Seite des Orchesters – es waren etwa 700 Menschen.

Es war ein Ereignis voller Freude. Zusätzlich zu der Schönheit der Musik spürte ich ein Gefühl der starken Liebe zu jedem der Anwesenden.

Später, in der Métro (der französischen U-Bahn) kam eine alte Frau auf mich zu. „Erinnern Sie sich an mich?“, fragte sie. „Nein“, sagte ich bedauernd, „ich erinnere mich nicht“. Sie rief überrascht: „Aber ich war doch heute Abend im Publikum in der Kirche!“ Hätte ich sie in dem Gedränge erkennen sollen? Auf irgendeine Weise spürte sie eine Verbindung zu mir. Sie sprach weiter und vertraute mir ein Problem an, das sie mit ihrer Tochter hatte – so, als wäre ich ein naher Freund der Familie.

Seht überall die Einheit, und das Universum selbst wird dir freundlich antworten. Sei lösungsorientiert, wie ich gesagt habe, nicht problemorientiert. Um das zu tun, nähere dich deinen Problemen voller Vertrauen, dass ihre Lösung schon da ist, und nur darauf wartet, dass man sie entdeckt. Der Intellekt wird versuchen, dich zu entmutigen, wenn du daran glaubst, und wird dir zuflüstern: „Achtung! Gesunder Menschenverstand!“ Aber ich habe herausgefunden, dass ein starker Glaube bessere Ergebnisse bringt als all das, was ich mir hätte vorstellen können.

Besonders notwendig dafür ist, dass man seinem Glauben die motivierende Macht der Willenskraft und Energie verleihen muss. Energie erzeugt Magnetismus, der wiederum die Inspiration anzieht.

Können wir denn Inspiration willentlich anziehen? Ja, natürlich! Starke Energie, die von Vertrauen angetrieben wird (die ihre Wurzeln im Glauben hat und kein Ego-Vertrauen sein darf), kann Inspiration anziehen, ebenso wie Gelegenheiten, Problemlösungen – alles.

Das ist ein schwieriger Punkt, den ich noch erklären muss, damit auch andere ihn verstehen. Zum Beispiel geht es darum, dass man nichts persönlich für sich will, sondern darum, etwas zu wollen, weil es *richtig* ist. Es ist wichtig, so sehr wie möglich eine Motivation aus dem Ego heraus auszuschließen. Es ist auch wesentlich, dass der Glaube keine Entschuldigung für Verantwortungslosigkeit werden darf. Im Gottesbewusstein zu leben bedeutet, mit dem überbewussten Fluss zusammenzuarbeiten, nicht, zu erwarten, dass der Fluss alles für dich tut.

Es ist eine Frage der Energie in Zusammenarbeit mit dem Glauben. Du musst vollständig auf alles konzentriert sein, was du tust, ohne dich selbst dabei als den Handelnden zu sehen.

Viele höchst kreative Menschen erheben sich zu ihren Höhen der Kreativität und merken dann, dass es unmöglich ist, noch weiter aufzusteigen. Warum? Viele von ihnen fangen an einem bestimmten Punkt an, ihre Kreativität zu verlieren. Warum? Mir kommt es so vor, als ob der Verlust immer einem Anstieg des Egoismus folgt. Ihr Denken: „Ich tue es alles selbst" blockiert den Energiefluss zum Gottesbewusstsein, aus dem heraus sie ihre höchste Inspiration empfangen haben. Die Energie, die dann am Sitz des Ego in der Medulla blockiert ist, kann so nicht mehr weiter aufwärts zum Sitz des Gottesbewusstseins am Spirituellen Auge fließen.

Eine Anzahl von Künstlern, Komponisten und anderer kreativer Menschen sind sogar geistig krank geworden – ausreichend viele, dass man allgemein sagt, nur eine dünne Linie trenne Genie vom Wahnsinn. Interessanterweise scheint dies vor der Romantik nicht so häufig der Fall gewesen zu sein. Mit dem Beginn der Romantik fing man an, kreative Künstler – vielleicht als Reaktion auf die „Seelenlosigkeit" der industriellen Revolution – für ihre „erlesene" Sensitivität zu loben.

Schau doch mal ins 19. Jahrhundert. Warum haben wohl so viele Künstler – Hugo Wolf, Nietzsche, van Gogh, Skrjabin und viele andere – ihre geistige Gesundheit verloren? Viele andere, die man nicht ausgesprochen geisteskrank nennen konnte, zeigten dennoch allen Anschein geistiger Instabilität. Solche Störungen scheinen vorher nicht so sehr verbreitet gewesen zu sein, als der künstlerischen Kreativität nicht so gehuldigt wurde. Es ist so, als ob die hohe Energie, die benötigt wird, um ein Meisterwerk zu erschaffen, zu einer Störung im Gehirn führt, wenn diese Energie dadurch blockiert wird, dass der Künstler seine eigene Bedeutung im künstlerischen Prozess überbetont.

Wenn du etwas künstlerisch erschaffst oder wenn du irgendwo Hilfe suchst für etwas, was du tun willst, dann entspanne dein Bewusstsein in der Medulla, sodass du nicht mehr meinst, du seiest der persönlich Handelnde, und lenke stattdessen den Energiefluss zum Punkt zwischen den Augenbrauen. Halte deine Gedanken erhoben, während du arbeitest. Nimm keine anfängliche Inspiration an, sondern übernimm den Ball von deiner Höheren Führung und laufe damit selbständig weiter.

Die Melodie vieler Songs beispielsweise fängt mit einer wundervollen ersten Zeile an und verliert dann häufig schnell die Inspiration. Solch ein Song kann sogar berühmt werden, aber nur deswegen, weil die erste Zeile so stark ist. Wie schön hätte der Song noch werden können, wenn der Komponist nicht versucht hätte, den Rest der Melodie aus seinem Verstand heraus zu erschaffen, und wenn er stattdessen damit weitergemacht hätte, seine Energie im Gottesbewusstsein zu halten, um noch weitere Führung zu bekommen.

Lass dich die Mühen, die es kostet, sich mit der Funktionsweise einer künstlerischen Tätigkeit herumzuschlagen, nicht dazu bringen, dass du deinen Griff zum Gottesbewusstsein lockerst.

Wie man sich in die Höhere Führung einloggt:

Wann immer du eine besondere Führung brauchst, aber zufällig gerade keine vorbeikommt, versuche es mit folgenden Vorschlägen:

1) Bitte um Führung aus dem Gottesbewusstsein am Spirituellen Auge.

2) Warte auf eine Antwort aus deinem Herzzentrum. Sei vollständig neutral dabei. Lass deine persönlichen Vorlieben und Abneigungen diesen Prozess nicht beeinträchtigen. Bete: „Dein Wille geschehe, nicht meiner."

3) Wenn keine Führung kommt, dann schlage unterschiedliche alternative Lösungen am Spirituellen Auge vor. Achte darauf, ob du für eine von ihnen im Herzzentrum eine besondere Unterstützung bekommst.

4) Führung kommt manchmal erst, wenn eine Idee dadurch konkret gemacht worden ist, dass man sie in Gang setzt. Wenn du demzufolge während deiner

Meditation keine Antwort bekommst, handle auf irgendeine Weise, die dir vernünftig erscheint, aber lausche weiter auf die Führung im Herzzentrum. Zu einem bestimmten Zeitpunkt, wenn deine Ausrichtung richtig ist, wirst du die Unterstützung spüren, die du suchst. Aber wenn deine Ausrichtung falsch war, dann wirst du irgendwann wirklich *spüren*, dass sie falsch war. Versuche in diesem Fall etwas anderes, bis die Unterstützung fühlbar wird.
Dich zu weigern zu handeln, ehe du keine innere Führung spürst, ist nur dann gut, wenn du gleichzeitig dein Energieniveau und deine Erwartung hochhalten kannst. Denn es ist die höhere Energie und die hohe Erwartung, die Führung anziehen. Wenn du handeln musst, weil du keine andere Möglichkeit hast, dein Energieniveau aufrechtzuerhalten, dann tue dies. Manchmal ist es besser zu handeln, selbst wenn es falsch ist, als einfach nichts zu tun.

5. Selbst wenn du innere Führung erhältst, nutze sie niemals aus. Diese Führung kann dir, bildlich gesprochen, sagen, dass du in nördlicher Richtung gehen sollst, aber wenn du dann aufhörst, auf sie zu hören, dann überhörst du vielleicht, wenn sie dir an der nächsten Ecke sagt, dass du dich nach Osten wenden sollst.

6. Ein Problem ist oft schon zur Hälfte gelöst, wenn es einmal ganz klar formuliert wird. Wenn du darum Führung suchst, mach dir ein klares geistiges Bild von dem, was du brauchst. Dann halte dieses Bild und sende es nach oben zum Gottesbewusstsein am Punkt zwischen den Augenbrauen. Menschen kämpfen oft lange darum, die Eingebung zu erhalten, die sie brauchen. Aber dazu ist eigentlich keine Zeit notwendig, sondern nur ausreichende geistige Klarheit und Energie. Nutze niemals die Vorschläge deiner inneren Führung als Argument, um andere dazu zu bringen, dir zu folgen. Der Fluss des Gottesbewusstseins ist immer demütig, niemals angeberisch. Es verbindet sich nicht mit Haltungen, die andere entmutigen, ihre eigene Führung zu suchen. Wenn du deshalb einem Menschen sagst: „Das sagt mir meine Intuition, und darum müssen wir all dieses tun,“ dann bedeutet das in Wirklichkeit so viel wie: „Gott spricht nur durch mich, und nicht durch irgendjemand sonst.“ Eine solche Haltung ruft früher oder später eine wohlverdiente Strafe hervor. Das göttliche Gesetz unterstützt keinen Stolz.

Gottesbewusste Haltungen

Jede Eigenschaft, die auf natürliche Weise im Gottesbewusstsein blüht, sollte vom bewussten Geist bestätigt und vom bewussten Geist zum Unterbewusstsein gelenkt werden. Göttliche Freude beispielsweise ist das Ergebnis tiefer Meditation. Ein Mensch mit einem naturwissenschaftlichen Geist mag entscheiden, diese Wahrheit durch ein „kontrolliertes Experiment" bestätigen zu wollen. Um die Wirklichkeit der gottesbewussten Freude zu beweisen, mag er vielleicht entscheiden, während der Meditation so düster wie möglich zu sein. Aber die Art und Weise, dich mit der göttlichen Freude in Übereinstimmung zu bringen, besteht darin, dich in eine freudige Stimmung zu versetzen, auch wenn die wahre Erfahrung göttlicher Freude darin besteht – um Paramhansa Yoganandas Worte in seinem Gedicht „Samadhi" zu verwenden – , „jenseits jeder Vorstellung oder Erwartung" zu sein.

Wenn du erwartest, dass dich jemand besucht, dann warte nicht im Keller auf ihn. Wenn du einen Anruf erwartest, dann würdest du das Geräusch des Telefons nicht unhörbar machen, indem du einen Mixer anschaltest. Wenn du während der Meditation eine grimmige Einstellung behältst, bereitest du dich nicht auf eine Erfahrung der Freude vor, selbst wenn sie zu dir kommt. Es wird nicht so sehr deine Grimmigkeit sein, die dich davon abhält, Freude zu erleben, sondern deine im wesentlichen anti-gottesbewusste Haltung des Skeptizismus, dein Widerstand gegen den inneren Fluss.

Sei frohgemut in der Meditation. Sei friedlich. Segne die ganze Welt mit deiner Liebe. Und wenn du auf einer Straße in der Stadt entlanggehst, sende heimlich göttliche Liebe und Segen zu jedem, an dem du vorbeikommst. Du wirst überrascht sein, wie viele Fremde dich als Freund behandeln werden.

Über den Autor:

Swami Kriyananda, ein erfolgreicher Schriftsteller, erfahrener Komponist, Bühnenautor, Künstler und weltbekannter spiritueller Lehrer, bezeichnet sich selbst schlicht als den „demütigen Schüler" des großen gottverwirklichten Meisters Paramhansa Yogananda. Er traf seinen Guru im zarten Alter von 22 Jahren und diente ihm während der letzten Jahre, in denen sein Meister noch am Leben war. Diesen Dienst hat er bis zu seinem Tod 2013 fortgeführt.

Swami Kriyananda ist amerikanischer Abstammung, aber in Rumänien zur Welt gekommen. Seine Ausbildung erhielt er in Europa und Amerika. Von Kindheit an künstlerisch und philosophisch veranlagt, kam er bald dazu, den Sinn des Lebens und die Werte der Gesellschaft infrage zu stellen. Während eines Zeitabschnitts intensiver innerer Erforschung entdeckte er Yoganandas „*Autobiografie eines Yogi*" und reiste mehr als 3000 Kilometer von New York nach Kalifornien, um den Meister zu treffen, der ihn als Mönchs-Schüler annahm.

Yogananda ernannte ihm zum Leiter des Klosters, autorisierte ihn, in seinem Namen zu lehren und Initiationen in den Kriya Yoga zu geben. Er vertraute ihm an, seine Lehre schriftlich zu verfassen und das zu entwickeln, was er die „Welt-Brüderschafts-Kolonien" nannte. Als „Vater der spirituellen Gemeinschaftsbewegung" in den USA anerkannt, gründete Swami Kriyananda 1968 die Ananda Weltbrüderschaftsgemeinschaft in den USA und in Europa.

Im Jahr 2003 zog Swami Kriyananda mit 78 Jahren mit einer kleinen internationalen Schülergruppe nach Indien um, um den Rest seines Leben damit zu verbringen, die Lehren seines Gurus noch besser zu verbreiten. Am Ende seines Lebens erschien er täglich mit seinem Programm, das er „Ein Weg zum Erwachen" nannte, im indischen Fernsehen. Er hat den Verlag Ananda Sangha gegründet, der viele seiner 90 Bücher veröffentlicht hat und die Lehren des Kriya Yoga über ganz Indien verbreitet.

Seine Vision beinhaltet, dass weitere kooperativ arbeitende spirituelle Gemeinschaften in Indien gegründet werden, ein Tempel für alle Religionen, der Paramhansa Yogananda gewidmet werden sollte, ein Retreat-Zentrum, eine Schulsystem und ein Kloster, wie auch ein auf Universitätsebene arbeitendes Yoga-Institut Lebendiger Weisheit.

Anmerkungen

1 Ich habe diese Punkte ausführlich in meinem Buch *Out of the Labyrinth,* Crystal Clarity Publishers, Nevada City, CA 95959, beschrieben.

2 Kptl. 22, S. 205 der Erstveröffentlichung, aus der hier im Folgenden ständig zitiert wird: *Paramhansa Yogananda, Autobiography of a Yogi, 1948, Philosophical Library, New York*

3 Das Gesetz des Karma verlangt, dass jede Handlung durch eine ausgleichende Energierückgabe ausbalanciert wird. Freundlichkeit ruft Freundlichkeit hervor, Grausamkeit provoziert Grausamkeit. Das System von Belohnung und Bestrafung ist nicht von den Behavioristen erfunden worden. Es ist in der Struktur des Universums selbst verwurzelt, als Mittel, durch das die Menschheit – wie langsam auch immer – lernt, wo die wahre Glückseligkeit liegt.

4 Das Zitat stammt aus einer klassischen amerikanischen Erzählung über John Alden, der 1630 einer der „Pilgerväter" auf der Mayflower war.

5 Diese abwertende Bezeichnung stammt aus der Feder des viktorianischen Romanautors Edward Bulwer-Lytton. Er benutzte ihn in seinem 1830 erschienenen Roman *Paul Clifford.*

6 Ich habe nicht wenige Berichte gelesen, in denen gesagt wird, dass professionelle Killer das haben, was man als „tote Augen" bezeichnen könnte.

7 Dieser Begriff wird oft, aber nur oberflächlich, als „Nicht-Stehlen" übersetzt. Einem Dieb zu sagen, er solle mit dem Stehlen aufhören, ist gut, aber dies zu einem der „Zehn Gebote" für Menschen auf dem spirituellen Weg zu machen, kommt mir grotesk vor. Denn wohl nur selten stellt Stehlen für einen Meditierenden ein ernsthaftes Problem dar.

8 Paramhansa Yogananda hatte einmal während einer ganztägigen Weihnachtsmeditation eine Vision Gottes als Göttliche Mutter. Nach einiger Zeit rief er: „Geh nicht! Du sagst, die materiellen Sehnsüchte dieser Menschen schicken dich weg? Oh, komm zurück! Bitte, geh nicht!"

9 Heute erhältlich unter dem Titel: *Ananda Yoga for Higher Awareness (Nevada City, CA: Crystal Clarity Publishers, 1994)*

10 Ein Ausdruck aus dem *Rubaiyat* von *Omar Khayyam,* Vierzeiler Nummer 45 der Erstausgabe. Paramhansa Yogananda schrieb in seinem Kommentar zu diesem Vierzeiler in: *The Rubaiyat of Omar Khayyam Explained* (Nevada City, CA: Crystal Clarity Publishers,

1994): „Als die Menschen zuerst anfingen, sich auf die Suche nach Wahrheit zu begeben, war ihre Suche, wie dies oft geschieht, rein intellektuell. Sie waren stolz darauf, wie subtil sie argumentieren konnten, und sie erkannten nicht, wie ähnlich ihre Theorien Seifenblasen waren, die von einem Luftzug davongeweht werden und die nur kurz von der Oberflächenspannung ihrer unbewiesenen Überzeugungen zusammengehalten werden. Jede Theorie, leidenschaftlich unterstützt, steht im Widerspruch zu jeder anderen. Jede versucht lärmend Kunden zu ihrer Bude zu ziehen, indem sie ihre Brillanz oder Originalität rühmt. Anfangs ist dies ein aufregendes Spiel, während das Ego eifrig herumrennt und leidenschaftlich einer Seifenblase und dann der nächsten folgt. Letztlich jedoch bleibt nichts außer spirituellem Zweifel und Verwirrung im Geist zurück".

11 Ich habe bereits die *Bhagavad Gita* erwähnt. Die Popularität dieser Heiligen Schrift ist sehr berechtigt, denn kein anderer Text erklärt so klar und wundervoll die Essenz der noch viel älteren Schriften, der *Veden*. Die Sprache der *Veden* ist aufgrund ihres extremen Alters oft so schwer verständlich, dass nur wenige Gelehrte in der Lage waren, in ihre Rätsel einzudringen. Viele ihrer Worte haben seither ihre Bedeutungen so sehr verändert, dass die Bedeutung ganzer Abschnitte unwiederbringlich verloren ist. Sich der Autorität der *Veden* anzuvertrauen, bedeutet, an die Zeugnisse großer Meister zu glauben, insbesondere an diejenigen, die in etwa zur selben Zeit lebten und die mit den alten Gewohnheiten des Ausdrucks vertraut waren.
Einer dieser Lehrer war der *adhi* (erste) Swami Shankaracharya. Sein Lob dieser Heiligen Schriften reicht so weit, dass er damit moderne Gelehrte widerlegen kann, die in den Veden lediglich bäuerliche heilige Gesänge sehen, die eine Art Stammesleben wiedergeben. Swami Bharati Krishna Tirtha, der *Jagadguru Shankaracharya* (ein spiritueller Abkömmling jenes *adhi* Shankaracharya), meinte, dass er erst nach langen Studien antiker Lexika in der Lage war, die Bedeutung gewisser Textstellen in den Veden zu entschlüsseln, die sich scheinbar mit Mathematik beschäftigten. Der Swami selbst war ebenfalls Mathematiker und hatte ein tiefes Interesse daran, was die Veden zu diesem Thema zu sagen hatten. Dennoch schien der Text für ihn unüberwindliche Schwierigkeiten zu beinhalten.
„Während der Regentschaft von König Kamsa", hieß es etwa darin, „gab es Hungersnöte, Pest und Blutvergießen." (Das ist nur eine annähernd Übersetzung dieses Zitats, an das ich mich nicht mehr genau erinnern kann). Was um alles in der Welt, wunderte sich der Swami, konnten diese Worte mit Mathematik zu tun haben? Dann entdeckte er die archaischen Bedeutungen, die diesen Abschnitt klärten, und zeigte, dass er in Wirklichkeit eine hochentwickelte mathematische Formel enthielt.
Sri Aurobindo, ein Heiliger des modernen Indien, entdeckte während einer ähnlichen Beschäftigung, dass das Wort „Kuh" in den Veden mit Kühen rein gar nichts zu tun hatte, sondern sich auf das spirituelle Licht bezog. „Pferde" waren in ähnlicher Weise keine Tiere, sondern ein Hinweis auf spirituelle Kraft. Beide Worte hatten in der Zwischenzeit eine andere Bedeutung bekommen und hatten in der Folge ihre ursprüngliche Bedeutung verloren.
In den Veden gibt es eine Geschichte von einem jungen Mann (so liest es sich wenigstens in den modernen Ausgaben), der von seinem Guru, zu dem er gekommen war, um sich initiieren zu lassen, beauftragt wurde, ganz allein mit einer kleinen Kuhherde auf eine Weide zu gehen. Wenn die Herde sich angemessen vergrößert hatte, sollte er zurückkehren und Erleuchtung erfahren.
Die tatsächliche Bedeutung dieser Geschichte ist aber eine ganz andere: Der junge Mann kam zu seinem Guru, und dieser initiierte ihn in das innere Licht. Dann sagte er seinem

Schüler, dass er ganz allein weggehen und das innere Licht durch vertiefte Meditation vergrößern solle, bis er weit genug fortgeschritten war, um eine volle Initiation und die Erleuchtung zu erfahren. In diesem Moment solle er zu seinem Guru zurückkehren und die Berührung der Ekstase erhalten.

12 Das Wort *Zen* hat seine Wurzeln in der Yogatraditon. Es entwickelte sich aus dem Sanskritwort *djyan*, was „Meditation" bedeutet. *Dhyan* ist das siebte Glied im achtgliedrigen Pfad zur Erleuchtung, den Patanjali beschrieben hat.

13 Ich habe aufgehört, es als OM zu schreiben, als ich merkte, dass Menschen in anderen Ländern, die nicht mit dem doppelten Klang der meisten Vokale im Englischen vertraut sind, das Mantra falsch aussprachen. Die korrekte Aussprache des Wortes jedoch ist wichtig, damit es seine mantrische Kraft entwickelt. Der Vokal hat einen Doppelklang, das Wort besteht sogar aus zwei Vokalen und bildet zusammen einen Klang, der eigentlich aus drei Klängen besteht: Jeder von ihnen repräsentiert einen besonderen Aspekt der Kosmischen Schwingung, aus der die gesamte manifeste Schöpfung entstanden ist. *A* ist die kreative Schwingung und wird mehr wie ein offenes „oh" und mit einer höheren Stimmung ausgesprochen als die anderen. *U* wird genauso ausgesprochen wie es geschrieben wird, und ist die Schwingung, die das Universum in einem Zustand des Gleichgewichts hält. Seine Stimmung ist niedriger. *M* ist die Schwingung, die die Schöpfung am Ende jedes Zyklus kosmischer Manifestation wieder auflöst und sie zu Geist werden lässt. Seine Stimmung ist die niedrigste von allen: Ein tiefer, rumpelnder Klang. Ich habe dieses „Mantra aller Mantras" auf einer CD aufgenommen. Sie ist über Clarity Sound & Light, 14618 Tyler Foote Rd., Nevada City, CA 95959, erhältlich (tel.: 800-424-1055).
Diese drei Aspekte sind in der Hindu-Mythologie als die Götter Brahma, Vishnu und Shiva personalisiert worden – und wehe dem eifrigen Anhänger des *advaita* (Non-Dualismus), der einem Hindu-Fundamentalisten sagt, diese Persönlichkeiten seien nur ein Mythos. Die Schönheit des *danatan-Dharma* (der ewigen Religion) ist so allumfassend, dass sogar dem Symbol die Kraft zugeschrieben wird, etwas von der Macht zu besitzen, die es repräsentiert. Ein Mythos ist real, wenn es ihm gelingt, die kosmischen Wahrheiten zu einem Fokus zusammenzufassen. Die drei Aspekte des AUM sind gleichzeitig vorhanden, sowohl im Universum wie auch in jedem Menschen. Alles, was wir tun, hat einen Anfang, eine Mitte und ein Ende. Und ebenso wie der Klang eines Automotors am höchsten ist, wenn man ihn anlässt und in den niedrigsten Gang schaltet, weil die Drehzahlen höher sind, und am niedrigsten, wenn der Motor abgestellt wird, so ist die Schwingung der menschlichen Schöpfungskraft anders als die, mit der Dinge schwankungsfrei gehalten werden, und noch anders als die, die notwendig ist, wenn man etwas loslässt und Wandel ermöglicht.
Menschen, deren Leben in einem gleichmäßigen Fluss verläuft – die Vishnu-Typen – fühlen sich oft nicht wohl, wenn sie mit Menschen zusammen sind, die in hohem Maße schöpferisch sind – den höhergestimmten Brahma-Typen. Und beide tendieren dazu, sich unwohl in Gesellschaft der niedriggestimmten Shiva-Typen zu fühlen, die alles als flüchtig und kurzlebig empfinden. Tatsächlich jedoch sollten wir danach streben, alle drei Aspekte des Menschen in uns zu einem Gleichgewicht zu bringen. Vollkommenes Gleichgewicht ist der geradeste Weg zum Gottesbewusstsein.

14 In der westlichen Terminologie korrespondieren die Götter mit den Engeln. Östliche Religionen enthalten viele Geschichten über die „Götter“, die für einen modernen Menschen nur schwer wörtlich zu nehmen sind. Tatsächlich sollen sie das aber auch gar nicht. Es sind Mythen, voll von Symbolen, und dafür gemacht, dass sie tiefgründige Wahrheiten zu einer schlichten Zuhörerschaft übertragen, die, wenn man ihre Aufmerksamkeit fesseln will, unterhalten und amüsiert werden will. Vieles im Humor der Welt basiert auf einer gemeinsamen Anerkennung grundlegender Stereotype.

15 Nevada City, CA: Crystal Clarity Publishers, 1994. Ich hatte die Ehre, dieses Buch zu überarbeiten.

16 14618 Tyler Foote Rd., Nevada City, CA 95959 (Tel: 800-346-5350 oder 530-478-7518)

17 Los Angeles: Self-Realization Fellowship, 1981

18 Ich habe ans Ende von *saha* ein „a“ gehängt, wie man das oft tut, um klar zu machen, dass es mit einem stummen „h“ gesprochen wird.

19 *a.a.O.,* Stanza 31

20 Arjuna repräsentiert in dieser zeitlosen spirituellen Allegorie den spirituell Suchenden. Duryodhana, der Herrscher der Gegenarmee, repräsentiert das materielle Verlangen.

21 Die Aufnahme ist erhältlich von Clarity Sound & Light (Tel.: 800-424-1055). Sie trägt den Titel *Meditations to Awaken Superconsciousness: Guided Meditations on the Light.*

Positive Statements zum Buch „Erwachen zum Gottesbewusstsein“:

„Ein göttliches Handbuch für inneren und äußeren Frieden“
Wayne Dyer, Bestsellerautor („Ändere deine Gedanken – und dein Leben ändert sich“)

„J. Donald Walters nimmt die großen Geheimnisse des Yoga und der Meditation und macht sie zugänglich auch für den Anfänger – in einfacher Sprache, mit ganz praktischen Hinweisen und sehr verständlich - , dennoch auch voll tiefer Zusammenhänge, die den fortgeschrittenen Yogapraktiker ansprechen.“
David Frawley, Autor („Yoga und Ayurveda“)

„Erwachen zum Gottesbewusstsein wird Ihnen helfen, die Basis zu schaffen, die so notwendig ist, um den schwierigen Stadien Ihrer spirituellen Reise im täglichen Leben zu begegnen – und: Es öffnet weit die Türen zur Erleuchtung.“
Amrit Desai, Yogalehrer und Autor („Kripalu Yoga“)

„Erwachen zum Gottesbewusstsein ist ein hervorragendes Buch – mehr als nur ein Buch über Meditation. Es bringt dem Leser bei, wie man in Verbundenheit mit Gott lebt – voll Freude, achtsam und im höchsten Bewusstsein.“
Seattle New Times

„J. Donald Walters lässt uns mit diesem Buch an einem ganzen Leben teilhaben, das der Erfahrung und dem Wissen über das, was Meditation bedeutet, gewidmet ist. Das Buch ist voll Mitgefühl, Freude und bewirkt eine Transformation auf höchster Ebene“.
Stan Madson, Bodhi Baum Buchhandel

Weitere Bücher aus dem Verlag Via Nova:

Radikales Erwachen

Nimm dich im Alltag ganz an
Jeff Foster

Hardcover, 256 Seiten, ISBN 978-3-86616-282-2

Jeder spirituell Suchende sehnt sich nach Einssein, Freiheit und bedingungsloser Liebe, „anzukommen" und im Hier und Jetzt vollständig aufzuwachen. Wer es liest, begegnet keinem neuen spirituellen Konzept, keiner Theorie, sondern der Einfachheit, Schönheit und Tiefe einer überwältigenden Erfahrung. Lebensnah, humorvoll, berührend und im besten Sinne radikal in seiner Direktheit zeigt Jeff Foster, wie die vollkommene Akzeptanz des Lebens und der Gefühle zur Freiheit führen und alles verwandeln kann. In jeder Zeile ist spürbar, dass er aus der eigenen lebendigen Erfahrung schöpft, und so geraten wir schon beim Lesen in den erfrischenden Sog der Freiheit.

Sein Bewusstsein auf eine höhere Seinsebene bringen

Geführte Meditationen
Werner Vogel

CD, Laufzeit: 70 Minuten, ISBN 978-3-86616-123-8

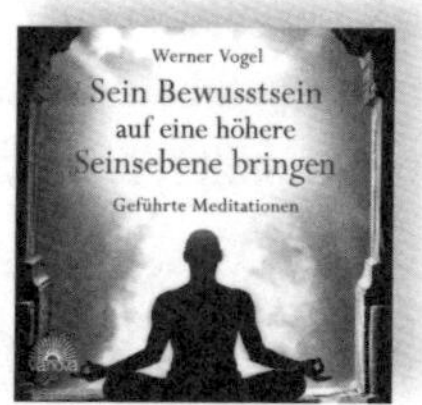

Die Grundübung aller spirituellen Wege ist die Meditation. Das Ziel der Meditation in allen spirituellen Traditionen ist die Erfahrung eines nichtdualistischen Bewusstseinszustands. Um in den Zustand des Geistes in der bewussten Erfahrung des „ewigen Hier und Jetzt" zu kommen, bedarf es einer stufenweise aufgebauten Übungspraxis. Geführte Meditationen können helfen, den zerstreuten Geist zu sammeln und auszurichten. Dadurch kommt der Übende zur Ruhe und zur Erfahrung der inneren Stille. Der Geist beruhigt sich und wird klar wie die Oberfläche eines aufgewühlten Sees, auf dessen Grund man sehen kann. Schließlich tritt der Zustand der gesammelten inhaltslosen Wachheit im Geist ein und der Übende wird offen und frei für ein höheres Bewusstsein. In der CD werden 3 Meditationsübungen angeboten, teilweise unterlegt mit meditativer Musik.

Das One-Bewusstsein

In der Erfahrung der Einheit die Fülle des Seins leben
Barbara Vödisch

Paperback, 192 Seiten, ISBN 978-3-86616-261-7

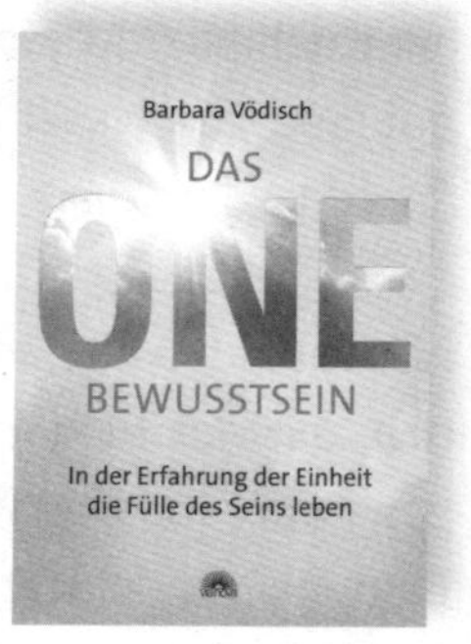

Jetzt ist die Zeit, den Sprung von einer dualen Weltsicht, die trennt und auf Angst und Mangel basiert, in das Bewusstsein der Einheit und Fülle zu vollziehen. Willst du, dass deine Probleme enden, deine Beziehungen liebevoll und erfüllend sind? Sehnst du dich nach einer menschlicheren Welt, nach mehr Leichtigkeit und Liebe in deinem Leben? Wenn du es nicht mehr bei der Theorie belassen, sondern wirklich den Bewusstseinssprung vollziehen und in der Fülle des Seins leben willst, fordert dieses Buch von dir alles. Es packt dich, enttarnt deine Illusionen, hilft dir, dich von deinen Verstrickungen und jeglichen Leiden zu lösen und endlich glücklich und eins mit allem zu sein. Barbara Vödisch lebt seit über 12 Jahren in diesem Bewusstsein. Um dieses auch anderen zu eröffnen, hat sie in der Arbeit mit vielen Menschen ein einfaches und effektives System zum Erwachen in der Einheit entwickelt.

Im Herzen sind wir alle eins

Heilende Bewusstseinsarbeit mit der Logos-Energie-Therapie
Marikka Schaechtelin

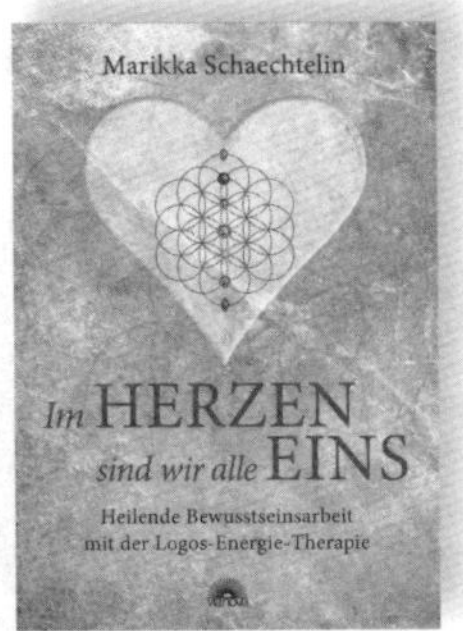

Paperback, 160 Seiten, ISBN 978-3-86616-299-0

Sind Sie auch von einer tiefen Sehnsucht erfüllt nach echter Lebendigkeit und einem befreiten Leben, nach Vertrauen und Verbundenheit? Dann kann dieses Buch für Sie zu einer echten Offenbarung werden, denn es führt in seltener Klarheit, großer Kenntnis und voller Empathie durch die vielfältigen, mitunter schwierigen Prozesse inneren Wachstums. In leicht verständlicher Sprache gelingt es der Autorin, tiefste innere Zusammenhänge darzustellen, sowie neue Blickwinkel und Wege für die eigene Heilung zu eröffnen. Die große Bedeutung dieses Buches liegt darin, dass es tatsächlich jedem Suchenden eine wertvolle Inspirationsquelle und Ermutigung auf dem Weg zur eigenen Wahrheit werden kann.

Das Buch der ewigen Weisheit

Die Originaltexte der bedeutendsten Mystiker in der Sprache unserer Zeit
• Plotin, Meister Eckhart, Heinrich Seuse, Johannes Tauler, Nikolaus von Kues, Angelus Silesius •
Ermin Döll

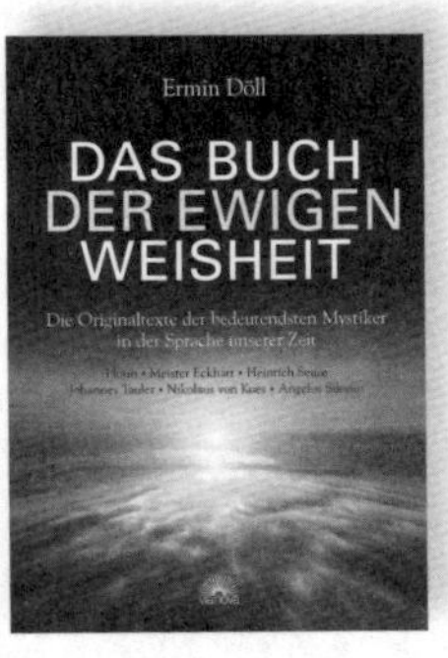

Hardcover, 240 Seiten, ISBN 978-3-86616-284-6

Es ist eine außerordentliche Leistung des Theologen Ermin Döll, ausgewählte historische Texte westlicher Mystiker zusammengetragen zu haben und in solch brillanter Weise in unserer modernen Sprache zu vermitteln, dass sie uns auch heute noch mitten ins Herz treffen. In diesem Buch begegnen wir den herausragendsten Mystikern der westlichen Welt, ihren tiefsten Einsichten und Erfahrungen, die uns zeigen, dass die Suche und Sehnsucht nach dem Einen nicht an Ort und Zeit gebunden ist. Die Lektüre wird für jeden spirituell Suchenden selbst zu einem mystischen Ereignis und zu einer Schatztruhe spiritueller Inspiration und lebendiger Weisheit. Auch zeigt es, welch großartige Tradition die westliche Hemisphäre an griechischen und christlichen Mystikern von Plotin über Meister Eckhart bis Angelus Silesius besitzt.

Die Vision vom göttlichen Menschen

Eine spirituelle Weg-Begleitung in das neue Jahrtausend
Barbara Schenkbier

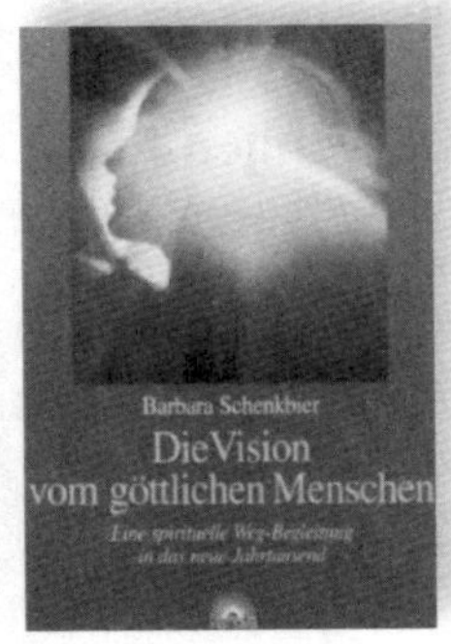

Paperback, 424 Seiten, 21 ganzseitige Bilder, ISBN 978-3-928632-68-3
Prachtband: Geb., 424 Seiten, Einband Kunstleder mit Goldaufdruck,
21 ganzseitige Bilder, Zweifarbendruck, ISBN 978-3-928632-18-8

Das Buch ist ein umfassendes Standardwerk, das den Durchbruch einer neuen Evolutionsstufe im Bewusstsein des Menschen vorbereiten hilft. Aufbauend auf wissenschaftlichen Erkenntnissen und der mystischen Tradition aller Religionen führt es zu einem tieferen Wissen über das menschliche Bewusstsein, um dann den Weg zum göttlichen Menschen zu beleuchten. Alle wichtigen Schritte werden beschrieben, wesentliche Übungen aus einer neuen Sicht heraus dargestellt und die Transformationsstufe zu einem neuen Bewusstsein geschildert. Beim Lesen und Anwenden der beschriebenen Wahrheiten eröffnet sich dem Leser eine neue Sicht auf den Sinn des Lebens. Das Buch ist aus der eigenen spirituellen Erfahrung der Autorin heraus geschrieben und eröffnet den Blick in eine Zukunft, die die evolutionäre Schöpferkraft selbst schaffen wird.

Vom Urknall zur Erleuchtung

Die Evolution des Bewusstseins als Ausweg aus der Krise

Christian Brehmer

Hardcover, 280 Seiten, Großformat, 140 vierfarbige Fotos, 130 Grafiken, ISBN 978-3-86616-064-4

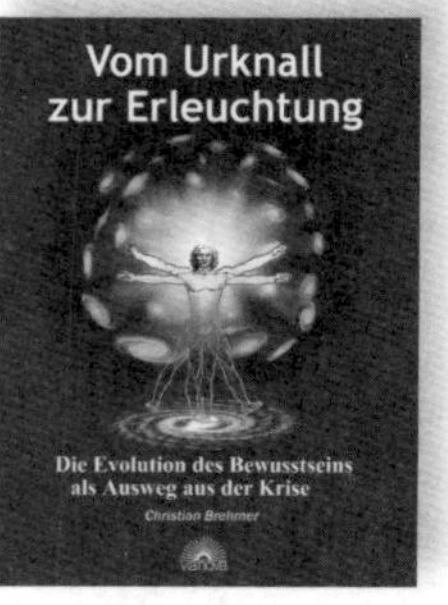

„Du kannst das Problem nicht lösen auf der Ebene, wo das Problem seine Wurzeln hat", sagte Albert Einstein. Es lässt sich nur von einer übergeordneten Ebene aus lösen. In diesem Buch geht es um die Umrisse dieser übergeordneten Ebene, einer neuen Bewusstseins- und Erkenntnisebene. Sie wird uns evolutionär erschlossen. Und um sie besser einzuordnen, befassen wir uns mit der faszinierenden Geschichte der Evolution, mit unserer Stammesgeschichte. Da gab es mehrere Phasenübergänge: nach der Entstehung des Universums mit dem Urknall die kosmische Evolution, dann den Übergang zur biologischen, zur chemischen, zur mentalen und zur technisch-kulturellen Evolution der Gegenwart. Und die Evolution geht weiter. Sie drängt in die Zukunft. Indem wir uns mit der in diesem Buch erstmals erarbeiteten Theorie der Phasenübergänge auseinandersetzen, gewinnen wir Überblick über das, was uns bevorsteht: die supramentale Evolution, die Erleuchtung, und mit ihr die Lösung der individuellen und kollektiven Probleme von der Wurzel her. Aber es bleibt nicht bei der Theorie. Im Buch finden wir konkrete Hinweise zur evolutionären Erweiterung des Bewusstseins und zur praktischen Neugestaltung unseres persönlichen und gesellschaftlichen Lebens.

Die Sprache des Herzens

Durch Heilung der Emotionen ein Leben in Liebe führen

Chuck Spezzano

2. Teil der Fortsetzung des Bestsellers „Wenn es verletzt, ist es keine Liebe"

Hardcover, 224 Seiten, ISBN 978-3-86616-294-5

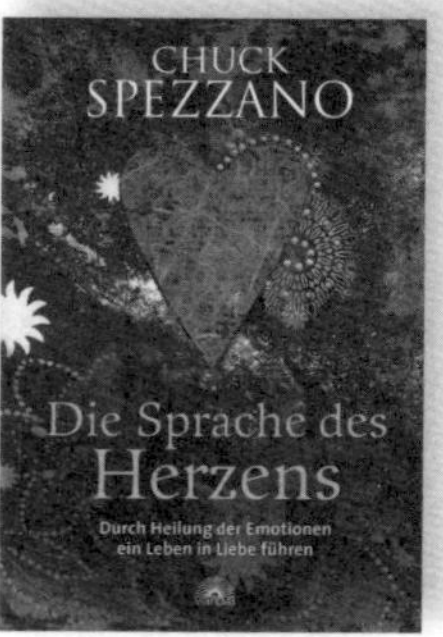

Mit seinem neuen Meisterwerk „Die Sprache des Herzens" präsentiert Chuck Spezzano den zweiten Teil der Fortsetzung seines Weltbestsellers „Wenn es verletzt, ist es keine Liebe". Schonungslos ehrlich beschreibt er die Welt der Emotionen und zeigt uns Wege der Heilung, die zu einem befreiten Leben voller Liebe führen können. In den 100 Lektionen setzt er auf seine unnachahmliche Art fort, was er schon in dem ersten Band „Emotionale Reife" begonnen hat: uns unnachgiebig, voller Empathie und Weisheit zu ermutigen und zu inspirieren, den Alltagssituationen mit größtmöglicher Wachheit und Wahrhaftigkeit zu begegnen. Wieder ein wunderbarer Wegweiser des Herzens, der uns zeigt, wie wir den Pfad der emotionalen Reife zu Ende gehen können. Denn die Sprache des Herzens bedarf keiner Worte mehr.

Den engen Käfig des Ego verlassen

Aufbruch in die Fülle des Lebens

Matt Galan Abend

Hardcover, 160 Seiten, ISBN 978-3-86616-295-2

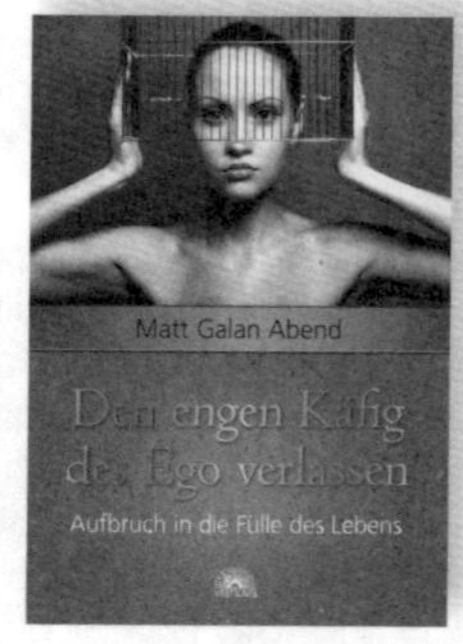

Was hindert uns, die Vollkommenheit der Schöpfung und das Wunder unseres einzigartigen menschlichen Daseins in seiner Ganzheit zu erfahren? Und zwar nicht irgendwann, sondern hier und jetzt! Auf diese Frage eine ehrliche Antwort zu finden, dazu fordert uns Matt Galan Abend in seinem neuen Buch kompromisslos auf: sich den Konditionierungen unseres Egos zu stellen, den Kompromissen der Selbstgenügsamkeit, den Komfortzonen und allen Tricks unseres Geistes, die „es" auf später verschieben wollen. Doch es gibt nur das Jetzt! Und erst da, wo scheinbare Sicherheiten aufgegeben werden, winkt die wahre Freiheit und die ganze Fülle des Lebens. Dieses Buch ist ein spiritueller Weckruf und erinnert an ganz Wesentliches: nicht festzuhalten und stets weiterzugehen auf dem Weg zu mehr Bewusstheit!